职业教育智慧健康养老服务与管理专业模块化教材

老年人生活照护理论

主　编◎李　蕾　　徐冬梅　　封秀娟

副主编◎蔡腾飞　　周世芳　　刘明霞
　　　　李文秀

中国财富出版社有限公司

图书在版编目（CIP）数据

老年人生活照护理论／李蕾，徐冬梅，封秀娟主编 . —北京：中国财富出版社有限公司，2024.6

（职业教育智慧健康养老服务与管理专业模块化教材）

ISBN 978 - 7 - 5047 - 7960 - 1

Ⅰ. ①老… Ⅱ. ①李… ②徐… ③封… Ⅲ. ①老年人—护理学—教材 Ⅳ. ①R473.59

中国国家版本馆 CIP 数据核字（2023）第 114396 号

策划编辑 李彩琴		**责任编辑** 敬 东 杨白雪		**版权编辑** 李 洋
责任印制 尚立业		**责任校对** 孙丽丽		**责任发行** 董 倩

出版发行	中国财富出版社有限公司		
社　址	北京市丰台区南四环西路 188 号 5 区 20 楼	**邮政编码**	100070
电　话	010 - 52227588 转 2098（发行部）	010 - 52227588 转 321（总编室）	
	010 - 52227566（24 小时读者服务）	010 - 52227588 转 305（质检部）	
网　址	http://www.cfpress.com.cn	**排　版**	宝蕾元
经　销	新华书店	**印　刷**	宝蕾元仁浩（天津）印刷有限公司
书　号	ISBN 978 - 7 - 5047 - 7960 - 1/R · 0110		
开　本	787mm×1092mm　1/16	**版　次**	2024 年 8 月第 1 版
印　张	20	**印　次**	2024 年 8 月第 1 次印刷
字　数	485 千字	**定　价**	59.00 元

编委会

前　言

党的十八大以来，以习近平同志为核心的党中央高度重视老龄工作，多次对老龄工作做出一系列重要指示批示，体现了对世情国情的深刻把握，体现了时代性、规律性、创新性的有机统一，是今后一个时期我国加快老龄事业高质量发展的指导思想。党的二十大报告指出：发展养老事业和养老产业，优化孤寡老人服务，推动实现全体老年人享有基本养老服务。实施积极应对人口老龄化国家战略，必须坚持人才是第一资源，坚持人才引领驱动。2020 年，中共中央、国务院印发了《深化新时代教育评价改革总体方案》，明确提出了"教育评价事关教育发展方向，有什么样的评价指挥棒，就有什么样的办学导向"的指导性纲领。2021 年，中共中央、国务院印发的《关于加强新时代老龄工作的意见》要求：加快建设适应新时代老龄工作需要的专业技术、社会服务、经营管理、科学研究人才和志愿者队伍。为落实国家职业教育改革实施方案中"三教"改革，教育部办公厅印发了《"十四五"职业教育规划教材建设实施方案》，明确指出开发服务国家战略和民生需求紧缺领域专业教材。

养老服务人才队伍是推进养老服务高质量发展的重要支撑。我国自进入人口老龄化社会以来，国家发展和改革委员会、人力资源和社会保障部、全国老龄工作委员会、国家卫生健康委员会、地方各级政府部门等发布涉老文件逾千项，涉及服务标准、行业标准、国家标准等，而智慧健康养老服务与管理专业涉及的学科有医学、护理学、管理学、心理学、社会学、经济学、法学等。本教材编写人员从浩瀚的多学科知识体系中提炼出符合智慧健康养老服务与管理专业专科学生所需要的岗位能力框架，搭建由浅入深、由易到难、岗位能力梯级递进的知识层阶，总结了十余年教学及参加各类大赛积累的经验，形成了《老年人能力评估》《老年人生活照护理论》《老年人生活照护技术》《老年人基础照护理论》《老年人康复服务理论》《老年人康复服务技术》《老年社会工作》《养老机构管理与经营》等一系列按照职业功能工作内容组成的模块化教材。

本教材主要具备以下特点：

1. 对标养老服务岗位需求，将岗位工作能力移植于课堂

教材编写紧密对接真实岗位需求，以养老服务岗位能力培养为核心，以为老年人实施生活照护所需要的理论知识为主线进行内容设计。增加了老年人消化系统和泌尿系统的变化及常见疾病的护理，对理解老年人正常人体解剖结构和生理功能的改变奠定了基础，为掌握常见疾病的临床表现、照护措施提供了依据，为更好地实施老年人生活照护技术提供了理论支持。

2. 对接职业技能大赛，将各类赛项所需的理论知识移植于课程

教材编写团队来自职业院校、行业专家、养老机构行政管理部门、养老服务培训中心等，校企协同开发，对接各类职业技能大赛，对老年人的饮食、排泄、睡眠、清洁方面在照护中所需的理论知识进行详尽描述，为提高老年人生活照护的质量及参加

各类技能大赛奠定了坚实的理论基础。

3. 对接工作过程岗位，实现岗位能力递进式增长

本教材在编写过程中对接工作过程，将多学科知识融入饮食照护、排泄照护、睡眠照护、清洁照护四个模块，将四个模块涉及疾病的健康教育内容进行了详尽的讲解，建立了能力递进式的知识途径，为培养高技能人才夯实了基础。

本教材可作为职业院校智慧健康养老服务与管理专业教材，也可供公办及民办养老机构、老年公寓、养老社区的相关人员及医养结合和居家养老护理人员使用。同时还可供从事养老照护培训的相关人员学习和参考。

本教材由潍坊护理职业学院李蕾、潍坊市人民医院徐冬梅、滨州职业学院封秀娟任主编，潍坊市人民医院蔡腾飞、山东圣翰财贸职业学院周世芳、山东欣悦健康科技有限公司刘明霞、潍坊护理职业学院李文秀任副主编，济南护理职业学院张燕、聊城职业技术学院孙伟、青岛圣德医养康复集团有限公司刘隽、潍坊护理职业学院刘香艳、山东圣翰财贸职业学院焦艳参与编写。其中，模块一饮食照护由刘明霞、李蕾、孙伟、焦艳、蔡腾飞、徐冬梅、周世芳编写，模块二排泄照护由封秀娟、李蕾、张燕编写，模块三睡眠照护由刘香艳编写，模块四清洁照护由刘隽编写。思政课堂由李文秀编写。

尽管我们在教材编写过程中做出了许多努力，但是由于对接新版国家标准，加之编写团队水平有限，使本教材在一些具体问题的处理上难免有不尽如人意之处，敬请广大读者批评指正，以便我们不断完善！

本教材编写组

2024 年 6 月

目　录

绪论　人体的器官系统与健康评估的方法

模块一　饮食照护

绪论　人体的器官系统
与健康评估的方法

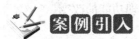

王奶奶，69 岁。15 天前如厕时发现大便呈黑色，约 1 周前出现上腹部疼的症状，近 3 天疼痛加重，无恶心呕吐、无反酸呃逆。

请思考：

为明确王奶奶患有什么疾病该如何对其进行健康评估？

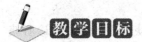

知识目标：

1. 掌握问诊的内容和健康评估的方法。
2. 熟悉人体的器官系统。
3. 了解健康评估的其他方法。

能力目标：

1. 能够为老年人实施问诊。
2. 能够对老年人进行健康评估。

素质目标：

1. 具有关心、尊重、理解老年患者疾苦，主动为其缓解不适的职业意识与态度。
2. 具有严谨、认真的学习态度和职业素养。

思政目标：

1. 在为老服务过程中，谨记"以老年人的生命健康为中心"的服务理念。
2. 具备养老服务人员应具备的职业素质。

老年人生活照护理论是养老服务中的一门重要学科，它包含了饮食照护、排泄照护、睡眠照护、清洁照护 4 个模块，同时包含消化系统和泌尿系统的解剖结构及生理功能改变、健康评估、常见的症状和体征以及相关疾病的护理等内容，对养老护理职业能力和职业素养的培养，尤其是相关理论知识的培养起到关键支撑和促进作用。

一、人体的器官系统

人体的诸多器官按功能的不同，分别组成 9 大系统：运动系统，执行躯体的运动功能，包括人体的骨骼、关节（骨连结）和骨骼肌。消化系统，主要具有消化食物、吸收营养物质和排出代谢产物的功能。呼吸系统，执行气体交换功能，吸进氧气排出二氧化碳，并具有内分泌功能。泌尿系统，排出机体内溶于水的代谢产物如尿素、尿酸等。生殖系统，主要执行生殖繁衍后代的功能。脉管系统，输送血液和淋巴在体内周而复始流动，执行物质运输，包括心血管系统和淋巴系统。感受器，感受肌体内、外环境刺激并产生兴奋的结构神经系统，调控人体全身各系统和器官活动的协调和统一。内分泌系统，协调全身各系统的器官活动。免疫系统，在维持人体内环境的稳态中有举足轻重作用。神经-免疫-内分泌网络将人体各器官系统有机整合起来，在全面调节人体各种功能活动中发挥既互相制约又相互协调的关键性调控作用。在老年人生活照护理论中重点学习老年人消化系统和泌尿系统解剖结构和生理功能的改变。

二、健康评估的方法

老年人生活照护理论在饮食照护和清洁照护中涉及针对消化系统和泌尿系统的健康评估。健康评估是指对患者相关的健康资料进行有计划的、系统的收集，再将收集的资料进行分析、判断，最后根据评估结果确定护理诊断，并为制订、实施护理计划提供依据。健康评估的基本方法包括问诊、体格检查、实验室检查、心电图检查及器械检查等。

（一）问诊

问诊是发生在检查者与患者之间的，目的明确而有序的交谈过程，通过问诊所获得的有关患者的健康资料统称为健康史。

1. 问诊的目的

问诊是采集健康史的重要手段。其目的在于：①获取完整的健康史资料，为临床判断和诊断性推理提供基础；②为体格检查提供线索；③获取有助于确立护理诊断的重要依据；④为检查者与患者之间建立积极的治疗性关系提供了机会。

2. 问诊的内容

问诊的内容一般包括一般资料、主诉、现病史、既往史、个人史、婚姻史、月经史、生育史、家族史等。

（二）体格检查

体格检查是指检查者运用自己的感官或借助于简便的检查用具，客观地评估患者身体状况的方法。常用的评估工具有体温计、血压计、听诊器、笔形手电筒、叩诊锤等一般检查用具及眼底镜、鼻窥镜等特殊检查用具。

体格检查一般于采集完健康史后开始，其目的是进一步验证问诊中所获得的有临床意义的症状，发现患者存在的体征，为确认护理诊断寻找客观依据。

体格检查的注意事项：①检查环境应安静、舒适和具有私密性，室内温度及湿度应适宜，最好以自然光线为照明。②检查者衣着整洁，举止端庄，态度和蔼。③检查前先向患者说明自己的身份，检查的目的与要求，取得患者的配合。④体格检查前尽可能在患者面前洗手，以避免医源性交叉感染。⑤患者应充分暴露受检部位，检查者站在患者右侧，按照一定的顺序进行检查，以避免不必要的重复或遗漏。⑥检查过程中动作应规范、准确、轻柔，内容应完整而有侧重点。⑦检查结束后应根据检查结果向患者做必要的解释和说明。

体格检查的基本方法包括视诊、触诊、叩诊、听诊和嗅诊。为使检查结果准确可靠，必须通过反复练习和实践，以熟练掌握和运用这些方法，同时还要有丰富的医学基础知识与护理专业知识来指导。

1. 视诊

视诊是用视觉观察患者全身或局部表现的诊断方法。视诊的适用范围很广，既用于观察全身一般状态，如性别、年龄、发育、营养、意识状态、面容、表情、体位、步态等，也适用于局部体征的观察，如皮肤、黏膜、毛发、五官、头颅、胸部、腹部、脊柱、四肢、肌肉、骨骼关节外形等。但对特殊部位需特殊仪器（如耳镜、眼底镜、内镜等）帮助检查。

2. 触诊

触诊是通过手接触被检查部位的感觉来进行判断的一种方法。触诊可进一步确定视诊所见，又能补充视诊所不能察觉的一些体征，如体温、湿度、震颤、波动、摩擦感、移动度、压痛，以及包块的位置、大小、轮廓、表面性质、硬度等。触诊的适用范围很广，可遍及身体各部，尤以腹部更为重要。由于手指指腹对触觉较为敏感，掌指关节部掌面皮肤对震动较为敏感，手背皮肤对温度较为敏感，因此，触诊时常多用这些部位。根据目的不同，触诊可分为浅部触诊法和深部触诊法。

（1）浅部触诊法：用一手轻轻放在被检查的部位上，利用掌指关节和腕关节的协同动作以旋转或滑动方式轻压触摸。注意被检查部位有无压痛、抵抗感、搏动、包块和某些肿大脏器等。浅部触诊法适用于体表浅在病变（胸部、腹部、皮肤、关节、软组织的浅在病变和阴囊、精索、浅部动脉、静脉、神经）的检查和评估。浅部触诊法可触及的深度为1~2cm。

（2）深部触诊法：用一手或两手重叠，由浅入深，逐渐加压，触摸深部脏器或病变，可更精确地确定病变部位和性质。深部触诊法触及的深度常常在2cm以上，有时可达4~5cm，主要用于腹部检查。根据检查目的和手法不同可分为以下几种：

①深部滑行触诊法：一般需患者以腹式呼吸进行配合。检查时嘱患者张口平静呼吸，或与患者谈话以转移其注意力，尽量使腹肌松弛。以右手并拢的二、三、四指末端逐渐压向腹腔的脏器或包块，在被触及的脏器或包块上做上下左右的滑动触摸，如为肠管或条索状包块，则应做与长轴相垂直方向的滑动触摸。深部滑行触诊法主要适用于腹腔深部包块和胃肠病变的检查。

②双手触诊法：右手置于被检查部位，左手置于被检查脏器或肿块的后背部，左手将被检查脏器或肿块推向右手，此时右手趁脏器或肿块被固定且更接近于体表的机会认真触摸。双手触诊法主要适用于肝、脾、肾和腹腔肿物的检查。

③深压触诊法：以一个或两个并拢的手指在腹壁被检查部位上逐渐用力按压，常用于探测腹腔深处病变的部位或确定腹腔压痛点，如阑尾压痛点、胆囊压痛点、输尿管压痛点等。检查反跳痛时，可在深压的基础上迅速将手抬起，并询问患者是否感觉疼痛加重或察看面部是否出现痛苦表情。

④冲击触诊法：又称浮沉触诊法。以右手并拢的三四个手指放在被检查部位，与其呈70°~90°角，做数次急速而有力的冲击动作，通过指端感触有无浮动肿块或脏器。这种方法只适用于大量腹腔积液时腹内脏器或肿块难以触及者。因急速冲击可使腹腔内积液在冲击处暂时移去，并使肝、脾等脏器或腹腔肿块随之浮起，故指端易于触及。

冲击触诊会使患者感到不适，操作时应避免用力过猛。

3. 叩诊

叩诊是用手指叩击身体表面某一部位，使之震动而产生音响，根据震动和声响的特点，结合人体各部位的质地、密度来判断被检查部位的脏器状态有无异常的一种检查方法。叩诊多用于确定脏器（如肺、心、肝、脾等）的边界，浆膜腔（腹腔、胸腔等）内有无液体及液体量，以及子宫、卵巢、膀胱有无肿大等情况。根据叩诊的目的和手法不同可分为直接叩诊法和间接叩诊法两种。

（1）直接叩诊法：右手手指轻微自然弯曲，用中间三指的掌面直接拍击被检查部位，借拍击的音响和指下的振动感来判断病变情况的方法。直接叩诊法适用于胸部或腹部面积较广泛的病变，如胸膜粘连或增厚、大量的胸腔积液或腹腔积液等。

（2）间接叩诊法：为应用最多的叩诊方法。叩诊时左手中指第二指节紧贴于叩诊部位，其他手指稍微抬起，勿与体表接触；右手手指自然弯曲，以中指指端叩击左手中指远端指间关节处或第二节指骨的远端，因为该处易于与被检查部位紧密接触，而且对被检查部位的震动比较敏感。叩诊方向应与叩诊部位的体表垂直。叩诊时应以腕关节与掌指关节的活动为主，避免肘关节及肩关节参与运动。叩击动作要灵活、短促、富有弹性。叩击后右手中指应立即抬起，以免影响音响的振幅与频率。在一个部位叩诊时，每次连续叩击 2~3 下，如未能获得明确印象，可再连续叩击 2~3 下，不可连续不断地叩击，否则叩诊音反而不易分辨。叩击的力量要均匀适中，使叩诊产生的音响一致，以便正确判断叩诊音的变化。

（3）叩诊音：叩诊音是指叩诊时被叩击部位产生的反响。因叩诊部位的组织和器官的致密度、弹性、含气量及与体表的间距不同，叩击时可产生不同的音响，故检查者还必须熟悉各种叩诊音的性质及其彼此的区别。根据音响的频率（高音者调高，低音者调低）、振幅（大者音响强，小者音响弱）和是否乐音（音律和谐）的不同，在临床上常把叩诊音分为清音、浊音、鼓音、实音、过清音 5 种。

4. 听诊

听诊是指直接用耳或借助听诊器，在被检查者体表听取体内脏器运动时所产生的声响，并根据声响大小、强弱、性质、变化和传导性能等来推测脏器状态的一种检查方法。

广义的听诊包括听身体各部分所发出的任何声音，如语声、呼吸声、咳嗽声和呃逆、嗳气、呻吟、啼哭及肠鸣音等，这些声音均可提供有价值的诊断线索。听诊可分为直接听诊法与间接听诊法两种。

（1）直接听诊法：是听诊器发明以前使用的听诊法。检查者用耳郭直接贴附于患者体表，倾听内部发出的音响。该法有感觉面较大、听诊音保持原来的性质、方法迅速及简单等优点。但因该法不卫生、不方便、听得的声音微弱等，所以该法仅在某些特殊紧急情况下使用。

（2）间接听诊法：是用听诊器在患者体表进行听诊的检查方法。该法对听诊音有放大作用，任何体位都可使用，有时还可与触诊、叩诊等方法配合使用。适用范围广泛，除心、肺、腹部外，还适用于身体其他部位的血管音、皮下捻发音、肌束收缩音、骨折面摩擦音等的听诊。

5. 嗅诊

嗅诊是以嗅觉来判断发自患者的异常气味与疾病的关系的一种检查方法。异常气味的来源主要是机体的分泌物、渗出物、呕吐物、排泄物、脓液、血液、呼出的气体等。嗅诊时用手将患者散发的气味扇向自己的鼻部，然后仔细判断气味的性质。嗅诊往往能够迅速提供有重要意义的诊断线索，如肝臭对肝性脑病、刺激性蒜味对有机磷中毒都有极重要的临床意义。

（三）其他检查

健康评估的方法除了问诊和体格检查之外，临床上常采用的评估方法还有实验室检查和器械检查。

1. 实验室检查

实验室检查是通过物理学、化学和生物学等实验方法，对患者的血液、体液、分泌物、排泄物、组织标本和细胞取样等进行检查，从而获得病原学、病理形态学或器官功能状态等资料，再结合健康史和临床表现进行分析的检查方法。

实验室检查的主要内容包括：

（1）临床一般检查：是临床经常用于筛查疾病的检查。多用定性或定量分析的方法，检查来自血液及各种排泄物、分泌物和体液标本的理化性状以及标本中的有形成分。

（2）临床血液学检查：主要针对原发于血液系统疾病的专门检查，以及对非造血组织疾病所致的血液学变化的检查。

（3）临床生物化学检查：是对血液及体液中生化物质、治疗药物等浓度的定量检查。

（4）临床病原生物学检查：是利用微生物学或分子生物学方法对各种病原体进行检测，其检查结果有确诊疾病的作用。

（5）临床免疫学检查：是包括病原血清学检查在内的各种特异性或非特异性免疫功能检查。

（6）临床遗传学检查：主要是指针对遗传性疾病染色体及基因的检查。

2. 器械检查

器械检查是评估患者各系统生理功能的常用方法，临床上常用的器械检查手段有心电图检查、影像学检查、内镜检查等。

（1）心电图检查是一种常规检查方法，不仅对心脏疾病，而且对其他疾病的诊断、病情判断以及重症监护都具有很重要的作用。

（2）影像学检查包括放射学检查、核医学检查和超声检查。

（3）内镜检查可在直视下发现病变。诸多项目检查前的准备与护理关系密切。因此，作为护理员，在了解各项检查原理的基础上，还应掌握各项检查前的准备工作，以保证检查的顺利实施，检查结果的客观、准确。

单元小结

护理员在对老年人实施生活照护前需了解其身体健康状况，可运用健康评估的方法对其进行身体评估，健康评估的方法主要包括问诊、体格检查及实验室检查、器械仪器检查等其他检查方法。

思政课堂　　　　　　　　　　思维导图

模块一　饮食照护

课程一　一般饮食护理

单元1　人体对营养素的需求

扫码查看课程资源

案例引入

张爷爷，65岁，既往有高血压、冠心病的病史，平素喜食咸菜、汤圆、红烧肉，今晨护理员给张爷爷量血压时发现血压值为160/110mmHg。

请思考：

该如何对张爷爷进行饮食的健康教育？

教学目标

知识目标：

1. 掌握人体所需的营养素。

2. 熟悉各种营养素对人体的生理作用。

3. 了解正常成年人每日营养素的摄入量。

能力目标：

1. 能够正确指导老年人每日各种营养素的摄入。

2. 教育老年人不挑食、不偏食，养成良好的饮食习惯。

素质目标：

1. 教学过程中注重对学生职业道德的培养，提高学生观察、分析和判断问题的能力。

2. 培养学生严谨的学习风气，实事求是的学习态度。

3. 培养学生的环保意识、珍惜食物的习惯，学会感恩、做人、沟通、合作等。

思政目标：

1. 中华饮食文化博大精深、源远流长，将传统美食文化等要素有机融入课堂教学中，使知识传授与价值引领相结合。

2. 激发学生的学习动力和热情，增强学生的家国情怀、文化自信、民族自豪感。

3. 培养学生的文化认同，能够提高本门课程的教学效果，同时为新时代、新形势下的思想道德建设发挥积极的作用。

营养支持的目的是维持与改善机体器官、组织及细胞的代谢与功能，促进患者康复。营养不足和营养过剩对机体都是不利的。因此在实施营养支持时，首先要明确人体的正常营养需求。

一、人体所需的营养素

主要包括糖类、脂肪、蛋白质、水、电解质、微量元素和维生素。其中三大营养素物质（糖类、脂肪和蛋白质）的代谢是维持人体生命活动及内环境稳定最重要的因素。影响因素如下：

（1）正常情况下主要是年龄、性别、体表面积、体温及环境温度等。

（2）饮食习惯和食物构成不同，各种营养物质被机体作为能量储存或转化为其他物质的量也有较大变化。

（3）针对患者还要考虑其疾病情况、营养状态及治疗措施等的影响。

二、机体能量储存及消耗

机体的能量储备主要是糖类和脂肪，而蛋白质在体内无储备，它是各器官和组织的组成成分。若蛋白质作为能源被消耗必然会使器官功能受损，因此蛋白质不能作为能源物质来考虑。人体能量的需求常常以非蛋白热量来计算。

三、人体能量的需求

正常情况下机体所需的能量来自体内能源物质的氧化代谢，而这些能源物质一方面来自机体储备，另一方面来自摄入的外源性营养物质。

1. 能量计算

Harris-Benedict 公式至今一直作为临床上计算机体基础能量消耗（BEE）的经典公式。

男：BEE（kcal/d）= 66.4730 + 13.7516W（千克）+ 5.0033H（厘米）- 6.7750A（岁）

女：BEE（kcal/d）= 655.0955 + 9.5634W（千克）+ 1.8496H（厘米）- 4.6756A（岁）

（W：体重；H：身高；A：年龄。）

近年来多数研究结果表明，Harris-Benedict 公式较我国正常成人实际测量值高出了10%左右。因此在估计正常人体的能量消耗时需要注意。

2. 糖类

对正常成年人来说，大多数饮食中，糖类提供35%~70%非蛋白质热量。糖类摄入不应超过7g/（kg·d）[4.8mg/（kg·min）]。

3. 脂肪

脂肪的主要生理功能是提供能量、构成身体组织、供给必需脂肪酸并携带脂溶性维生素等。脂肪供能应占总能量的20%~30%（应激状态可高达50%）。每天脂肪摄入不应超过2g/kg。其中亚油酸和α-亚麻酸提供能量分别占总能量的1%~2%和0.5%时，即可满足人体需要。

四、蛋白质的需求

正常成人每日蛋白质的基础需要量为 0.8～1.0g/kg，相当于氮 0.15g/kg。但其需要量可能随代谢的变化而提高到 2g/（kg·d），甚至更高。

氨基酸是蛋白质的基本单位，外源性蛋白质必须先分解为氨基酸，才能合成自身的蛋白质，而体内已有的蛋白质又不断地分解进行更新。由此可见，氨基酸是提供机体最直接、最有效的氮源。静脉内给予的氮应由氨基酸提供，它比蛋白质供氮更合理。氨基酸可直接参与合成代谢，快速有效，且无异性蛋白的副作用。

在疾病状态下，机体对能量及氮的需求均有增加，但非蛋白质热量（kcal）与氮量的比例一般应保持在（100～150）：1。另外，不同疾病对氨基酸的需求是不同的，如创伤状态下，肌体对谷氨酰胺的需要量明显增加，肝病患者则应增加支链氨基酸，肾功能不良者则以提供必需氨基酸为主等。

五、电解质的需求

水和电解质平衡是人体代谢中最基本的问题，细胞内和细胞外的电解质成分含量均有差别，但其内外的渗透压经常处于平衡状态，主要靠电解质的活动和交换来维持。

不同电解质有其重要的生理功能，如钠离子的主要功能是维持和调节渗透压，同时可加强神经肌肉和心肌的兴奋性。钾参与糖、蛋白质和能量代谢，维持细胞内外液的渗透压和酸碱平衡，维持神经肌肉的兴奋性和心肌功能。镁的主要作用是激活 ATP 酶和其他多种酶的金属辅酶，尤其在糖原分解过程中，镁起着重要作用。钙离子在维持神经肌肉的兴奋性、血液凝固、细胞膜功能、许多酶的活性、一些多肽激素的分泌和活性方面都起着重要作用。磷除与钙形成骨骼之外，还以有机磷化合物的形式广泛分布于体内，它是磷脂、磷蛋白、葡萄糖中间代谢产物和核酸的组成部分，并参与氧化磷酸化过程，形成 ATP。氯在体内参与胃酸的合成，并可激活唾液淀粉酶，帮助淀粉的消化，它还参与酸碱平衡的调节。

六、微量元素的需求

微量元素在人体内虽含量很少，但分布广泛，且有重要生理功能。目前体内检出的微量元素达 70 余种，临床上常提及的必需微量元素有 9 种，即铁、铬、铜、氟、碘、锰、硒、钼和锌。它们与机体代谢中的酶和辅助因子密切相关，具有重要的生物学作用。

七、维生素的需求

维生素是维持正常组织功能所必需的一种低分子有机化合物，大多数人体不能合成。已知许多维生素参与了机体代谢所需酶和辅助因子的组成，对物质的代谢调节有极其重要的作用。

需要强调的是，每个患者对上述七大营养素的确切需要量应当做个体化的调整，既要考虑到权威机构的推荐量标准（如中国营养学会的参考值），又要根据不同机体组成和功能来进行调整。调整因素包括个体的年龄、性别、劳动强度、妊娠和哺乳、气候条件、体型、身高、体重以及食物成分的不同等，同时还要考虑到机体的生理和病理状态。2023 年中国营养学会编著的《中国居民膳食营养素参考摄入量（2023 版）》参考值如下（见表 1-1-1、表 1-1-2、表 1-1-3、表 1-1-4）。

表 1-1-1　　　　　　　　　正常成年人膳食常量元素参考摄入量

年龄/阶段	钙 (mg/d) RNI	磷 (mg/d) RNI	钾 (mg/d) AI	钠 (mg/d) AI	镁 (mg/d) RNI	氯 (mg/d) AI
18 岁~	800	720	2000	1500	330	2300
30 岁~	800	710	2000	1500	320	2300
50 岁~	800	710	2000	1500	320	2300
65 岁~	800	680	2000	1400	310	2200
75 岁~	800	680	2000	1400	300	2200

注：RNI 为推荐摄入量，AI 为适宜摄入量。

表 1-1-2　　　　　　　　　正常成年人膳食微量元素参考摄入量

年龄/阶段	铁 (mg/d) RNI 男	铁 (mg/d) RNI 女	碘 (μg/d) RNI	锌 (mg/d) RNI 男	锌 (mg/d) RNI 女	硒 (μg/d) RNI	铜 (mg/d) RNI	氟 (mg/d) AI	铬 (μg/d) AI 男	铬 (μg/d) AI 女	锰 (mg/d) AI 男	锰 (mg/d) AI 女	钼 (μg/d) RNI
18 岁~	12	18	120	12	8.5	60	0.8	1.5	35	30	4.5	4.0	25
30 岁~	12	18	120	12	8.5	60	0.8	1.5	35	30	4.5	4.0	25
50 岁~	12	10[a] 18[b]	120	12	8.5	60	0.8	1.5	30	25	4.5	4.0	25
65 岁~	12	10	120	12	8.5	60	0.8	1.5	30	25	4.5	4.0	25
75 岁~	12	10	120	12	8.5	60	0.7	1.5	30	25	4.5	4.0	25

注：RNI 为推荐摄入量，AI 为适宜摄入量；[a] 无月经；[b] 有月经。

表 1-1-3　　　　　　　　　正常成年人膳食脂溶性维生素参考摄入量

年龄/阶段	维生素 A (μg RAE/d) RNI 男	维生素 A (μg RAE/d) RNI 女	维生素 D (μg/d) RNI	维生素 E (mg α-TE/d) AI	维生素 K (μg/d) AI
18 岁~	770	660	10	14	80
30 岁~	770	660	10	14	80
50 岁~	750	660	10	14	80
65 岁~	730	640	15	14	80
75 岁~	710	640	15	14	80

表 1-1-4　正常成年人膳食水溶性维生素参考摄入量

年龄/阶段	维生素 B$_1$ (mg/d) RNI		维生素 B$_2$ (mg/d) RNI		烟酸 (mg NE/d) RNI		维生素 B$_6$ (mg/d) RNI	叶酸 (μg DFE/d) RNI	维生素 B$_{12}$ (μg/d) RNI	泛酸 (mg/d) AI	生物素 (μg/d) AI	胆碱 (mg/d) AI		维生素 C (mg/d) RNI
	男	女	男	女	男	女						男	女	
18 岁～	1.4	1.2	1.4	1.2	15	12	1.4	400	2.4	5.0	40	450	380	100
30 岁～	1.4	1.2	1.4	1.2	15	12	1.4	400	2.4	5.0	40	450	380	100
50 岁～	1.4	1.2	1.4	1.2	15	12	1.6	400	2.4	5.0	40	450	380	100
65 岁～	1.4	1.2	1.4	1.2	15	12	1.6	400	2.4	5.0	40	450	380	100
75 岁～	1.4	1.2	1.4	1.2	15	12	1.6	400	2.4	5.0	40	450	380	100

单元2 膳食结构与膳食指南

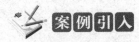 案例引入

王爷爷，67岁，糖尿病病史10年，便秘3年，平素喜食面食、汤圆、肉类，平日很少吃蔬菜、水果。

请思考：

1. 王爷爷的饮食结构是否合理。

2. 该如何对王爷爷进行饮食指导。

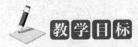 教学目标

知识目标：

1. 掌握常见膳食结构的类型及特点。

2. 熟悉《中国居民膳食指南》和《中国老年人膳食指南》的内容。

3. 了解中国居民平衡膳食宝塔和老年人膳食宝塔的内容。

能力目标：

能够正确应用膳食指南指导老年人合理膳食。

素质目标：

1. 培养学生养成良好的饮食习惯，减少挑食和零食摄入，塑造健康的体魄。

2. 让学生养成用爱心、耐心、细心、责任心对待每一位患者的良好习惯。

3. 培养学生就业、创业所需的职业精神，提高学生职业能力。

思政目标：

1. 引导学生积极向上，帮助学生树立专业自信，激发学习兴趣。

2. 帮助学生树立正确的职业价值观，积极的人生观和世界观。增强学生对中国传统饮食文化的自信。

3. 传承和弘扬中国优良的饮食文化，增强学生爱国主义情怀和民族自豪感。

膳食结构是指膳食中各类食物的数量及其在膳食中所占的比重。膳食指南是由营养健康权威机构为某地区或国家的普通民众发布的指导性意见，以营养学原则为基础，结合本国或本地区的实际情况，以促进合理营养、改善健康状况为目的，教育国民如何明智而可行地选择食物、调整膳食。为老年人提供合理营养与平衡膳食，需要了解膳食结构类型，熟练运用《中国居民膳食指南》，并将其作为为老年人提供平衡膳食的依据。

一、膳食结构

膳食结构是衡量一个国家或地区经济发展水平、社会文明程度和膳食质量的重要标志。膳食结构主要取决于人体对营养的生理需要及实际生产条件下所能提供的食物

资源，因此不同的社会、不同的生产条件、不同的经济水平及科学水平，其膳食结构是不一致的。通过适当的干预可以促使其向更利于健康的方向发展。

（一）膳食结构模式

当今世界各国的膳食结构模式主要包括以下 4 种类型。

1. 动植物性食物平衡的膳食结构

膳食中动物性食物和植物性食物所占的比例较适当。以日本为代表，融合东西方膳食结构的优点，其膳食特点是热能、脂肪、蛋白质的摄入量及其他营养成分基本符合人体营养需求，三大营养素供能比例为碳水化合物 57.7%、脂肪 26.3%、蛋白质 16.0%。该类膳食结构营养平衡，已成为世界各国调整膳食结构的参考。

2. 以植物性食物为主的膳食结构

膳食以植物性食物为主，动物性食物为辅。大多数发展中国家为此种膳食结构，其膳食特点是谷物所占比例过大，动物性食品摄入不足，膳食营养质量较差。每天能量摄入基本能够满足机体需要，蛋白质和脂肪摄入量不足，某些维生素和矿物质的摄入量也低于标准。该类膳食结构膳食纤维摄入水平高，但容易出现营养缺乏病。

3. 以动物性食物为主的膳食结构

膳食以动物性食物为主。发达国家多采用此种膳食结构，其膳食特点是谷类食物摄入过少，动物性食物占较大的比例。该类膳食结构高脂肪、高蛋白和高能量，膳食纤维摄入低，是动脉粥样硬化、冠心病、脑血管疾病和肿瘤等慢性退化性疾病的主要原因。

4. 地中海膳食结构

近几年，人们将注意力集中到地中海膳食，认为它可能是延缓衰老、促进长寿的理想膳食模式。地中海膳食指的是以希腊为代表的地中海沿岸国家的饮食网格。其膳食结构的特色：饱和脂肪酸含量低而不饱和脂肪酸含量高，动物蛋白质含量低，碳水化合物含量高，蔬菜和豆类含量高。此外，食物加工程度低、主要食用油为橄榄油、每天食用适量奶酪或酸奶、常饮葡萄酒等也是其膳食特点。调查表明，在地中海沿岸国家居民中，冠心病、脑血管疾病和肿瘤的发病率都低，他们的寿命较长。

（二）我国居民膳食结构

1. 我国传统膳食的优点

我国传统的膳食以植物性食物为主，其特点是高碳水化合物、高膳食纤维、低动物脂肪。

（1）植物性食物为主：我国传统膳食以植物性食物为主，动物性食物为辅，荤素结合。又以谷类食物为最基本的食物来源。谷类食物含有大多数人体需要的营养素，蛋白质、多种矿物质、维生素、膳食纤维大部分由谷类提供。

（2）高膳食纤维：我国南方一年四季都有新鲜蔬菜供应，北方以薯类和根茎类蔬菜为多，它们都含有丰富的膳食纤维。膳食纤维的作用已越来越被人们重视，膳食结构中保证一定量的膳食纤维可有效地降低肠道肿瘤、糖尿病、动脉硬化、肥胖症、高脂血症等疾病的发病率。

2. 目前我国居民膳食结构存在的不足

中国传统的农耕文明决定了中国居民以谷物为主的膳食结构。随着社会经济的发展，居民膳食质量明显提高，城乡居民肉、蛋、禽动物性食用率大幅度提高，能量和蛋白质摄入得到基本满足。报告显示，我国居民营养膳食状况明显改变，存在的问题主要表现在以下几个方面。

（1）畜肉类及油脂摄入过多：我国居民喜爱肉食，尤其喜欢猪肉。猪肉中的饱和脂肪酸含量远远超过禽肉。炒菜时又习惯多放油，热量高。中国营养学会推荐的每人每天油脂摄入量应少于25g。在城市居民中，脂肪提供的能量占总能量的比例达到35%，超过世界卫生组织推荐的30%的上限。公共卫生专家认为，膳食结构的"西化"是造成中国居民糖尿病和高血压发病率逐渐升高的首要原因。

（2）谷类食物摄入量减少：我国传统膳食以谷类食物为最基本的食物来源，但这种传统正在发生改变，谷类食物消费量呈明显下降趋势，而且，杂粮消费量锐减，米和面加工太精细，导致了一些矿物质和维生素等营养素的摄入不足。

（3）豆类和奶类摄入不足：我国居民豆类和奶类消费量呈上升趋势，分别从8.1g、14.9g增长至11.8g、26.3g，但距离中国营养学会的推荐标准还有一定差距。豆制品和奶制品的摄入不足，可能会加大患骨质疏松的风险。

（4）果蔬摄入有所减少：城市居民每天人均水果消费量由逾80g下降到不足70g，蔬菜的人均消费量319.3g下降到251.9g。果蔬摄入量低于《中国居民膳食指南》的推荐量，即水果摄入量为200～400g，蔬菜为300～500g。

（5）食盐和糖的摄入减少，但仍偏高：氯化钠是食品中常见的风味增强剂，但过量摄入对机体具有诸多危害，如会导致高血压和骨质疏松等。另外，受风俗习惯的影响，南方人群膳食中喜欢加糖，导致糖的摄入量偏高，进而加大患肥胖症和糖尿病等慢性疾病的风险。

我国合理膳食结构的调整应坚持以植物性食物为主的原则，稳定谷类食物的摄入，增加蔬菜、水果及豆类的摄入；适当增加动物性食物的摄入，并调整动物性食物的结构——减少畜肉的摄入，增加奶类及水产品的摄入。

二、膳食指南

为了给居民提供最基本、科学的健康膳食信息，中国营养学会组织专家制定了《中国居民膳食指南》，《中国居民膳食指南》是我国人民的膳食依据，以先进的科学证据为基础，密切联系我国居民膳食营养的实际，对各年龄段的居民摄取合理营养、避免由不合理的膳食带来疾病具有普遍的指导意义。现以《中国居民膳食指南（2022）》为例进行讲解。《中国居民膳食指南（2022）》主要由一般人群膳食指南、特定人群膳食指南与平衡膳食模式和膳食指南编写说明三部分组成。

（一）一般人群膳食指南

一般人群膳食指南适用于2岁以上的健康人群，根据该人群的生理特点和营养需求，结合我国居民的膳食结构特点，制定了8条指导准则，以期达到平衡膳食、合理营养、维护健康的目的。

1. 食物多样，合理搭配

人类的食物是多种多样的。各种食物所含的营养成分不完全相同。除喂养6月龄内婴儿的母乳外，任何一种天然食物都不能提供人体所需的能量及全部营养素。平衡膳食必须由多种食物组成，才能满足人体的各种营养需求，达到合理营养、促进健康的目的。

食物多样指一日三餐膳食的食物种类全、品样多，是平衡膳食的基础，应由五大类食物组成：第一类为谷薯类，包括谷类（含全谷物）、薯类与杂豆类；第二类为蔬菜和水果；第三类为动物性食物，包括畜、禽、鱼、蛋、奶；第四类为大豆类和坚果；第五类为烹调油和盐。

如果用"数值"来形容食物多样，可以理解为平均每天摄入不同品种食物达到12种以上，每周达到25种以上（见表1-1-5），烹调油和调味品不计算在内。

表1-1-5　　　　　　　　　建议摄入的主要食物种类数　　　　　　　　单位：种

食物种类	平均每天摄入的种类数	每周至少摄入的种类数
谷类、薯类、杂豆类	3	5
蔬菜、水果	4	10
畜、禽、鱼、蛋、奶	3	5
大豆类、坚果	2	5
合计	12	25

只有一日三餐的食物多样，才有可能达到平衡膳食。按照一日三餐分配食物品种数，早餐至少摄入3~5种；午餐摄入4~6种；晚餐4~5种；加上零食1~2种。

合理搭配是平衡膳食的保障。合理搭配是指食物种类和重量的合理化，膳食的营养价值通过合理搭配而提高和优化。中国居民平衡膳食宝塔是将五大类食物的种类和重量合理搭配的具体表现。平衡膳食中碳水化合物、蛋白质、脂肪提供的能量，以碳水化合物提供50%~65%，蛋白质10%~15%，脂肪20%~30%为好。

平衡膳食宝塔很好地阐释了食物多样和合理搭配的原则，按照平衡膳食宝塔的塔式结构，由多到少地搭配食物，可以很好地满足营养需要，并预防相关慢性病。

2. 吃动平衡，健康体重

食物摄入量和身体活动量是保持能量平衡、维持健康体重的两个关键因素。长期能量摄入量大于能量消耗量可导致体重增加，甚至造成超重或肥胖；反之则导致体重过轻或消瘦。体重过重和过轻都是不健康的表现，易患多种疾病，缩短寿命。成人健康体重的身体质量指数（BMI）应保持在$18.5~23.9kg/m^2$。

目前，我国大多数居民身体活动不足，成年人超重和肥胖率达50.7%。充足的身体活动不仅有助于保持健康体重，还能够增强体质，降低全因死亡风险和心血管疾病、癌症等慢性病发生风险；同时也有助于调节心理平衡，缓解抑郁和焦虑，提高认知、睡眠和生活质量。

各个年龄段人群都应该天天进行身体活动，保持能量平衡和健康体重。推荐成年人积极进行日常活动和运动，每周至少进行5天中等强度身体活动，累计150分钟以上；每天进行主动身体活动6000步。鼓励适当进行高强度有氧运动，加强抗阻运动，多动多获益。减少久坐时间，每小时起来动一动。"慧动慧吃"，保持健康体重。

3. 多吃蔬菜水果、全谷、奶类、大豆及豆制品、坚果

蔬菜水果、全谷物、奶类、大豆及豆制品是平衡膳食的重要组成部分，坚果是平

衡膳食的有益补充。蔬菜水果是维生素、矿物质、膳食纤维和植物化学物的重要来源，对提高膳食微量营养素和植物化学物的摄入量起到关键作用。循证研究发现，保证每天丰富的蔬菜水果摄入，可维持机体健康、改善肥胖，有效降低心血管疾病和肺癌的发病风险，对预防食管癌、胃癌、结肠癌等主要消化道癌症具有保护作用。全谷物食物是膳食纤维和B族维生素的重要来源，适量摄入可降低2型糖尿病的发病风险，也可保证肠道健康。奶类富含钙和优质蛋白质。增加奶制品摄入对增加儿童骨密度有一定作用；酸奶可以改善便秘和乳糖不耐症。大豆、坚果富含优质蛋白质、必需脂肪酸及多种植物化学物。多吃大豆及其制品可以降低绝经后女性骨质疏松、乳腺癌等发病风险。适量食用坚果有助于降低血脂水平和全因死亡的发生风险。

近年来，我国居民蔬菜摄入量逐渐下降，水果、奶类、全谷物和大豆摄入量仍处于较低水平。基于其营养价值和健康意义，建议增加蔬菜水果、奶类、全谷物和大豆及其制品的摄入。推荐成人每天摄入蔬菜不少于300g，其中新鲜深色蔬菜应占1/2；水果200～350g；全谷物及杂豆50～150g；饮奶300mL以上或相当量的奶制品；平均每天摄入大豆和坚果25～35g。坚持餐餐有蔬菜，天天有水果，把全谷物、牛奶、大豆作为膳食重要组成部分。

4. 适量吃鱼、禽、蛋、瘦肉

鱼、禽、蛋和瘦肉均属于动物性食物，富含优质蛋白质、脂类、脂溶性维生素、B族维生素和矿物质等，是平衡膳食的重要组成部分。该类食物蛋白质的含量普遍较高，其氨基酸组成更适合人体需要，利用率高，但有些含有较多的饱和脂肪酸和胆固醇，摄入过多可增加肥胖和心血管疾病等发病风险，应当适量摄入。

鱼虾等水产类食物脂肪含量相对较低，且含有较多的不饱和脂肪酸，对预防血脂异常和脑卒中等疾病有一定作用，每周最好吃鱼2次。禽类脂肪含量也相对较低，其脂肪酸组成也优于畜类脂肪。蛋类中各种营养成分比较齐全，营养价值高，胆固醇含量也高，但对一般人群而言，每天吃一个鸡蛋并不会增加心血管疾病的发病风险。畜肉类脂肪含量较多，吃畜肉应当选瘦肉，每人每周畜肉摄入不宜超过500g。烟熏和腌制肉类在加工过程中易产生一些致癌物，过多食用可增加肿瘤发生的风险，应当少吃或不吃。

目前我国多数居民摄入畜肉较多，鱼等水产类较少，需要调整比例。建议成年人平均每天摄入总量120～200g，相当于每周吃鱼2次或300～500g，蛋类300～350g，畜禽肉类300～500g。

5. 少盐少油，控糖限酒

食盐是食物烹饪或食品加工的主要调味品。我国居民的饮食习惯中食盐摄入量较高，而过多的盐摄入与高血压、脑卒中、胃癌和全因死亡有关，因此要降低食盐摄入，培养清淡口味，逐渐做到量化用盐，推荐每天食盐摄入量不超过5g。

烹调油包括植物油和动物油，是人体必需脂肪酸和维生素E的重要来源。目前我国居民烹调油摄入量较多。过多烹调油的使用会增加脂肪的摄入，导致膳食中脂肪供能比超过适宜范围。过多摄入反式脂肪酸还会增加心血管疾病的发生风险。应减少烹调油和动物脂肪用量，推荐每天的烹调油摄入量为25～30g。成年人脂肪提供能量应占总能量的30%以下。

过多摄入添加糖/含糖饮料，可增加龋齿、超重和肥胖等的发生风险。建议每天摄入添加糖提供的能量不超过总能量的10%，最好不超过总能量的5%。对于儿童青少年来说，含糖饮料是添加糖的主要来源，建议不喝或少喝，少食用高糖食品。

过量饮酒与多种疾病相关，会增加肝脏损伤、痛风、心血管疾病和某些癌症的发生风险。因此应避免过量饮酒。若饮酒，成年人每天摄入的酒精量不超过15g，儿童青少年、孕妇、乳母、慢性病患者等特殊人群不应饮酒。

6. 规律进餐，足量饮水

规律进餐是实现平衡膳食、合理营养的前提。一日三餐、定时定量、饮食有度，是健康生活方式的重要组成部分，不仅可以保障营养素全面、充足摄入，还有益健康。饮食不规律、暴饮暴食、不合理节食等不健康的饮食行为会影响机体健康。应规律进餐，每天吃早餐，合理安排一日三餐，早餐提供的能量应占全天总能量的25%～30%，午餐占30%～40%，晚餐占30%～35%。

水是构成人体成分的重要物质并发挥着重要的生理作用。水的摄入和排出要平衡，以维护适宜的水合状态和正常的生理功能。足量饮水是机体健康的基本保障，有助于维持身体活动和认知能力。在温和气候条件下，低身体活动水平成年男性每天喝水1700ml，成年女性每天喝水1500mL。应主动、足量喝水，少量多次，推荐喝白水或茶水，不用饮料代替白水。含糖饮料摄入过多会增加龋齿、肥胖的发生风险，少喝或不喝含糖饮料。

7. 会烹会选，会看标签

食物是人类获取营养、赖以生存和发展的物质基础，认识并会挑选食物容易满足营养需求。在生命的各个阶段都应做好健康饮食规划，保障营养素供应的充足性，满足个人和家庭对健康美好生活的追求。

不同类别食物中含有的营养素及有益成分的种类和数量不同，每人或每个家庭均应有每天的膳食设计和规划，按需选购备餐，按类挑选优质蛋白质来源和营养密度高的食物；优选当地、当季新鲜食物，按照营养和美味搭配组合。烹调是膳食计划的重要组成部分，学习烹饪，做好一日三餐，既可最大化地保留食物营养价值、控制食品安全风险，又可尽享食物天然风味，实践平衡膳食。在家烹饪、吃饭是我国传统文化的传承，选用新时代烹调工具可容易达到目标。

加工食品在膳食中的比例日渐增大，学会读懂预包装食品标签和营养标签，了解原料组成、能量和核心营养成分含量水平，慎选高盐、高油、高糖食品，做出健康聪明选择。对于外卖食品或在外就餐的菜品选择，应根据就餐人数确定适宜分量，做到荤素搭配，并主动提出健康诉求。

8. 公筷分餐，杜绝浪费

加强饮食卫生安全，是通过饮食能得到足够的营养、增强体质、防止食物中毒和其他食源性疾病事件发生所采取的重要措施。个人和家庭日常生活应首先注意选择当地的、新鲜卫生的食物，不食用野生动物。食物制备生熟分开，储存得当。多人同桌使用公筷公勺，或采取分餐或份餐等卫生措施，避免食源性疾病发生和传播。

勤俭节约是中华民族的文化传统，食物资源宝贵，来之不易，但食物浪费仍存在各个环节。人人都应尊重食物、珍惜食物、在家在外按需备餐和小分量、不铺张不浪费。从每个家庭做起，传承健康生活方式，树饮食文明新风，促进公众健康和食物系统可持续发展。

（二）特定人群膳食指南

本部分主要对第二部分特定人群膳食指南中的老年人膳食指南进行讲解。

进入老龄阶段，人的生活环境、社会交往范围出现了较大的变化，特别是身体功能出现不同程度的衰退，如咀嚼和消化能力下降，视觉、嗅觉、味觉反应迟缓等。这些变化会增加老年人患营养不良的风险，减弱抵抗疾病的能力。良好的膳食营养有助于维护老年人身体功能，保持身心健康状态。因此，有必要全面、深入认识老年期的各种变化，为老年人提出有针对性的膳食营养指导和建议。

随着年龄的增加，尤其是超过 65 岁，衰老的特征比较明显地表现出来。生理上的变化主要体现在代谢能力下降，呼吸功能衰退，心脑功能衰退，视觉和听觉及味觉等感觉反应迟钝，肌肉衰减等。这些变化会影响老年人摄取、消化食物和吸收营养物质的能力，使他们容易出现蛋白质、微量营养素摄入不足，产生消瘦、贫血等问题，降低身体的抵抗能力，增加患疾病的风险。以下为一般老年人膳食指南的实践应用。

1. 食物品种丰富，合理搭配

老年人更加需要注意丰富食物品种，可以从以下方面着手。

（1）品种多样化。除常吃的米饭、馒头、花卷等主食外，还可以选小米、玉米、荞麦、燕麦等各种杂粮谷物，此外，土豆、红薯也可作为主食。

（2）努力做到餐餐有蔬菜。尽管蔬菜的供应受地域和季节影响较大，但随着经济的发展，目前我国绝大部分地区一年四季都有多个品种的蔬菜。不同品种的蔬菜所含营养成分差异较大，老年人应该尽可能换着吃不同种类的蔬菜，特别注意多选深色叶菜，如油菜、青菜、菠菜、紫甘蓝等。不同蔬菜还可搭配食用，比如炒土豆丝时可搭配青红椒丝，还可搭配莴笋和红萝卜丝。这样一餐就可以吃到多种蔬菜，不仅可以丰富口味，提升食欲，还能摄入不同的营养成分。

（3）尽可能选择不同种类的水果。目前水果品种日益丰富，易于购买。水果供应的季节性很强，但不宜在一段时间内只吃一种水果，还是尽可能选择不同种类的水果，如橘子、苹果、桃、梨、草莓、香蕉、柚子等，每种吃得量少些，种类多一些。此外，水果中某些维生素及一些微量元素的含量与新鲜蔬菜不同，而且水果含有的果糖、果酸、果胶等物质又比蔬菜丰富，所以，不应用蔬菜替代水果。

（4）动物性食物换着吃。动物性食物包括鱼虾贝等水产品、畜禽肉、蛋、奶类，以及一些动物内脏类食物。尽可能换着吃猪肉、羊肉、牛肉等畜肉，鸡、鸭等禽肉，鱼虾类以及蛋类食物。选择鱼肉时，建议老年人尽可能多食用鱼腩（鱼肚），这一部位肉质较软，便于老年人消化吸收，鱼刺较为明显，易于剔除，降低被鱼刺卡住的风险，食用相对安全。此外，鱼腩含脂肪较多，其中 EPA 和 DHA 含量较高，有利于控制老年人的血脂水平。在选择动物性食物时，应考虑与蔬菜一同搭配，比如鸡蛋可与西红柿一起炒，炖肉中可加入大豆等。

（5）吃不同种类的奶类和豆类食物。以大豆类食物作为原料制作的发酵或非发酵食品种类十分丰富，如豆酱、豆浆、豆腐、豆腐干等，老年人可以做多样选择。

常见的奶类有牛奶和羊奶等鲜奶及奶制品，其中以牛奶的消费量最大，接受度也最高。鲜奶进一步加工可制成各种大家熟悉的奶制品，如奶粉、酸奶、奶酪、炼乳等。在条件允许的情况，老年人可以选择不同种类的奶制品。奶酪的蛋白质、脂肪、钙、维生素A、核黄素含量是鲜奶的7~8倍，比较适合食量小的老年人。

2. 摄入足够量的动物性食物和大豆类食品

动物性食物富含优质蛋白质，微量营养素的吸收、利用率高，有利于减少老年人贫血、延缓肌肉衰减的发生。摄入总量应争取达到平均每日120~150g，并应选择不同种类的动物性食物，其中鱼40~50g，畜禽肉40~50g，蛋类40~50g。各餐都应有一定量的动物性食物，食用畜肉时，尽量选择瘦肉，少吃肥肉。

大多数老年人没有食用奶制品的习惯，但奶类是一种营养成分丰富，容易消化吸收的食物，所以建议老年人尝试选择适合自己身体状况的奶制品，如鲜奶、酸奶、老年人奶粉等，并坚持长期食用。推荐的食用量是每日300~400ml牛奶或蛋白质含量相当的奶制品。

大豆制品口感细软、品种多样，备受老年人的喜爱。可以食用豆腐、豆腐干、豆皮、豆腐脑、黄豆芽及豆浆等不同形式的豆制品，以保证摄入充足的大豆类制品，达到平均每天相当于15g大豆的推荐水平。

3. 营造良好氛围，鼓励共同制作和分享食物

老年人离开工作岗位，不再是经济社会活动主体，特别是空巢、独居的老年人，很容易出现离群寡居的状态。老年人需要认识到这些可能出现的问题，调整心态，主动参与家庭、社会活动。

制作和分享食物已成为改善、调整心理状态的重要途径，有利于帮助保持积极、乐观的情绪。家人、亲友应劝导、鼓励老年人一同挑选、制作、品尝、评论食物，让他们对生活有新认识的同时感受到来自家人、亲友的关心与支持，保持良好的精神状态。

政府、老年人服务机构和相关社会组织也应该意识到做好老年人每日餐食工作的社会和经济意义。在为老年人建造长者食堂、老年人餐桌等良好硬件条件的同时，还可以通过积极地宣传，有效地组织协调，营造良好氛围，帮助老年人把每日餐食作为重要的生活内容，促进老年人的身心健康。

4. 努力增进食欲，享受食物美味

老年人身体功能减退，特别是味觉、嗅觉、视觉敏感度的下降可以明显降低老年人的食欲；而因罹患慢性病，长期服用药物的老年人也容易出现食欲减退，表现为餐次、食量减少，食物品种单一。这些情况极易导致营养不良的发生。老年人以及护理员应采取积极措施避免营养不良的发生。第一要鼓励老年人积极参与群体活动，保持乐观的情绪；第二是在确保安全的前提下，适度增加身体活动量，增强身体对营养的需求，提升进食欲望；第三是采取不同的烹调方式，丰富食物的色泽、风味，增加食物本身的吸引力。

需要注意的是，避免在健康宣传教育方面出现偏失，如夸大了食物中某些成分对健康的影响，致使部分老年人将某些食物当作治疗疾病的药物，将另一些食物视为健康的大敌，但忘却了食物的基础营养作用和在愉悦身心、维持良好情绪方面的积极作用。因此，应科学宣传食物在维护生命健康方面的基础作用，让老年人更多地体验不同种类食物的美好滋味，心情愉悦地享受晚年生活。

5. 合理营养是延缓老年人肌肉衰减的主要途径

人体在 40 岁左右开始出现肌肉量的减少，在 70 岁以前每十年大概会丢失 8%，以后肌肉丢失的速度明显增快，每十年丢失可达 15%。肌肉减退可导致骨质疏松症的风险增加，是老年人死亡的独立危险因素。良好的营养状况对延缓老年人肌肉衰减具有关键作用，主要关注如下营养素和食物。

首先是蛋白质。建议老年人在一般情况下每日蛋白质摄入量在每千克体重 1.0～1.2g，日常进行抗阻训练的老年人每日蛋白质摄入量为每千克体重 ≥1.2～1.5g。来自鱼、虾、禽肉、猪牛羊肉等动物性食物和大豆类食物的优质蛋白比例不低于 50%，如每日畜肉类 50g，鱼虾、禽类 50～100g。有研究结果表明，牛奶中的乳清蛋白对促进肌肉合成，预防肌肉衰退很有益处。牛奶中钙的吸收利用率也很高。建议每人每天饮 300～400g 鲜牛奶或相当量蛋白质的奶制品（相当于奶粉 30～36g），乳糖不耐受的老年人可以考虑饮用低乳糖奶或酸奶。此外，每日三餐都应有动物性食物，如早餐可食用鸡蛋、牛奶、豆类等，中餐、晚餐可食用畜肉、禽肉、鱼、蛋、大豆及豆制品等。不宜集中在一餐摄入大量蛋白质。

有研究表明，脂肪酸、维生素 D、维生素 C、维生素 E、类胡萝卜素、硒等抗氧化营养素都有益于延缓肌肉衰减。因此，应增加摄入量含 n-3 多不饱和脂肪酸、维生素 D 的海鱼类食物、蛋黄，并食用一定量的动物肝脏。经常在日光下进行运动有利于提高血清维生素 D 水平。鼓励增加深色的蔬菜和水果以及豆类等富含抗氧化营养素食物的摄入。在医生或营养师的指导下合理补充维生素 D 和含多种微量营养素的膳食营养补充剂。

6. 主动参加身体活动，积极进行户外运动

生命在于运动，多动才能促进身体健康，让生命有活力。老年人更应该认识到"动则有益"的重要性，在日常生活中应主动、积极地锻炼身体。老年人的肌肉质量、数量以及最大收缩能力均有降低，支撑能力、平衡能力和稳定性下降。因此，老年人在选择锻炼方法和安排运动负荷时，应根据自己的生理特点和健康状况来确定运动强度、频率和时间；同时也兼顾自己的兴趣爱好和运动设施条件选择多种身体活动的方式，应尽可能使全身都得到活动。此外，还要注意多选择散步、快走、太极拳等动作缓慢柔和的运动方式。

7. 减少久坐等静态时间

许多老年人喜欢静态的活动方式，长时间看电视（电脑）、玩手机、打麻将、读书看报是老年人常见的活动方式。长时间保持同一姿势没有变换，一则可导致局部肌肉的劳损，诱发各种疾病，如腰肌损伤、腰酸背痛、心肺功能下降、头昏脑胀；二则容易加重痔疮等老年常见病的发生或发作。此外，长时间在室内静坐也难吸入清新的空气。因此老年人要尽可能避免久坐，减少日常生活中坐着和躺着的时间，在家尽量减少看电视、手机和其他屏幕的时间，每小时起身活动至少几分钟，起身倒杯水、伸伸臂、踢踢腿、弯弯腰，减少久坐等静态时间。

8. 保持适宜体重

肥胖是许多慢性病的诱发因素，减重是人们关注的热点。许多老年人也非常认可"有钱难买老来瘦"的说法，觉得瘦才代表身体健康。然而，科学研究却表明这种观点并不正确。国内外多项研究结果显示，老年人身体过瘦会导致抵抗力降低，增加死亡

风险。而且，老年人体重是否正常的身体质量指数（BMI）判断界值与中青年人也不相同，专家、学者们目前形成的基本共识是老年人的体重不宜过低，BMI 在 20.0～26.9kg/m² 更为适宜。

无论进入老年期后是过胖还是过瘦，都不应采取极端措施让体重在短时间内产生大幅变化。应该分析可能的原因，逐步解决，特别是在饮食和身体活动方面进行适度调整，让体重逐步达到正常范围。

9. 参加规范体检，做好健康管理

体检是做好健康管理的首要途径，有利于及时发现健康问题。在国家基本公共卫生服务老年人健康服务中，健康体检是一个主要项目，也是国家惠民政策的体现。因此，老年人应该根据自身状况，定期到有资质的医疗机构参加健康体检。一般情况下，每年可以参加 1～2 次健康体检。此外，老年人应该从国家正式出版报刊、书籍和社区医疗机构科普讲座等正规渠道学习基本健康知识，提高自己的辨识能力。应该懂得健康体检主要是发现影响身体健康的危害因素，一方面，通过调整生活方式，就能够降低这些危害因素的影响；另一方面，发现较为严重的问题，应该去专业医疗机构做进一步的检查，由医务人员做出专业的诊断，开展规范的治疗。

10. 及时测评营养状况，纠正不健康饮食行为

老年人的身体功能、生活状况、社会交往等状况都发生了很大变化，对营养健康状况产生影响的因素也在不断地变化。应鼓励老年人关注自己的饮食，经常自我测评营养状况，定期称量体重，看看是否在推荐的正常范围内，如果在短期内出现较大的波动，应及时查找原因，进行调整。

对于患有多种慢性病，身体功能明显变差的老年人来说，由于活动受限，并在进行医学治疗，其有着特殊的营养需求，应该接受专业的营养不良风险评估、评定，接受医学营养专业人员的指导，科学精细调控饮食，做好疾病治疗、康复中的营养支持。

（三）平衡膳食模式和膳食指南编写说明

本部分主要对第三部分中的中国居民平衡膳食宝塔（2022）进行讲解。

中国居民膳食宝塔（以下简称"宝塔"）是根据《中国居民膳食指南（2022）》的准则和核心推荐，把平衡膳食原则转化为各类食物的数量和所占比例的图形化表示。

中国居民平衡膳食宝塔形象化的组合，遵循了平衡膳食的原则，体现了在营养上比较理想的基本食物构成（图 1-1-1）。宝塔共分 5 层，各层面积大小不同，体现了 5 大类食物和食物量的多少。5 大类食物包括谷薯类、蔬菜水果、畜禽鱼蛋奶类、大豆和坚果类以及烹调用油盐。食物量是根据不同能量需要量水平设计，宝塔旁边的文字注释，标明了在 1600～2400kcal 能量需要量水平时，一段时间内成年人每人每天各类食物摄入量的建议值范围。

1. 第一层谷薯类食物

谷薯类是膳食能量的主要来源（碳水化合物提供总能量的 50%～65%），也是多种微量营养素和膳食纤维的良好来源。膳食指南中推荐 2 岁以上健康人群的膳食应做到食物多样化、合理搭配。谷类为主是合理膳食的重要特征。在 1600～2400kcal 能量需要量水平下的一段时间内，建议成年人每人每日摄入谷类 200～300g，其中包含全谷物和杂豆类 50～150g；另外，薯类 50～100g，从能量角度，相当于 15～35g 大米。

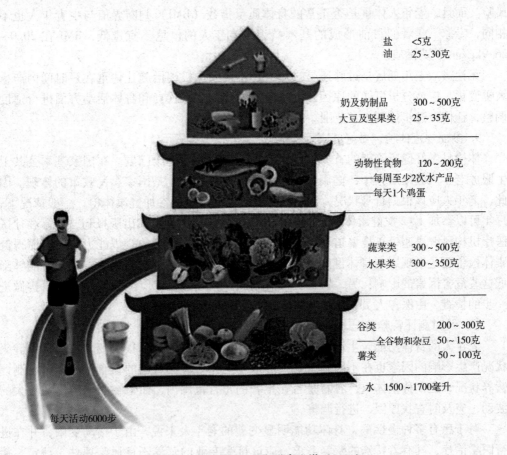

盐　　　　　　　<5克
油　　　　　　　25~30克

奶及奶制品　　　300~500克
大豆及坚果类　　25~35克

动物性食物　　　120~200克
——每周至少2次水产品
——每天1个鸡蛋

蔬菜类　　　　　300~500克
水果类　　　　　300~350克

谷类　　　　　　200~300克
——全谷物和杂豆　50~150克
薯类　　　　　　50~100克

水　　1500~1700毫升

每天活动6000步

图1-1-1　中国居民平衡膳食宝塔（2022）

谷类、薯类和杂豆类是碳水化合物的主要来源。谷类包括小麦、稻米、玉米、高粱等及其制品，如米饭、馒头、烙饼、面包、饼干、麦片等。全谷物保留了天然谷物的全部成分，是理想膳食模式的重要组成，也是膳食纤维和其他营养素的来源。杂豆包括大豆以外的其他干豆类，如红小豆、绿豆、芸豆等。我国传统膳食中整粒的食物常见的有小米、玉米、绿豆、红豆、荞麦等，现代加工产品有燕麦片等，因此把杂豆与全谷物归为一类。2岁以上人群都应保证全谷物的摄入量，以此获得更多营养素、膳食纤维和健康益处。薯类包括马铃薯、红薯等，可替代部分主食。

2. 第二层蔬菜水果

蔬菜水果是膳食指南中鼓励多摄入的两类食物。在1600~2400kcal能量需要量水平下，推荐成年人每天蔬菜摄入量至少达到300g，水果200~350g。蔬菜水果是膳食纤维、微量营养素和植物化学物的良好来源。蔬菜包括嫩茎、叶、花菜类、根菜类、鲜豆类、茄果瓜菜类、葱蒜类、菌藻类及水生蔬菜类等。深色蔬菜是指深绿色、深黄色、紫色、红色等有颜色的蔬菜，每类蔬菜提供的营养素略有不同，深色蔬菜一般富含维生素、植物化学物和膳食纤维，推荐每天占总体蔬菜摄入量的1/2以上。

水果多种多样，包括仁果、浆果、核果、柑橘类、瓜果及热带水果等。推荐吃新鲜水果，在鲜果供应不足时可选择一些含糖量低的干果制品和纯果汁。

3. 第三层鱼、禽、肉、蛋等动物性食物

鱼、禽、肉、蛋等动物性食物是膳食指南推荐适量食用的食物。在 1600~2400kcal 能量需要水平下，推荐每天鱼、禽、肉、蛋摄入量共计 120~200g。

新鲜的动物性食物是优质蛋白质、脂肪和脂溶性维生素的良好来源，建议每天畜禽肉的摄入量为 40~75g，少吃加工类肉制品。目前我国汉族居民的肉类摄入以猪肉为主，且增长趋势明显。猪肉含脂肪较高，应尽量选择瘦肉或禽肉。常见的水产品包括鱼、虾、蟹和贝类，此类食物富含优质蛋白质、脂类、维生素和矿物质，推荐每天摄入量为 40~75g，有条件可以优先选择。蛋类包括鸡蛋、鹅蛋、鹌鹑蛋、鸽子蛋及其加工制品，蛋类的营养价值较高，推荐每天 1 个鸡蛋（相当于 50g 左右），吃鸡蛋不能丢弃蛋黄，蛋黄含有丰富的营养成分，如胆碱、卵磷脂、胆固醇、维生素 A、叶黄素、锌、B 族维生素等，无论对多大年龄人群都具有健康益处。

4. 第四层奶类、大豆和坚果

奶类和豆类是鼓励多摄入的食物。奶类、大豆和坚果是蛋白质和钙的良好来源，营养素密度高。在 1600~2400kcal 能量需要量水平下，推荐每天应摄入至少相当于鲜奶 300g 的奶类及奶制品。在全球奶制品消费中，我国居民摄入量一直很低，多吃各种各样的乳制品，有利于提高乳类摄入量。

大豆包括黄豆、黑豆、青豆，其常见的制品豆腐、豆浆、豆腐干及千张等。坚果包括花生、葵花籽、核桃、杏仁、榛子等，部分坚果的营养价值与大豆相似，富含必需脂肪酸和必需氨基酸。推荐大豆和坚果摄入量共为 25~35g，其他豆制品摄入量需按蛋白质含量与大豆进行折算。坚果无论作为菜肴还是零食，都是食物多样化的良好选择，建议每周摄入 70g 左右（相当于每日 10g 左右）。

5. 第五层烹调油和盐

油、盐作为烹饪调料必不可少，但建议尽量少用。推荐成年人平均每日烹调油不超过 25~30g，食盐摄入量不超过 5g。按照 DRIs 的建议，1~3 岁人群膳食脂肪供能比应占膳食总能量的 35%；4 岁以上人群占 20%~30%。在 1600~2400kcal 能量需要量水平下脂肪的摄入量为 36~80g。其他食物中也含有脂肪，在满足平衡膳食模式中其他食物建议量的前提下，烹调油需要限量。按照 25~30g 计算，烹调油提供 10% 左右的膳食能量。烹调油包括各种动植物油，植物油如花生油、大豆油、菜籽油、葵花籽油等，动物油如猪油、牛油、黄油等。烹调油也要多样化，应经常更换种类，以满足人体对各种脂肪酸的需要。

我国居民食盐用量普遍较高，盐与高血压关系密切，限制食盐摄入量是我国长期行动目标。除了少用食盐外，也需要控制隐形高盐食品的摄入量。

6. 身体活动和水

身体活动和水的图示仍包含在可视化图形中，强调增加身体活动和足量饮水的重要性。水是膳食的重要组成部分，是一切生命活动必需的物质，其需要量主要受年龄、身体活动、环境温度等因素的影响。低身体活动水平的成年人每天至少饮水 1500~1700mL（7~8 杯水）。在高温或高身体活动水平的条件下，应适当增加饮水量。饮水不足或过多都会对人体健康带来危害。来自食物中水分和膳食汤水大约占 1/2，推荐一天中饮水和整体膳食（包括食物中的水，如汤、粥、奶等）水摄入共计 2700~3000mL。

身体活动是能量平衡和保持身体健康的重要手段。运动或身体活动能有效地消耗能量，保持精神和机体代谢的活跃性。鼓励养成天天运动的习惯，坚持每天多做一些消耗能量的活动。推荐成年人每天进行至少相当于快步走6000步以上的身体活动，每周最好进行150分钟中等强度的运动，如骑车、跑步、庭院或农田的劳动等。一般而言，低身体活动水平的能量消耗通常占总能量消耗的1/3左右，而高身体活动水平者可高达1/2。加强和保持能量平衡，需要通过不断摸索，关注体重变化，找到食物摄入量和运动消耗量之间的平衡点。

 单元小结

合理的膳食与健康老龄化、健康寿命密切相关。在食物多样前提下，保证摄入足量的动物性食物有助于提高膳食营养素密度和吸收利用率，预防营养不良，尤其是贫血、低体重等。

定期开展健康体检和营养状况测评能够及时掌握老年人的营养和健康状况，从而实施有针对性的个体化膳食改善。

单元3　不同疾病老年人膳食指导

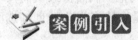 **案例引入**

王奶奶，62岁，农民，最近1年多来劳累后，时有胸口疼痛不适症状，为压迫、烧灼样，手掌范围大小，可放射至左肩背部，休息后缓解，无明显头痛、头晕不适。为明确原因到医院检查，医生诊断为心绞痛。王奶奶有20余年吸烟史，无饮酒嗜好，平时爱吃猪油。

请思考：

如何对王奶奶进行膳食指导？

 教学目标

知识目标：

掌握不同疾病老年人的膳食指导。

能力目标：

能够对慢性疾病老年人进行膳食指导。

素质目标：

1. 培养学生立德树人，严肃认真，慎独严谨，崇尚科学的精神。

2. 培养学生的社会责任感，将正确的营养学知识传播给人们，让人们养成良好的饮食习惯。

3. 减少由于不良生活习惯引起的疾病，提高全民健康水平。

思政目标：

1. 培养学生爱心，弘扬社会主义核心价值观。

2. 注重沟通技巧，在对老年患者进行营养评价、营养护理、营养健康教育时，表现出应有的同理心，增进学生的共情。

3. 促进医患关系和谐，培养学生对老年患者的人文关怀。

俗话说"病从口入"，以前是指传染性疾病多是由吃了不卫生食品所致。目前营养学专家们一致认为：引发我国居民死亡的前三位疾病（心脑血管疾病、肿瘤、呼吸系统疾病）中的前两位与膳食结构不合理有明显关系，也就是说，心脑血管疾病、肿瘤大多是吃出来的。随着生活水平的日益提高，人们的膳食都得到了很大的改善，可是肥胖症、高血压、糖尿病、冠心病等慢性病的发病率却呈上升趋势，原因就在于人们缺乏正确的饮食营养知识，一味追求口感，却忽略了食物的营养价值及膳食结构。因此，对慢性病老年人进行科学合理的膳食指导至关重要。

一、心脑血管疾病的膳食指导

（一）高血压的膳食指导

1. 健康膳食

坚持以植物性食物为主，动物性食物适量的膳食模式，做到食物多样、三大营养素供能比例适当。

2. 控制能量摄入

通过吃动平衡，维持健康体重。每日膳食总能量以达到或保持健康体重为宜，注意肌肉量的维持。超重和肥胖人群应控制能量摄入，可根据减重目标，在现有能量摄入基础上每天减少500kcal左右的能量摄入。

3. 限制钠的摄入量

每人每日食盐摄入量逐步降至5g以下，控制高钠食物摄入，增加富含钾的食物摄入，可以选择低钠盐（肾病、高钾血症除外）。常见的高钠食物有酱油、味精、咸菜、香肠、腐乳、泡菜、腊肉、腊肠等，常见的高钾食物有蔬菜、水果、杂豆类、菌菇类、三文鱼、鸡胸肉、马铃薯、青稞等。

4. 保证新鲜蔬菜和水果摄入量

每日蔬菜摄入不少于500g，水果摄入200g~350g。

5. 减少饱和脂肪酸和胆固醇摄入

提高不饱和脂肪酸摄入比例，尽量避免反式脂肪酸摄入。

6. 限制饮酒或不饮酒

男性酒精摄入量每日不超过25g，每周不超过140g；女性酒精摄入量每日不超过15g，每周不超过80g。

（二）冠心病的膳食指导

冠心病的基础病变大多为动脉粥样硬化，多数患者伴有高脂血症及肥胖症。因此，在冠心病的防治中绝不可忽视饮食疗法，只有将饮食、运动及药物疗法紧密结合起来，才能发挥有效预防和控制冠心病的积极作用。冠心病的膳食指导主要包括以下5个方面。

1. 注意总热量平衡，保持理想体重

日常生活中一日三餐要有规律，不要过饥或过饱。另外要注意食品品种丰富，不可过分单调和偏食。这样才能做到膳食营养均衡，热能相对平衡。如果伴有肥胖症，就要注意控制体重，通过限食及运动相结合使体重降下来，或至少使体重不再增加。

2. 限制碳水化合物（糖类）的过量摄入，尤其是单双糖的摄入量

碳水化合物在总热量中构成比应为 50%~65%，是主要的热能物质。如果大量摄入糖类特别是单双糖，则易使甘油三酯升高，促进动脉粥样硬化发生。普通饮食中的谷类、稻米、小麦等所含为多糖，多糖对甘油三酯的影响不明显，并且含大量多糖的谷物常含膳食纤维，有降低甘油三酯和胆固醇的效果。因而，每日主食应以谷米为主，不要过分强调精米细面，并且要少吃高糖、高脂食品。

3. 限制饱和脂肪酸，增加不饱和脂肪酸的摄入量

对于脂类的摄入，总的原则是低脂饮食，使脂肪比例仅占总热量的 15%~25%，其中饱和脂肪酸与不饱和脂肪酸的比值为 1~1.5，胆固醇控制在每日 300mg 内。动物脂肪主要含饱和脂肪酸，摄入过多可使总胆固醇升高，应加以限制。豆油、菜籽油、芝麻油、花生油及鱼油等富含不饱和脂肪酸，长期摄入可降低胆固醇及甘油三酯水平。这些油具有保护心脏和预防动脉粥样硬化的作用，可作为机体脂类的主要来源及烹调的主要用油。

4. 增加水果蔬菜的摄入量

对于冠心病患者来说，每日主食的总量可比健康人少一些，但水果、蔬菜不能少。水果和蔬菜中含有丰富的膳食纤维和维生素，其中可溶性纤维素具有降血脂和保护血管的作用，维生素 C、维生素 E、维生素 A 也能保护心血管，对预防冠心病极为有益。

5. 低盐及适宜蛋白质饮食

一方面食盐摄入量与冠心病发病呈正相关；另一方面高血压与冠心病相伴而行，因而冠心病患者不宜摄盐过多。蛋白质与总热量构成比为 10%~15%，除少量为动物蛋白外，建议增加植物蛋白的摄入量，植物蛋白可起到防治动脉粥样硬化和冠心病的积极效应。

（三）脑血管疾病的膳食指导

脑血管疾病患者的饮食科学合理，可以增加脑血管疾病患者机体的抵抗力，有利于早日恢复。脑血管疾病患者饮食的基本原则可归纳为"三多、两适量、四限制"。即多吃含钾、钙的食物，多吃新鲜蔬菜、水果；适量补充蛋白质，适量进食海产类食物；限制食物热量，限制脂肪摄入量，限制食盐用量，限制刺激性食物。

1. 多吃含钾、钙丰富的食物

土豆、茄子、海带等含钾较高。牛奶、酸牛奶、虾皮等含钙丰富，都是脑血管疾病患者比较理想的食物。

2. 多吃新鲜蔬菜、水果

蔬菜、水果含有丰富的维生素，特别是维生素 C，胡萝卜素，矿物质钙、磷、钾、镁等以及较多的膳食纤维。维生素 C 可以降低胆固醇，增强血管的致密性；钙可防止骨骼和牙齿疏松；镁参与心肌酶的代谢；钾能维持体内渗透压的平衡，参与酶系统的活动，对脑血管起保护作用。建议脑血管疾病患者每日进食新鲜蔬菜的量不少于 400g，

水果 200~400g。蔬菜以新鲜、深绿色或黄色为佳。草莓、橘子、猕猴桃含维生素 C 较多，杜果、杏含胡萝卜素多。

3. 适量补充蛋白质

每周吃 2~3 次鱼类蛋白质，可以改善血管弹性和通透性，改善中枢神经系统对血压的调节功能，促使钠离子从尿中排出，从而降低血压，降低脑血管疾病的发病率。建议多吃富含优质蛋白的食物，如鱼、牛奶、鸡蛋、豆腐等，尽量少吃动物内脏，如肝、肾、鱼子等。如高血压合并肾功能不全时，应限制蛋白质摄入。

4. 适当进食海产类食物

海鱼含有不饱和脂肪酸，能使胆固醇氧化，从而降低血浆胆固醇，还可延长血小板的凝聚，抑制血栓形成，防止中风。海鱼还含有较多的亚油酸，对增加微血管的弹性、防止血管破裂、防止高血压并发症有一定的作用。另外，海带、紫菜等海产品钾的含量较高，对缓解脑血管疾病也有比较好的作用。

5. 限制食物热量

过量摄入碳水化合物，可能在体内转化为甘油三酯，使血脂升高。长期的高血脂，可引起高血压、动脉硬化。脑血管疾病患者体型肥胖者较多，再加上平时运动量较少，因此饮食一定要有节制，不能暴饮暴食。

6. 限制脂肪摄入量

脑血管疾病患者多数血脂偏高，对脂肪尤其是饱和脂肪的摄入一定要严格限制。肥肉、动物油脂、内脏、奶油、黄油以及胆固醇含量高的食物含有大量的饱和脂肪酸，能使血中的胆固醇、甘油三酯升高，引起动脉硬化，因此这类食物尽量不要食用，以免加重病情。同时，在食用植物油时也要注意用量。

7. 限制食盐用量

膳食含盐量较高，很容易引起高血压，进而导致脑血管疾病。据报道，在日本北海道地区，居民的食盐用量相当大，结果 84% 的成年人患上了高血压，脑血管疾病的发病率也很高。我国北方有些地区也有类似情况。对脑血管疾病患者来说，限制食盐用量显得尤其重要。

8. 限制刺激性食物

尽量少吃辛辣刺激食物，限制酒精和咖啡的摄入。酒精对血管起扩张作用，可使血流加快，脑血流量增加，因此酒后容易出现急性脑出血发作。咖啡不但具有兴奋作用，而且可以引起脑血管收缩，使大脑血流量逐渐减少，所以脑动脉硬化、高血压、短暂性脑缺血、脑梗死等疾病的患者，如果饮用咖啡，有引发病情恶化的危险。

二、骨质疏松症的膳食指导

1. 保证钙的摄入

一般成人每日从饮食中需要获得 800mg 钙，含钙丰富的食物主要有牛奶、鱼类、虾蟹、深绿色叶菜、乳制品、虾皮、芝麻酱、黑芝麻、海带、木耳、大豆制品、瓜子、核桃等。

2. 适量摄入磷

65 岁以上老年人每天从食物中摄取 680mg 磷为宜，摄入量不宜过高，过高的磷可以引起钙的吸收率降低。

3. 维生素 D 的供给

人体在接受阳光紫外线照射后皮肤可合成维生素 D。每日接受 15 分钟的日光照射，对人体生成并储存所需的维生素 D 已经足够，但对于绝经后妇女，维生素 D 转化功能减退，因此需要增加日照时间，每日至少半小时，可以选择室外散步、体育锻炼、日光浴等方式。

4. 避免摄入过量的膳食纤维

大量摄入膳食纤维会影响钙的吸收，增加粪钙的排出。因此，每日膳食纤维摄入量为 30g 左右。

5. 避免吸烟、饮酒

应避免吸烟，限制饮酒，以免吸烟、饮酒影响钙和维生素 D 的代谢。

6. 避免过量饮用咖啡、碳酸饮料

过量的咖啡因会阻止钙的吸收，碳酸饮料中有大量磷酸盐，因此应避免过量饮用。

三、痛风的膳食指导

（一）痛风合理膳食指导

1. 限制嘌呤饮食

急性发作期：嘌呤摄入量<150mg/d，减少外源性核蛋白摄入。根据食物中嘌呤含量的多少，将食物分为以下 4 类：

（1）无嘌呤食物。

（2）低嘌呤食物：每 100g 食物嘌呤含量<75mg。

（3）中嘌呤食物：每 100g 食物嘌呤含量 75~150mg。

（4）高嘌呤食物：每 100g 食物嘌呤含量 150~1000mg。

食物中嘌呤的含量规律：内脏>肉、鱼>干豆、坚果>叶菜>谷类>淀粉类、水果。

在急性发作期，宜选用无嘌呤或低嘌呤的食物，以牛奶及其制品、蛋类、蔬菜、水果、细粮为主；在缓解期，可适量选含嘌呤中等量的食物，如肉类食用量每日不超过 120g，尤其不要集中在一餐中进食过多。不论在急性发作期还是缓解期，均应避免高嘌呤食物。

2. 控制总能量，防治超重或肥胖

总能量一般为 20~25kcal/（kg·d），脂肪<50g/d。肥胖者为防止痛风急性发作而减少能量摄入应循序渐进，可按阶段减少，每阶段减少 500kcal，并与实际活动消耗保持平衡，使体重逐步达到适宜体重。

3. 蛋白质不宜过多

因为合成嘌呤核苷酸需要氨基酸作为原料，高蛋白食物可过量提供氨基酸，使嘌呤合成增加。蛋白质的摄入应以植物蛋白为主，有肾脏病变者应采用低蛋白饮食。动物蛋白可选用不含核蛋白的牛奶、奶酪、脱脂奶粉、蛋类的蛋白部分。

4. 多食用素食为主的碱性食物

蔬菜、水果多属碱性食物，可增加体内碱储量，使体液 pH 升高，防止尿酸结晶形成并促使其溶解，增加尿酸的排出量，防止形成结石并使已形成的结石溶解。蔬菜、水果多富含钾元素，而钾可以促进肾脏排出尿酸，减少尿酸盐沉积。新鲜蔬菜和水果的摄入与高尿酸血症呈显著负相关，是高尿酸血症的保护因素。

5. 控制盐的摄入量

钠盐有促使尿酸沉淀的作用，且痛风多并有高血压病、冠心病及肾脏病变等，所以痛风患者应限制每日钠盐摄入量。

6. 禁酒，液体摄入充足

液体摄入量充足以增加尿酸溶解，有利于尿酸排出，预防尿酸肾结石，延缓肾脏进行性损害。每日应饮水 2000mL 以上，伴肾结石者最好能达到 3000mL，饮料以普通开水、淡茶水、矿泉水、鲜果汁、菜汁为宜。

7. 养成良好的饮食习惯

暴饮暴食或一餐中进食大量肉类常是痛风性关节炎急性发作的诱因，因此进食要定时定量，也可少食多餐。注意烹调方法，少用刺激调味品，肉类煮后弃汤可减少嘌呤量。

（二）食品中嘌呤含量分类

1. 嘌呤含量少或不含嘌呤的食物

（1）精白面、精白面包、馒头、面条、通心粉、苏打饼干、玉米。

（2）卷心菜、胡萝卜、芹菜、黄瓜、茄子、甘蓝、莴苣、南瓜、西葫芦、西红柿、萝卜、山芋、土豆。

（3）各类牛奶、奶酪、酸奶、各种蛋类。

（4）各种水果及干果类。

（5）各类饮料，包括汽水、茶、巧克力、咖啡、可可等。

（6）各类油脂、果酱、泡菜、咸菜等。

2. 嘌呤含量 50~75mg 的食物

菌菇类、花菜、芦笋、菠菜、豌豆、四季豆、青豆、菜豆、麦片、鸡肉、羊肉、白鱼、花生、花生酱、豆制品。

3. 嘌呤含量 75~150mg 的食物

鲤鱼、带鱼、鳕鱼、鳝鱼、大比目鱼、鲈鱼、梭鱼、鳗鱼，贝壳类水产，熏火腿、猪肉、牛肉、鸭、鹅、鸽子、鹌鹑，扁豆、干豆类（黄豆、蚕豆等）。

4. 嘌呤含量 150~1000mg 的食物

动物肝脏、肾脏、胰脏、脑，沙丁鱼、凤尾鱼、鱼子、虾类、蟹黄，酵母、火锅汤、鸡汤、肉汤、肉馅。

四、痴呆老年人的膳食指导

痴呆老年人在膳食上要做到"三定、三高、三低和两戒"。"三定"即定时、定量、定质，"三高"即高蛋白、高不饱和脂肪酸、高维生素，"三低"即低脂肪、低热量、低盐，"两戒"即戒烟、戒酒。

（一）痴呆老年人的合理膳食指导

1. 日常饮食宜多样化，不宜过饱

要做到高蛋白、高纤维素、低胆固醇、低脂肪、低糖、低盐饮食。另外如果吃得过饱，全身的血液聚集于肠胃，大脑供血不足，会影响人的思维记忆，使学习和记忆能力下降。

2. 多吃鱼

健康的老年人血液中鱼脂酸的成分远远高于痴呆的老年人。

3. 各类坚果的补充

花生、核桃、松子、玉米、葵花籽也含丰富的亚油酸，对神经细胞有保护作用。

4. 富含卵磷脂的食物

如大豆类制品、蘑菇。卵磷脂是神经元之间依靠化学物质传递信息的一种最主要的"神经递质"，可增强记忆、思维、分析能力，并可延缓脑力衰退。

5. 高维生素

维生素 C 与维生素 E 是天然的抗氧化剂、防衰老剂。

6. 富含纤维素的食物

如谷类、麦类，特别是含有丰富纤维素的燕麦。

（二）健脑小妙招

桑葚、黑芝麻、核桃仁各 150g，枣花蜂蜜 1000g。将前三味药研细，和入蜂蜜，搅匀，用小火熬成膏。每次服 1 匙，早、晚各 1 次，温开水化服。本膏有益肾填精、补髓健脑的作用，适合老年性痴呆患者服用。配方中桑葚补血滋阴、生津润燥。芝麻有补肝肾、益精血、润肠燥作用。核桃仁有补肾、温肺、润肠的作用，另外核桃仁还有降血脂及抗衰老作用。国外报道，蜂蜜中所含蔗糖酶、淀粉酶、葡萄糖转化酶、过氧化氢等酶类，可以增加食欲和帮助消化，特别是对老年人更为适宜；所含乙酰胆碱和大量的胆碱，有增加食欲和保护大脑的功能，能增强记忆力和防止老年性痴呆。

五、糖尿病的膳食指导

饮食治疗是治疗糖尿病的基础疗法，是一切治疗方法的前提，不论糖尿病属何种类型、病情轻重或有无并发症，是否用胰岛素或口服降糖药治疗，都应该严格进行并长期坚持饮食治疗。通过平衡膳食，配合运动和药物治疗，可将血糖控制在理想范围，并可全面控制代谢，达到维持理想体重，保证充沛的体力，有效预防各种糖尿病急、慢性并发症的目的。

（一）饮食一般原则

合理控制总热量，总热量以达到或维持理想体重为宜；平衡膳食，选择多样化、营养合理的食物，放宽对主食类食物的限制，减少单糖及双糖的食物，限制脂肪摄入量，适量选择优质蛋白质，增加膳食纤维摄入，增加纤维素、矿物质摄入；提倡少食多餐，定时定量进餐。

1. 合理控制总热量

以个人饮食习惯为基础，结合病情、年龄、身高、实际体重、活动强度、季节等情况制定总热量。

2. 营养素的分配和食品的选择

糖尿病老年人应选择血糖生成指数较低的食物。

（1）碳水化合物：每日摄入的碳水化合物转化的能量应占总能量的45%～60%，放宽对主食的限制，减少单糖摄入量。米、面、玉米、薯类等主食中的淀粉为多糖，不会使血糖急剧增加，并且饱腹感强，应作为热量的主要来源。膳食纤维也是多糖，可延缓血糖、血脂吸收，保持大便通畅，并减少饥饿感，应增加每日膳食纤维的摄入，每日25～30g。

（2）蛋白质：糖尿病患者每日蛋白质的需要量为1.0g/kg，占总能量的15%～20%，其中优质蛋白质应占总蛋白质摄入量的1/3以上。

（3）脂肪：占总能量较适合的比例为20%～25%。脂肪摄入不易产生饱腹感，因此常容易超量食用，可能增加胰岛素抵抗，降低胰岛素敏感性，使血糖升高。高脂食物包括各种烹调油脂、黄油、动物油、动物外皮，还有看不见的脂肪，如肉、禽、鱼、奶制品、蛋黄，以及坚果类食物，如花生、瓜子、核桃、芝麻酱以及油炸食品、汉堡包等。脂类食物中还应限制胆固醇，一般主张胆固醇的限量为每日低于300mg，故糖尿病患者应不吃或少吃动物内脏，如心、肝、肾、脑等，因这类食物都含有较高的胆固醇。

（4）维生素、矿物质：糖尿病患者往往缺乏维生素、矿物质。应多摄取粗粮、干豆、蛋类、绿叶蔬菜等富含B族维生素的食物，以及新鲜蔬菜、水果等富含维生素C的食物，注意补充钙质。钠盐应限制在5g/d，如并发高血压应<5g/d。铬参与葡萄糖耐量因子的组成，菌菇类、牛肉、粗粮中较多。锌与胰岛素活性有关，常见于粗粮、豆制品、海产品、红肉中。

（5）多饮水，限制饮酒：糖尿病多尿，会带走较多的水分，患者往往缺水，而且适当多饮水还可以稀释血糖，因此糖尿病患者可以适当多饮水。酒中含的酒精热量很高，1g酒精产热7kcal，不含其他营养素，并增加肝脏负担。空腹饮酒还易出现低血糖，尤其是注射胰岛素或口服磺脲类降糖药物者，因此，糖尿病患者应限制饮酒。

（二）糖尿病老年人饮食设计

1. 餐次安排

宜少食多餐，一日不少于三餐，注射胰岛素或易发生低血糖者，要求在三餐之间加餐，既保证吸收，又减轻对胰岛的负担。早餐量要少，上午肝糖原分解旺盛，易发生早餐后高血糖。一日三餐热量分配宜1/5、2/5、2/5。进餐时间要规律，少吃零食。

2. 烹调方法

多采用蒸、煮、烤、凉拌的方法，避免食用油炸的食物。

（三）糖尿病老年人食谱

男性，65岁，身高170cm，体重85kg，退休在家，患糖尿病多年，采用口服药+饮食治疗，未出现明显并发症。

制定食谱步骤如下。

（1）计算标准体重：170-105＝65（kg），实际体重85kg，比较标准体重超30%，属肥胖。

（2）判断患者体型：$BMI=85\div1.7^2=29.41$（kg/m^2），大于28kg/m^2，属于肥胖。

（3）判断体力劳动程度：退休在家属轻体力劳动。

（4）计算每日所需总热量：每日应摄入热能标准为20～25kcal/kg。

（5）全天所需总热量：65×20-25＝1300-25＝1275（kcal）。

（6）根据饮食习惯和嗜好选择并交换食物，将饮食安排至各餐次中，制定平衡膳食。

早餐：豆浆（250g）、花卷（标准粉25g）、拌笋丝（莴笋50g）、煮鸡蛋（50g）。

加餐（上午11点左右）：苹果（100g）。

中餐：杂粮窝头（玉米面30g、荞麦面30g、豆面20g）、炒三丁（青椒100g、茭白100g、鸡肉25g）、番茄豆腐汤（番茄50g、豆腐50g）。

加餐（下午5点左右）：牛奶（300mL）。

晚餐：米饭（大米75g）、青笋鸡丝（青笋100g、鸡肉25g）、清蒸鱼（鲤鱼50g）、丝瓜汤（丝瓜50g）。

加餐（晚上9点左右）：草莓（50g）。

烹饪油：15g/d、盐5g/d。

 单元小结

针对老年慢性病制定合理膳食指导，应在理解不同疾病特征及其与膳食营养关系的基础上重点把握，并达到能熟练为不同疾病老年人进行膳食指导的学习目标。

思政课堂

思维导图

扫码查看课程资源

课程二　特殊饮食护理

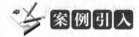

李爷爷，70岁，肥胖，有高血压史10年，一直用药物控制。两小时前突然跌倒，家属发现其意识不清，右侧肢体活动受限，伴恶心、呕吐两次，来医院就诊。来医院测血压170/96mmHg，颅脑CT示：左侧基底节区出血。医嘱给予脱水、健脑、止血等对症治疗，并予吸氧、心电监护、冰帽、留置胃管。

请思考：

1. 为保证患者的营养最好采用哪种进食方法？这种饮食属于医院的哪种饮食种类？
2. 病情稳定后护理员对其以及家属在饮食上如何进行健康教育？

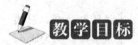

知识目标：

1. 掌握特殊饮食的种类。
2. 了解人体需要的营养及胃肠外营养。

能力目标：

1. 具备饮食健康宣教能力。
2. 能对患者的营养状况进行评估。

素质目标：

1. 具有高度的同情心和责任感，关心、尊重和爱护患者。
2. 提高语言表达能力，培养循证护理思维。

思政目标：

1. 培养学生敬佑生命、救死扶伤的职业精神。
2. 培养学生快速反应的临床能力和团结协作的能力。
3. 培养学生敢于担当和甘于奉献的专业精神。

饮食是人的基本需要，是维持人体健康的基础。营养是人体摄取、消化、吸收和利用食物或营养物质的过程。食物是营养的来源，营养是人类赖以生存的物质。饮食与营养是维持机体正常的生理功能及生长发育、新陈代谢等生命活动的基本条件。科学合理、均衡的饮食不仅可以维持机体正常生理功能，促进组织修复，提高机体免疫力，还能预防疾病，与药物起协同作用，帮助诊断和治疗疾病，从而提高生命质量。不合理的饮食会导致相关疾病如缺铁性贫血、佝偻病、营养不良等。因此护理员必须具备饮食与营养方面的知识，正确评估患者营养状况，指导患者选择合理的饮食，实施有效的护理满足患者的饮食和营养的需求。

一、医疗饮食

医疗饮食的种类可分为3大类：基本饮食、治疗饮食、试验饮食。

（一）基本饮食

基本饮食使用范围较广，是其他饮食的基础，是医院中一切膳食的基本烹调形式，其他各种饮食均由以下4种基本饮食变化而来，有普通饮食、软质饮食、半流质饮食、流质饮食4种，见表1-2-1。

表1-2-1 基本饮食

类别	适应范围	饮食原则	用法
普通饮食	不需要饮食限制者，消化功能正常，体温基本正常，病情较轻或疾病的恢复期患者	营养素平衡，易消化，无刺激性的食物	每日3餐，总热量在9.5~11MJ/d，蛋白质为70~80g/d
软质饮食	消化功能差者，低热、咀嚼不便者，老人、幼儿及术后恢复期的患者	营养均衡，食物以软、烂、碎为原则，易咀嚼、易消化、少油炸、少油腻、少用粗纤维及刺激性食物，如软饭、面条，切碎、煮烂的菜肉等	每日3~4餐，总热量在8.5~9.5MJ/d，蛋白质为70g/d
半流质饮食	消化道疾病，发热，口腔疾患，吞咽、咀嚼困难及术后患者	少食多餐，无刺激性，易咀嚼、吞咽和消化，纤维素少，营养丰富，食物呈半流质状，如面条、馄饨、粥等。对伤寒，腹泻等胃肠功能紊乱者禁用含纤维和产气的蔬菜；痢疾患者不应给牛奶、豆浆和过甜的食物	每日5~6餐，总热量在6.5~8.5MJ/d，蛋白质为50~70g/d
流质饮食	病情危重，高热，口腔疾患，各种大手术后，急性消化道疾病患者	食物呈液状，易吞咽、易消化、无刺激性，如乳类、豆浆、米粥、米汤、果汁等。因含热量和营养素不足，只能短期使用	每日6~7餐，每次200~300mL，总热量在3.5~5.0MJ/d，蛋白质为40~50g/d

（二）治疗饮食

治疗饮食是根据病情及治疗的需要，在基本饮食的基础上，适当调整某种营养素及总热量的摄入，从而达到辅助治疗目的的一类饮食，见表1-2-2。

表1-2-2 治疗饮食

饮食种类	适应范围	饮食原则
高热量饮食	用于热能消耗较高的患者，如甲状腺功能亢进、结核病、大面积烧伤、高热及产妇	在基本饮食的基础上加餐两次，可进食牛奶、豆浆、鸡蛋、巧克力及甜食等，总热量在10.46~12.55MJ/d

饮食种类	适应范围	饮食原则
高蛋白饮食	长期消耗性疾病，如结核病、严重贫血、营养不良、烧伤、大手术及胃癌晚期、肾病综合征等患者	增加蛋白质的含量，按体重计算 1.5～2g/（kg·d），但每日总量不超过 120g，总热量在 10.46～12.55MJ/d
低蛋白饮食	限制蛋白质摄入者，如急性肾炎、尿毒症、肝性昏迷等患者	应多补充蔬菜和含糖高的食物，以维持正常热量。成人饮食中蛋白质含量不超过 40g/d，视病情可减至 20～30g/d。肾功能不全者应摄入动物性蛋白，忌用豆制品；肝昏迷者应以植物蛋白为主
低脂肪饮食	肝胆胰疾患、高脂血症、动脉硬化、冠心病、肥胖症及腹泻等患者	食物应清淡、少油、禁用肥肉、蛋黄、脑。高脂血症及动脉硬化者不必限制植物油（椰子油除外）。每日脂肪量<50g，肝胆胰疾患者每日脂肪量<40g，尤其要限制动物脂肪的摄入
低胆固醇饮食	高胆固醇血症、动脉硬化、高血压、冠心病等患者	胆固醇摄入量<300mg/d，少食用胆固醇含量高的食物，如动物内脏、脑、蛋黄、鱼子等
低盐饮食	心脏病、急慢性肾炎、肝硬化腹水、先兆子痫、重度高血压水肿较轻者	成人每日进食盐量<2.0g（含钠 0.8g），不包括食物内自然含钠量，禁用腌制品，如咸菜、香肠、皮蛋等
无盐低钠饮食	同低盐饮食的范围，但水肿较重者	无盐饮食，除食物内自然含钠量外，不放食盐烹调，食物中含钠量<0.7g/d；低钠饮食，除无盐外还应控制食物中自然存在的含钠量（<0.5g/d），禁用腌制品。另外，应禁用含钠的食物和药物，如油条、挂面、汽水、碳酸氢钠药物等
高纤维素饮食	便秘、肥胖、高脂血症、糖尿病等患者	选择含膳食纤维多的食物，如韭菜、卷心菜、芹菜、豆类、粗粮等，成人食物纤维量>30g/d
少渣饮食	伤寒、肠炎、痢疾、腹泻、食管静脉曲张等患者	膳食纤维含量少且少油，如蛋类、嫩豆腐等。不可食用强刺激性调味品、坚果、带碎骨的食物

（三）试验饮食

试验饮食，又称诊断饮食，是指在待定的时间内，通过调整饮食的内容来协助诊断疾病和提高实验室检查的准确性的一类饮食。

1. 隐血试验饮食用于大便隐血试验前准备，以协助诊断消化道有无出血

试验期为 3 日，试验期间禁食易造成隐血试验假阳性结果的食物如肉、肝、血类，含铁丰富的药物和食物以及绿色蔬菜等。可进食豆制品、花菜（西蓝花除外）、土豆、冬瓜、粉丝、萝卜、白菜、牛奶、米饭、馒头等，第 4 日开始留取粪标本做隐血试验。

2. 胆囊造影饮食用于需要用 X 线或 B 超检查胆囊、胆管的形态和功能者

（1）检查前 1 天中午进高脂肪餐，刺激胆囊排空，有助于显影剂进入胆囊；晚餐进无脂肪、低蛋白、高糖类饮食；晚餐后服造影剂，禁食、禁饮、禁烟至次日上午。

（2）检查当日早晨禁食，第一次拍 X 线片，胆囊显影良好，可进高脂肪餐（油煎荷包蛋两只或含 40% 脂肪的奶油巧克力 40~50g，脂肪含量 25~50g），半小时后第二次拍片观察。

3. 甲状腺[131]I 试验饮食用于协助检查甲状腺功能

协助同位素检查甲状腺功能，排除外源性摄入碘对检查结果的干扰，明确诊断。

试验期为两周。试验期间应禁食一切影响甲状腺功能的药物和含碘食物，如海带、海蜇、紫菜、卷心菜、鱼、虾、加碘食盐等，禁用碘酊消毒皮肤。两周后做[131]I 功能检测。

4. 肌酐试验饮食可协助检查、测定肾小球的滤过功能

试验期为 3 天。在试验期间禁食肉类、禽类、鱼类，忌饮茶和咖啡，限制蛋白质的摄入。全天主食在 300g 以内，还应限制蛋白质的摄入，蛋白质供给量 <40g/d，以排除外源性肌酐影响。蔬菜、水果、植物油不加限制，热量不足可补充含糖量高的食物。第三天测尿肌酐清除率及血浆肌酐的含量。

5. 尿浓缩功能试验饮食

亦称干饮食，用于检查肾小球的浓缩功能。

试验期为 1 天。全天饮食中，水分摄入总量控制在 500~600mL，可选择进食含水量少的食物，如米饭、面包、土豆、豆腐干等，烹调时尽量不加水或少加水。避免食用过甜、过咸的食物，蛋白质摄入量为 1g/（kg·d）。禁饮水及摄入含水量高的食物，如粥、水果、白菜、冬瓜、豆腐等。

二、特殊饮食

对于病情危重、消化道疾病、代谢疾病以及不能由口进食或不愿正常进食的患者，为保证患者对营养素的摄取、消化、吸收，维持、改善患者营养状态，促进康复，根据患者的病情，临床上多采用特殊饮食，分胃肠内营养和胃肠外营养两种。

（一）胃肠内营养

是经口服或管饲等方法，通过胃肠道供给机体能量及营养素的支持疗法。鼻饲法是实施鼻饲饮食最常用的方法。

1. 鼻饲饮食

是通过导管（鼻饲管或胃造瘘管）将营养丰富的流质饮食或营养液、水及药物注入胃肠内，以供给营养素的方法。是临床中提供或补充营养的既安全又经济的方法。根据导管插入的途径不同可分为：口胃管——导管由口插入胃内，鼻胃管——导管由鼻腔插入胃内，鼻肠管——导管由鼻腔插入小肠内，胃造瘘管——导管经胃造瘘口插入胃内，空肠造瘘管——导管经空肠造瘘口插至空肠内。

2. 要素饮食

要素饮食是一种人工合成的化学精制膳食，含有人体所需且易于吸收的全部营养素，如游离氨基酸、单糖、主要脂肪酸、维生素、无机盐、微量元素等。分为以水解

蛋白为氮源的要素饮食和以氨基酸为氮源的要素饮食两种。主要特点：无须经过消化过程，可直接被肠道吸收，营养价值高、全面、平衡，不含纤维素；用于改善危重患者或胃肠道疾病、严重感染、重度烧伤及肿瘤等患者的营养状况，促进伤口愈合。

（二）胃肠外营养

是指通过经胃肠外途径供给机体能量及营养素，以满足代谢需要的营养支持疗法。目前临床上主要途径是经静脉输入，故又称静脉营养。

1. 目的

适用于各种原因导致的不能从胃肠道摄取营养、胃肠道需要充分休息、消化吸收障碍以及高代谢等患者，以保证热能及营养素的摄入，维持机体新陈代谢，促进患者康复。

2. 方法

途径可经周围静脉或中心静脉置管供给。

（1）周围静脉营养：适用于应用时间短、部分营养支持或中心静脉置管困难的患者。疗程一般在 15 日内。

（2）中心静脉营养：适用于长期、全量补充营养的患者。常选择锁骨下静脉置管。

3. 输注原则

根据患者的病情、年龄及耐受情况调节速度和浓度。

（1）速度：开始缓慢，逐渐加快滴速。一般成人首日速度为 60mL/h，次日为 80mL/h，第 3 日 100mL/h，且输注速度均匀。

（2）浓度：输注浓度先低，再逐渐增加。

（3）用量：输注量先少，再逐渐增加。至停用前应提前 2~3 日逐渐减量，不可骤停，以免出现低血糖反应。

4. 评估和观察要点

（1）评估患者病情、意识、合作程度、营养状况。

（2）评估输液通路情况、穿刺点及周围皮肤状况。

5. 操作要点

（1）核对患者，准备营养液，醒目标识。

（2）输注时建议使用输液泵，在规定时间内匀速输完。

（3）固定管道，避免过度牵拉。

（4）根据患者年龄及耐受情况等调节输液速度和浓度。密切观察患者输注过程中的反应。

（5）记录营养液使用的时间、量、滴速及输注过程中的反应。

6. 指导要点

（1）告知患者输注过程中如有不适及时通知护士。

（2）告知患者翻身、活动时保护管路及穿刺点局部清洁干燥的方法。

7. 注意事项

（1）营养液配制及静脉穿刺须严格遵守无菌操作原则。营养液现用现配，若暂时不输注，4℃冰箱冷藏，输注前室温下复温后再输，保存时间不超过 24 小时，超时不宜再用。输注袋及管道 12~24 小时更换 1 次。

（2）等渗或稍高渗溶液可经周围静脉输入，高渗溶液应从中心静脉输入，明确标识。

（3）严禁从营养液输入的管路输血、采血或监测中心静脉压及严禁输入其他液体、药物等。

（4）输注过程中保持导管通畅，避免液体中断或导管脱出，防空气栓塞；发现异常及时报告医生处理。

（5）要素饮食停用时应在2~3日内需逐渐减量，以防骤停引起低血糖反应。

单元小结

本章内容主要包括医院饮食和特殊饮食护理。其中医疗饮食分基本饮食，治疗饮食和试验饮食3类。基本饮食是其他饮食的基础，包括普通饮食、软质饮食、半流质饮食、流质饮食4种。治疗饮食有高热量饮食、高蛋白饮食、低蛋白饮食、低脂肪饮食、低胆固醇饮食、低盐饮食、无盐低钠饮食、高纤维素饮食、少渣饮食9种饮食。特殊饮食包括胃肠内营养和胃肠外营养两类。

思政课堂

思维导图

课程三　水、电解质及酸碱平衡失调

扫码查看课程资源

人体新陈代谢在相对稳定的内环境中进行，水、电解质及酸碱平衡是维持机体内环境及生命活动的基本保证。体液平衡可因创伤、感染、手术等因素而遭破坏，从而导致体液容量、分布、电解质浓度变化以及酸碱平衡失调，这些紊乱若得不到及时纠正，常会引起严重后果，甚至危及生命。

单元 1　体液平衡

案例引入

张爷爷，65 岁，门诊拟"左侧结肠癌、急性肠梗阻"收入院。患者自述腹痛、腹胀、便秘，并有口渴，尿少。查体：皮肤弹性差，眼窝内陷，P 98 次/分，BP 110/65mmHg。实验室检查结果显示：RBC $6.2×10^{12}$/L，Hb 176g/L，WBC $19×10^9$/L，K^+ 3.8mmol/L，Na^+ 142mmol/L，尿比重 1.028。

请思考：

1. 张爷爷是否存在体液平衡失调？
2. 应该先给张爷爷输入何种液体？

教学目标

知识目标：

1. 掌握体液的组成及分布。
2. 熟悉体液平衡及调节。
3. 了解酸碱平衡及调节。

能力目标：

能够识别老年人是否存在体液失衡。

素质目标：

培养学生的辩证思想。

思政目标：

让学生使用辩证的思维看待问题。

一、体液组成及分布

体液是人体的主要组成部分，由水和溶解于其中的电解质、低分子有机化合物及蛋白质等组成，广泛分布于组织细胞内外。人体内体液总量及分布因性别、年龄和胖瘦等因素而异，成年男性体液总量约占体重的60%，女性约占体重的55%，婴幼儿可达70%~80%。体液可分为细胞内液和细胞外液，男性细胞内液约占体重的40%，女性的细胞内液约占体重的35%。男、女性的细胞外液均占体重的20%。细胞外液分为血浆（约占体重的5%）和组织细胞内液（约占体重的15%）两部分。细胞外液构成了人体内环境，是沟通组织细胞之间和机体与外界环境之间的媒介，内环境相对稳定是机体各种生理功能发挥和新陈代谢正常进行的前提。

二、体液平衡及调节

（一）水平衡

正常成人24小时水的摄入和排出处于动态平衡中（表1-3-1），水的来源有饮水、食物水和内生水（代谢水）。机体排出水的途径有消化道、肾脏、皮肤和肺。当机体摄入水分不足或排出过多时可引起缺水，反之则可引起水潴留。

表1-3-1 　　　　　　　　　正常成人水分摄入量和排出量的平衡

每日摄入量（mL）		每日排出量（mL）	
饮水	1000~1500	尿	1000~1500
食物含水	700	粪	200
内生水（代谢水）	300	呼吸蒸发	300
		皮肤蒸发	500
总入量	2000~2500	总出量	2000~2500

（二）电解质平衡

水和电解质是体液的主要成分，电解质在体液中解离为离子，分布在细胞内外。细胞外液中的主要阳离子为Na^+，主要阴离子为Cl^-、HCO_3^-等；细胞内液中的主要阳离子为K^+和Mg^{2+}，主要阴离子为HPO_4^{2-}等。

1. Na^+的平衡

Na^+占细胞外液阳离子总数的90%以上。人体钠盐主要从食物中获得，正常成人对钠盐的日需要量为4~6g，主要经尿液排出体外，小部分随汗液和粪便排出（大量出汗例外），正常血清Na^+浓度为135~145mmol/L。钠的主要生理功能是维持细胞外液的渗透压及神经、肌肉兴奋性。钠的代谢规律是多进多排、少进少排、不进几乎不排。

2. K^+的平衡

全身钾总量的98%分布于细胞内，细胞外液中钾含量仅占总量的2%。钾主要随食物摄入，正常成人对钾盐的日需要量为2~3g，85%的K^+经尿液排出，正常血清K^+浓度为3.5~5.5mmol/L。钾的生理作用是参与维持细胞的正常代谢，维持细胞内液的渗透压和酸碱平衡，维持神经肌肉的兴奋性，以及维持心肌的生理特性。钾的代谢规律是多进多排、少进少排、不进也排。

3. Cl^-和HCO_3^-的平衡

细胞外液主要的阴离子是Cl^-和HCO_3^-，与Na^+共同维持细胞外液的量和渗透压。

Na$^+$的含量有互补作用，当 HCO$_3^-$ 增多时 Cl$^-$ 含量减少，反之，HCO$_3^-$ 减少时 Cl$^-$ 含量增加，以维持细胞外液离子的平衡。

（三）体液平衡的调节

体液的平衡和稳定通过神经—内分泌系统调节。体液失衡时，一般先通过下丘脑—神经垂体—抗利尿激素系统恢复和维持体液的正常渗透压，然后通过肾素—血管紧张素—醛固酮系统来恢复和维持血容量。但血容量与渗透压相比，前者对机体更为重要，因此，在血容量锐减时，机体将优先保持和恢复血容量，以保证重要器官的灌注。

体内水分缺乏或丧失时，细胞外液渗透压增高，刺激下丘脑—神经垂体—抗利尿激素系统，产生口渴感觉，机体会主动增加饮水；同时刺激抗利尿激素分泌增加，使肾远曲小管和集合管上皮细胞加强对水的重吸收，尿量减少，水分被保留于体内，从而使细胞外液渗透压降至正常。反之，体内水分增多时，细胞外液渗透压降低，口渴反应被抑制，抗利尿激素的分泌减少，尿量增加，使细胞外液的渗透压增至正常。

当循环血量减少和血压下降时，可刺激肾素分泌增加，进而刺激肾上腺皮质分泌醛固酮，后者可促进远曲小管对 Na$^+$ 的重吸收和 K$^+$、H$^+$ 的排泌，水的重吸收增多、尿量减少，使细胞外液增加，循环血量和血压恢复正常。

三、酸碱平衡及调节

人体体液环境必须具有适宜的酸碱度才能维持正常代谢和生理功能，正常人体血浆酸碱度在很窄范围内变动，血浆 pH 维持在 7.35～7.45。但人体在代谢过程中不断产生酸性物质和碱性物质，使体液中的 H$^+$ 浓度时刻发生变化，为维持体液中 H$^+$ 浓度在正常范围内，机体主要通过体液的缓冲系统、肺、肾三条途径来完成对酸碱平衡的调节。

1. 缓冲系统

缓冲系统是调节酸碱平衡最迅速的途径。血液缓冲系统主要有碳酸氢盐缓冲系统、磷酸盐缓冲系统、血浆蛋白缓冲系统、血红蛋白和氧合血红蛋白缓冲系统，其中以碳酸氢盐缓冲系统最为重要，占血液缓冲总量的 1/2 以上，缓冲能力强，可以缓冲所有固定酸。挥发酸的缓冲主要靠非碳酸氢盐缓冲系统，特别是血红蛋白和氧合血红蛋白缓冲系统。血液的缓冲系统作用快，能应付急需，但最终还需肺和肾将酸性物质排出体外。

2. 肺

肺是排出体内挥发酸的主要器官。主要通过呼吸排出 CO_2，从而降低动脉血二氧化碳分压（PaCO$_2$），调节血浆中 H_2CO_3 的浓度。肺的调节作用发生快，但对固定酸不起作用。

3. 肾

肾是调节酸碱平衡的重要器官，一切非挥发性酸和过剩的碳酸氢盐都从肾排泄。肾通过调节排出固定酸及保留碱性物质的量来维持血浆的 HCO$_3^-$ 浓度，使血浆 pH 保持相对恒定。

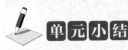 **单元小结**

体液平衡是维持机体内环境及生命活动的基本保证，体液的质和量发生变化，将导致内环境平衡及代偿机制遭到破坏，严重者甚至危及生命。

单元2 水和钠代谢紊乱

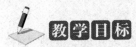 **案例引入**

李奶奶，体重65kg，性格活泼开朗，喜欢社交，周末和家人一起聚餐后，出现呕吐和急性腹泻，5小时后，被家人送至医院。入院见患者表情淡漠、乏力、口渴、皮肤黏膜干燥、弹性差、尿少，血清钠140mmol/L。

请思考：

1. 李奶奶是否存在水、电解质紊乱，存在何种电解质紊乱？
2. 应该如何给李奶奶补液？

教学目标

知识目标：

1. 掌握等渗性缺水、低渗性缺水、高渗性缺水的概念、临床表现和护理措施。
2. 熟悉等渗性缺水、低渗性缺水、高渗性缺水的处理原则。
3. 了解等渗性缺水、低渗性缺水、高渗性缺水的病因。

能力目标：

能够识别水和钠代谢紊乱，并对其进行护理。

素质目标：

具有关心、尊重、理解老年患者疾苦，主动为其缓解不适的职业意识与态度。

思政目标：

在为老服务过程中，谨记"以老年人为中心"的服务理念。

在细胞外液中，水和钠的关系非常密切，水、钠代谢紊乱往往同时或相继发生，相互影响，故常将两者同时考虑。机体水分丢失称为缺水，水和钠既可按比例丢失，也可失水多于失钠，或失水少于失钠。因而引起的病理生理变化和临床表现不同，缺水可分为等渗性缺水、低渗性缺水和高渗性缺水。

一、等渗性缺水

等渗性缺水又称急性缺水或混合性缺水，是最常见的缺水类型。因水、钠等比例丢失，血清 Na^+ 和细胞外液渗透压保持正常。

（一）病因

任何等渗性液体大量丢失所造成的血容量减少，短时间内均属于等渗性缺水。常见病因如下。

（1）消化液急性丢失，如大量呕吐、腹泻、肠瘘等。

（2）体液大量丧失，如急性肠梗阻、腹腔内或腹膜后感染等。

（3）大量抽放胸水、腹水，大面积烧伤等。

等渗性缺水如不及时补充液体，可转化为高渗性缺水；如果大量补充无盐液体，又可转化为低渗性缺水。

（二）临床表现

1. 症状

可有恶心、厌食、乏力、少尿等表现，但不口渴。若短期内体液丧失达体重的5%，可出现脉搏细速、肢端湿冷、血压不稳定或下降等血容量不足的表现。当体液继续丧失达体重的6%~7%时，则有明显的休克表现。

2. 体征

舌干燥，眼窝凹陷，皮肤干燥、松弛等。

（三）辅助检查

1. 实验室检查

可见血液浓缩，包括红细胞计数、血红蛋白和血细胞比容均明显增高，血清Na^+、Cl^-等多在正常范围，尿比重增高。

2. 中心静脉压

中心静脉压（CVP）正常值为$5~10cmH_2O$，低于$5cmH_2O$提示存在血容量不足。

（四）治疗要点

（1）积极治疗原发疾病。

（2）积极补液。静脉输注平衡盐溶液或等渗盐水使血容量得到尽快补充。但应注意在大量补充等渗盐水时，因其氯浓度高于血清氯浓度，有导致高氯性酸中毒的危险。平衡盐溶液内电解质含量与血浆相似，用于治疗等渗性缺水比较理想，可以避免输入过多的氯，并对酸中毒的纠正有一定的帮助。在纠正缺水后，排钾量会有所增加，血清K^+浓度也因细胞外液量的增加而被稀释降低，故应注意预防低钾血症的发生，一般尿量达40mL/h后开始补钾。

（五）常见护理诊断/问题

（1）体液不足。与高热、大量呕吐、急性肠梗阻、腹膜炎、大面积烧伤等导致的体液急性丢失有关。

（2）有受伤的危险。与意识障碍、低血压有关。

（3）潜在并发症：休克、酸碱平衡失调、低钾血症等。

（六）护理措施

1. 维持充足的体液量

（1）去除病因。采取有效措施或遵医嘱积极处理原发疾病。

（2）补充液体。对已发生缺水的患者，应根据其生理状况和各项实验室检查结果，遵医嘱及时补充液体。补液时严格遵循定量、定性、定时的原则。

①定量：包括生理需要量、已经损失量、继续损失量3部分。

a. 生理需要量：正常成人每日生理需水量为2000~2500mL。

b. 已经损失量：又称累积损失量，指在制订补液计划前已经丢失的液体量，按缺水程度计算，如体重 60kg 的患者，中度缺水，累积失水量约为 60kg×5% = 3kg（3000mL）；临床上为了避免 1 次补液过量，第一天只补给累积损失量的 1/2，其余的 1/2 第二天酌情补给。

c. 继续损失量：或称额外损失量，是在治疗过程中又继续丢失的体液量，包括外在性和内在性失液，外在性失液，如呕吐、肠瘘、胃肠减压等，应按照所丢失液体的不同特点，尽可能等量、等质地补充。内在性失液，如腹（胸）腔内积液、胃肠道积液等，需根据病情变化估计补液量。此外，体温每升高 1℃，应按 3~5mL/kg·d 体重增补；中度出汗者，丢失的体液量可估算为 500~1000mL（含钠 1.25~2.5g）；大量出汗，估计丢失体液 1000~1500mL；湿透 1 套衬衣裤，按丢失 1000mL 体液计算；气管切开者从呼吸道蒸发的水分 24 小时可达 800~1200mL。补液量按下列方法计算：

第 1 日补液量=生理需要量+1/2 累计损失量。

第 2 日补液量=生理需要量+1/2 累计损失量+前 1 日继续损失量。

第 3 日补液量=生理需要量+前 1 日继续损失量。

纠正体液紊乱的关键在于第 1 日的处理。

②定性：原则是缺什么补什么。

a. 生理需要量：一般成人每日需氯化钠 4~6g，相当于生理盐水 500mL；氯化钾 3~4g，相当于 10%氯化钾 30~40mL，5%~10%葡萄糖溶液 1500~2000mL。

b. 已经损失量：等渗性缺水以补充平衡盐溶液为主。

c. 继续损失量：根据实际丧失体液的成分进行补充。

③定时：每日及单位时间内补液的量和速度取决于体液丧失的量、速度及脏器的功能状态。若各脏器功能良好，应按先快后慢的原则分配，即前 8 小时补充总量的 1/2，剩余的 1/2 在后 16 小时内均匀输入。补液原则是先盐后糖、先晶后胶、先快后慢、见尿补钾。

2. 病情观察

补液过程中，必须严密观察补液效果，注意不良反应。

（1）生命体征：应严密观察生命体征变化，如血压、脉搏、体温改善情况。

（2）精神状态：如精神萎靡、嗜睡等症状的改善情况。

（3）缺水征象：如皮肤弹性下降、黏膜干燥、眼窝凹陷等表现的恢复程度。

（4）尿量、尿比重：补液过程中尿量、尿比重的观察尤为重要，如尿量少、尿比重高，提示仍存在缺水；若尿量>30mL/h，尿比重正常，说明肾灌注良好。

（5）监测 CVP 及实验室检查结果：如血常规、血清电解质等，进行动态检查，以评价治疗效果。

（6）准确记录 24 小时出入液量。

3. 减少受伤的危险

（1）监测血压：定时监测血压，对于血压低或不稳者，告知其改变体位时动作要慢，以免因直立性低血压而跌倒受伤。

（2）加强安全防护：移去环境中的危险物品，减少意外受伤的可能；对定向力差或意识障碍者，建立安全保护措施，如加床栏、适当约束及加强监护等，防止意外发生。

（3）建立安全的活动模式：与患者及家属共同制定活动的时间、量及形式，患者除在床上主动活动外，也可由他人协助在床上做被动运动。根据肌张力的改善程度，逐步调整活动内容、时间、形式和幅度等，以免长期卧床致失用性肌萎缩。

4. 并发症的护理

密切观察有无低钾血症、休克及酸碱平衡失调的表现，一旦发现，应及时与医师沟通，予以处理。

5. 心理护理

护理员应主动与出现缺水的老人沟通，向老人讲解各项操作的意义及过程，对其出现的焦虑、恐惧等情绪表示理解并及时帮助老人缓解压力，减轻其焦虑和恐惧，增强其战胜疾病的信心。

（七）健康指导

有大量呕吐、严重腹泻、大面积烧伤的易致等渗性缺水者，应及早就诊治疗，防止体液失衡。提倡平衡膳食，防止电解质缺乏。

二、低渗性缺水

低渗性缺水又称慢性或继发性缺水。是水和钠同时丢失但失水少于失钠，血清 Na^+ 低于 135mmol/L，细胞外液呈低渗状态。

（一）病因

常见病因如下。

（1）大量消化液持续丢失而只补充水。如大量呕吐、长期胃肠减压、慢性肠梗阻等导致消化液（含大量 Na^+）大量丢失而只补充水或仅输注葡萄糖溶液。

（2）体液丧失在第三间隙。如腹膜炎、胰腺炎形成大量腹水、胸膜炎形成大量胸水等。

（3）钠排出过多。如长期使用排钠利尿剂依他尼酸（利尿酸）、氯噻酮等，以及肾上腺功能不全，从而醛固酮分泌不足，导致肾小管对 Na^+ 重吸收减少。

（4）钠补充不足。如治疗等渗性缺水时过多补充水分而忽略钠的补充。

（5）经皮肤丢失。如大面积烧伤、大量出汗等均可导致体液和 Na^+ 大量丢失，若只补充水则可导致低渗性缺水。

（二）临床表现

一般均无口渴表现，临床表现随缺钠程度而不同，根据缺钠程度可将低渗性缺水分为3度（见表1-3-2）：

表1-3-2　　　　　　　　　　低渗性缺水的临床表现

缺钠程度	血清钠浓度（mmol/L）	临床表现	缺钠量（g/kg）
轻度	130~135	疲乏、头晕、软弱无力；尿量增多，尿 Na^+ 减少	0.5
中度	120~130	除上述临床表现外，还伴恶心、呕吐、脉搏细速、视力模糊，血压不稳定或下降，脉压变小，浅静脉瘪陷，站立性晕倒；尿量减少，尿中几乎不含 Na^+ 和 Cl^-	0.5~0.75

缺钠程度	血清钠浓度（mmol/L）	临床表现	缺钠量（g/kg）
重度	<120	常发生休克，出现神志不清，意识模糊，惊厥或昏迷；四肢发凉，肌肉痉挛性抽搐，腱反射减弱或消失	0.75~1.25

（三）辅助检查

1. 尿液检查

尿比重<1.010，尿 Na^+、Cl^- 含量明显减少。

2. 血液检查

血清 Na^+<135mmol/L，红细胞计数、血红蛋白和血细胞比容均增高。

（四）治疗要点

1. 积极治疗原发病

2. 静脉补液

静脉输注含盐溶液或高渗盐水。

（1）输液种类：①轻、中度缺钠者：一般补充5%葡萄糖盐溶液或生理盐水。②重度缺钠者：为了迅速提高其细胞外液的渗透压并避免输入过多液体，可静脉输注浓氯化钠溶液（3%~5%NaCl）。③重度缺钠并出现休克者：应先补足血容量，以改善微循环和组织器官灌注，可先输注晶体溶液（如复方乳酸氯化钠溶液、等渗盐水等），再输胶体溶液（如右旋糖酐、血浆等）以补足血容量，最后输高渗盐水以恢复细胞外液的渗透压。

（2）输液速度：输注高渗盐水时应严格控制滴速，每小时不超过150mL。

（3）补钠量：低渗性缺水的补钠量可按下列公式计算：需补钠量（mmol）＝〔正常血钠值（mmol/L）－测得血钠值（mmol/L）〕×体重（kg）×0.6（女性为0.5），血钠正常值一般用142mmol/L计算，17mmolNa$^+$相当于1g钠盐。此公式仅作为补钠安全剂量的估算，一般当日先补充缺钠量的1/2以解除急性症状，其余1/2量在第2日补充。如将计算的补钠总量全部快速输入；可能会造成血容量过多，对心功能不全者将非常危险。此外，仍需补给每日氯化钠正常需要量4.5g。

（五）常见护理诊断/问题

（1）体液不足。与长期大量呕吐、胃肠减压等致体液慢性丧失有关。

（2）有受伤的危险。与意识障碍、低血压有关。

（3）潜在并发症：休克。

（六）护理措施

遵医嘱进行静脉补液。其他护理措施参见等渗性缺水。

（七）健康指导

（1）反复呕吐与腹泻者应尽早诊治，防止体液失衡。

（2）使用排钠利尿剂进行治疗时注意监测血钠水平，防止出现低渗性缺水。

（3）提倡平衡膳食，防止电解质缺乏。

三、高渗性缺水

高渗性缺水（hypertonic dehydration）又称原发性缺水。水和钠同时丢失，失水多于失钠，细胞外液呈高渗状态，血清 Na^+ 高于 150mmol/L。

（一）病因

常见病因如下。

（1）水分摄入不足。如食管癌吞咽困难、危重患者补水不足、鼻饲高浓度的肠内营养液或静脉输注大量高渗液体等。

（2）水分丧失过多。如糖尿病患者因血糖未得到控制致高渗性利尿，高热大量出汗（汗液为低渗，约含氯化钠 0.25%）、大面积烧伤、甲状腺功能亢进等均可通过皮肤丢失大量低渗液体。

（二）临床表现

临床表现随缺水程度而不同，根据缺水程度可将高渗性缺水分为 3 度（见表 1-3-3）：

表 1-3-3　　　　　　　　　　　高渗性缺水的临床表现

缺水程度	临床表现	失水量（占体重%）
轻度	除口渴外，无其他症状	2~4
中度	极度口渴，乏力，唇舌干燥，烦躁不安，皮肤弹性差，眼窝凹陷。尿少和尿比重增高	4~6
重度	除上述症状外，可出现幻觉、狂躁、谵妄甚至昏迷等脑功能障碍的表现	>6

（三）辅助检查

（1）血清 Na^+ >150mmol/L 或血浆渗透压>310mmol/L。

（2）尿比重和尿渗透压增高。

（3）红细胞计数、血红蛋白和血细胞比容均轻度升高。

（四）治疗要点

（1）积极治疗原发病，防止体液继续丢失。

（2）鼓励患者饮水，不能饮水者静脉滴注 5% 葡萄糖溶液或 0.45% 的低渗盐水。注意：高渗性缺水实际也有缺钠，只因缺水更多，使血清 Na^+ 浓度升高。故输液过程中，应观察血清 Na^+ 含量的动态变化，必要时适量补钠。

补液量的估算方法有 2 种。

①根据临床表现估计失水量占体重的百分比，每丧失体重的 1%，需补液 400~500mL。

②根据血清钠浓度计算：补水量（mL）= ［血钠测得值（mmol/L）-血钠正常值（mmol/L）］×体重（kg）×4。血清钠正常值一般用 142mmol/L 计算。计算所得的补水量当日只补 1/2，余下的 1/2 在次日补给。此外，还需补给当日日需要量 2000mL。

（五）常见护理诊断/问题

（1）体液不足。与高热、大汗等导致的体液丢失过多或水分摄入不足有关。

（2）有受伤的危险。与意识障碍有关。

（六）护理措施

高渗性缺水以补充5%葡萄糖溶液为主，待缺水情况基本改善后，再补适量等渗盐水，葡萄糖溶液和等渗盐水的比例可按2∶1供给。其他护理措施参见等渗性缺水。

（七）健康指导

（1）高温环境中劳动者或进行高强度体育活动者，出汗较多，要及时补充水分，以含盐饮料为好。

（2）提倡平衡膳食，防止电解质缺乏。

 单元小结

水和钠代谢紊乱根据失水和失钠比例的不同可以分为等渗性缺水、低渗性缺水和高渗性缺水，对于缺水最重要的护理措施是遵医嘱给予及时、正确的补液。

单元3　钾代谢紊乱

 案例引入

李奶奶，女，68岁，诊断为结核性腹膜炎和肠梗阻。手术后禁食，并连续做胃肠减压7天，共抽吸液体2200mL。平均每日静脉补液（5%葡萄糖溶液）2500mL。尿量平均每日2000mL。手术后1周，患者精神不振，全身乏力，面无表情，嗜睡，食欲减低，腱反射迟钝。血 K^+ 3.0mmol/L，血 Na^+ 140mmol/L。立即开始每日以氯化钾加入5%葡萄糖液静脉滴注，4天情况好转。

请思考：

1. 李奶奶可能存在何种代谢紊乱？

2. 出现这种电解质紊乱的原因是什么？

教学目标

知识目标：

1. 掌握低钾血症、高钾血症的概念、临床表现和护理措施。

2. 熟悉低钾血症、高钾血症的处理原则。

3. 了解低钾血症、高钾血症的病因。

能力目标：

能够识别钾代谢紊乱，并对其进行护理。

素质目标：

具有关心、尊重、理解老年患者疾苦，主动为其缓解不适的职业意识与态度。

思政目标：

在为老服务过程中，谨记"以老年人为中心"的服务理念。

正常血清钾浓度为 3.5~5.5mmol/L，钾代谢异常包括低钾血症和高钾血症两类。由于肾对钾的调节能力较弱，在禁食或血钾很低的情况下，每天仍有一定量的钾盐随尿液排出，所以，临床上以低钾血症较为常见。

一、低钾血症

低钾血症是指血清 K^+ 浓度低于 3.5mmol/L。

（一）病因

常见的病因如下。

（1）钾摄入不足。长期禁食、昏迷、消化道梗阻等导致钾摄入不足。

（2）钾排出过多。如严重呕吐、腹泻、持续胃肠减压，或长期应用肾上腺皮质激素、排钾利尿剂等。

（3）钾体内分布异常。如大量注射葡萄糖和胰岛素或代谢性、呼吸性碱中毒等，钾向细胞内转移。

（二）临床表现

1. 肌无力

肌无力是最早的表现，一般先出现四肢软弱无力，以后延及躯干和呼吸肌。可出现抬头及翻身困难；吞咽困难、呛咳；呼吸困难甚至窒息。严重者可有软瘫、腱反射减弱或消失等。

2. 消化道功能障碍

因胃肠平滑肌兴奋性降低，可出现厌食、恶心呕吐、腹胀、肠鸣音减弱或消失等肠麻痹表现。

3. 心功能异常

心悸及心动过速、心律不齐、血压下降，严重时可发生心室颤动或收缩期停搏。

4. 代谢性碱中毒

低钾血症时，因 K^+ 由细胞内代偿性移出细胞外，而 H^+ 则进入细胞内，故常合并碱中毒，但肾为了保存 K^+，K^+-Na^+ 交换减少，H^+-Na^+ 交换增多，排 H^+ 增多，尿液反而呈酸性，故称反常性酸尿。

（三）辅助检查

1. 实验室检查

血清 K^+<3.5mmol/L。

2. 心电图检查

典型的心电图改变为早期出现 T 波降低、变平或倒置，随后 ST 段降低、Q-T 间期延长、出现 U 波。

（四）治疗要点

1. 病因治疗

积极控制原发病因，减少或终止钾继续丢失。

2. 纠正低钾血症

最安全、最可靠的途径是口服补钾，常用的口服药是 10% 氯化钾。对不能进食的患者，采取静脉补钾。

（五）常见护理诊断/问题

（1）活动无耐力。与低钾血症致肌无力有关。

（2）有受伤的危险。与软弱无力、意识障碍有关。

（3）有便秘的危险。与平滑肌无力和肠麻痹有关。

（4）潜在并发症。心律失常。

（六）护理措施

1. 一般护理

鼓励进食含钾丰富的食物，如香蕉、橘子、菠菜、绿菜花等新鲜的蔬菜和水果以及肉类、鱼类、豆类、牛奶等。

2. 病情观察

严密观察患者生命体征、精神状态、原发病情状况、尿量，监测血钾水平、心率、心律及心电图的改变，出现心律失常应及时报告医师，积极配合治疗。

3. 恢复血清 K^+ 水平

（1）减少钾丢失。积极治疗原发病，如止吐、止泻等。

（2）补钾：

①口服补钾：口服是最安全的补钾途径，尽量口服补钾，遵医嘱给予 10% 氯化钾或枸橼酸钾溶液口服。

②静脉补钾：不能口服者可经静脉补钾，静脉补钾如果速度过快，血钾浓度可在短时间内增高，引起致命的后果。因此，静脉补钾务必遵循以下原则：a. 见尿补钾。尿量超过 40ml/h 时方可补钾。b. 补钾不过量。一般每日补氯化钾 3~6g（以每克氯化钾相等于 13.4mmol 钾计算，即每日补钾 40~80mmol 不等）。c. 浓度不过高。静脉补液中氯化钾浓度不超过 0.3%（钾浓度 40mmol/L）。d. 速度不过快。成人静脉补钾速度不宜超过 20mmol/h（一般不超过 60~80 滴/分）。e. 禁止直接静脉推注或快速中心静脉滴入，以免导致心搏骤停。

4. 减少受伤的危险

参见等渗性缺水。

5. 心理护理

告知患者四肢软弱无力、腹胀、心律失常等是由于低钾引起的，及时治疗费用少、恢复快、无后遗症。在今后的生活中，注意生活规律，合理膳食，不宜过度疲劳，此病可防可治。

（七）健康指导

（1）给患者介绍钾的作用及钾摄入方面的有关知识，鼓励患者在病情允许的情况下尽早恢复正常饮食。

（2）对于禁食，长期控制饮食，近期有呕吐、腹泻、胃肠道引流者，应注意补钾，以防发生低钾血症。

（3）有周期性低钾发作史者，介绍口服补钾方法、剂量，出现四肢无力时及时就诊。

二、高钾血症

高钾血症指血清 K^+ 浓度高于 5.5mmol/L。

（一）病因

常见的病因如下。

（1）钾摄入过多。如静脉补钾过浓、过快或过量，输入过多保存较久的库存血。

（2）钾排出减少。如急性肾衰竭，使用抑制排钾的利尿剂（如螺内酯、氨苯蝶啶等）等。

（3）钾分布异常。酸中毒、严重挤压伤、大面积烧伤等。

（二）临床表现

无特异性临床表现，如进一步进展，则神经肌肉兴奋性降低，可出现典型高钾血症的表现。

1. 神经肌肉功能异常

可有感觉异常、肢体软弱无力、腱反射消失等表现，严重者可出现软瘫、吞咽及呼吸困难。中枢神经系统可表现为烦躁不安、神志淡漠、晕厥及昏迷。

2. 心功能异常

血钾对心肌有抑制作用，可出现传导阻滞、心动过缓、室性期前收缩、心室颤动。高钾血症最危险的后果是可致心脏在舒张期停搏。

3. 继发酸中毒

血钾升高使细胞外 K^+ 内移，细胞内 H^+ 外移，导致酸中毒。

4. 其他

可出现恶心、呕吐、腹胀、腹泻；过高血钾的刺激作用使微循环血管收缩，皮肤苍白湿冷、全身麻木、肌肉酸痛、血压下降等。

（三）辅助检查

1. 实验室检查

血清 K^+ >5.5mmol/L。

2. 心电图

典型的心电图改变为 T 波高而尖，Q-T 间期延长，QRS 波增宽，P-R 间期延长。

（四）治疗要点

由于高钾血症有导致心搏骤停的危险。因此，一经确诊，应立即采取治疗措施。

1. 病因治疗

积极治疗原发病，去除引起高钾血症的原因。

2. 禁钾

停用一切含钾药物，如青霉素钾盐；禁食含钾多的食物；禁输库存血。

3. 降低血钾浓度

（1）转钾：①输入 5%碳酸氢钠。静脉滴注 5%碳酸氢钠溶液 100~200mL，以纠正酸中毒，促使 K^+ 转入细胞内和增加肾小管排 K^+。②输入葡萄糖及胰岛素。10%葡萄糖溶液 500mL 或 25%葡萄糖溶液 200mL，每 5g 葡萄糖加胰岛素 1U 静脉滴注，通过糖原的合成，促使 K^+ 部分转入细胞内以暂时降低血清 K^+ 浓度。

（2）排钾：①呋塞米 40mg 静脉注射。②阳离子交换树脂口服或保留灌肠，每克可吸附 1mmol 钾；加速钾经肠道排出。③血液透析或腹膜透析。

4. 对抗心律失常

10% 葡萄糖酸钙 10~20mL 缓慢静脉注射。因 Ca^{2+} 能拮抗 K^+，能缓解 K^+ 对心肌的毒性作用，必要时可重复使用。

（五）常见护理诊断/问题

（1）活动无耐力。与高钾血症导致的肌肉无力、软瘫有关。

（2）有受伤的危险。与软弱无力、意识障碍、感觉异常有关。

（3）潜在并发症。心律失常、心搏骤停。

（六）护理措施

1. 一般护理

病情稳定者可采取半卧位，协助患者定时翻身，防止压疮形成。下床活动时应循序渐进，加强陪护，避免意外损伤。

2. 病情观察

重点观察患者精神状态、生命体征、原发病情变化、尿量，监测血钾水平及心电图的改变，一旦出现心搏骤停，立即行心肺脑复苏。

3. 恢复血清 K^+ 水平

（1）指导患者停用含钾药物，避免进食含钾高的食物。

（2）遵医嘱用药以促进钾的排泄及向细胞内转移。

（3）透析患者做好透析的护理。

4. 减少受伤的危险

参见等渗性缺水。

5. 心理护理

告知患者四肢软弱无力、腹胀、心律失常、呼吸困难等是由于高钾引起的，及时就诊治疗和积极预防即可避免危险的发生，缓解患者心理压力，减轻其焦虑情绪，增强战胜疾病的信心。

（七）健康指导

告知肾功能减退及长期使用保钾利尿剂的患者，应限制含钾高的食物，不用含钾药物，定期复诊，监测血钾浓度，以防发生高钾血症。

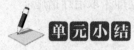 单元小结

钾代谢异常包括低钾血症和高钾血症两类。血清 K^+ 浓度异常容易导致患者出现神经肌肉功能异常、心功能异常及继发性酸碱平衡紊乱等，因此对出现电解质紊乱的患者应及时监测血清 K^+ 浓度，当出现血钾异常时及时给予处理。

单元 4   酸碱平衡失调

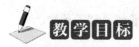 **案例引入**

　　患者，女，69 岁，主诉腹痛、腹胀、频繁呕吐 3 天，门诊拟"幽门梗阻"收入院。今晨患者出现呼吸深而快，37 次/分，脉搏 120 次/分，血压 80/50mmHg，神志清醒，反应迟钝，腱反射减弱，肢端湿冷。

　　请思考：

　　1. 患者可能伴有何种代谢紊乱？

　　2. 为明确诊断，需要给患者做什么检查？

教学目标

　　知识目标：

　　1. 掌握代谢性酸中毒、代谢性碱中毒、呼吸性酸中毒、呼吸性碱中毒的概念、临床表现和护理措施。

　　2. 熟悉代谢性酸中毒、代谢性碱中毒、呼吸性酸中毒、呼吸性碱中毒的辅助检查、治疗要点。

　　3. 了解代谢性酸中毒、代谢性碱中毒、呼吸性酸中毒、呼吸性碱中毒的病因。

　　能力目标：

　　能够识别酸碱平衡紊乱，并对其进行护理。

　　素质目标：

　　具有关心、尊重、理解老年患者疾苦，主动为其缓解不适的职业意识与态度。

　　思政目标：

　　在为老服务过程中，谨记"以老年人为中心"的服务理念。

　　正常生物体内的 pH 相对稳定，这主要依靠体内各种缓冲系统以及肺、肾的调节来实现。机体这种处理酸碱物质的含量和比例以维持 pH 在恒定范围的过程称为酸碱平衡。临床上，许多因素可以引起酸碱负荷过度或调节机制障碍，导致体液酸碱度稳定性被破坏，称为酸碱平衡失调。反映机体酸碱平衡的 3 个基本因素有 pH、HCO_3^- 及 $PaCO_2$。pH<7.35 称为酸中毒，pH>7.45 称为碱中毒。HCO_3^- 反映了机体酸碱代谢性状况，HCO_3^- 的原发性减少或增加，可引起代谢性酸中毒或代谢性碱中毒。$PaCO_2$ 反映呼吸性因素，$PaCO_2$ 原发性增加或减少，可引起呼吸性酸中毒或呼吸性碱中毒。可同时存在两种或两种以上的失调，称混合性酸碱平衡失调。

一、代谢性酸中毒

　　代谢性酸中毒是由体内酸性物质积聚或产生过多，或 HCO_3^- 丢失过多所致，是临床最常见的酸碱平衡失调。

（一）病因及发病机制

1. 酸性物质产生过多

如休克、抽搐、心搏骤停等引起的缺氧或组织低灌注，使葡萄糖无氧酵解增强，致乳酸增加，引起乳酸性酸中毒；糖尿病、饥饿、酒精中毒等情况下，体内脂肪分解过多，形成大量酮体，引起酮症酸中毒。

2. 酸性物质排出减少

如严重肾衰竭患者，体内固定酸不能由尿排出，特别是硫酸和磷酸在体内蓄积，H^+浓度升高导致HCO_3^-浓度下降；远曲肾小管性酸中毒系集合管泌H^+功能降低，H^+在体内蓄积，导致血中HCO_3^-浓度进行性下降。

3. 碱性物质丢失过多

如严重腹泻、肠瘘或肠道引流、胆瘘、胰瘘等使碱性消化液大量丢失。

4. 外源性固定酸摄入过多

如大量摄入阿司匹林，或长期服用氯化铵、盐酸精氨酸或盐酸赖氨酸等药物。

5. 高钾血症

K^+与细胞内H^+交换，引起细胞外H^+增加。

（二）临床表现

1. 症状

轻度代谢性酸中毒可无症状，或被原发病症状所掩盖。重症患者可有头痛、头晕、疲乏、眩晕、嗜睡，甚至昏迷等中枢神经系统症状，是由于H^+增高使脑细胞代谢障碍所致。

2. 体征

（1）呼吸加深加快。呼吸加深加快为最突出的表现。呼吸频率有时可高达 40~50 次/分，有时呼气有酮味。

（2）循环系统表现。可出现室性心律失常、心率加快，血压偏低，甚至休克，是由于代谢性酸中毒致血钾升高、心肌收缩力降低和周围血管对儿茶酚胺的敏感性降低所致。

（3）颜面潮红。因H^+增高，刺激毛细血管扩张，可致面部潮红，休克患者会因缺氧而发绀。

（三）辅助检查

动脉血气分析：血液 pH 低于 7.35、血浆 HCO_3^- 降低、$PaCO_2$ 正常。

（四）治疗要点

1. 消除病因

由于机体具有代偿机制，只要消除病因和辅以补液纠正脱水，较轻的代谢性酸中毒患者常可自行纠正。

2. 应用碱性药液

对血浆 HCO_3^- 低于 10mmol/L 的患者，应立即静脉输液及应用碱性药液进行治疗。碱性药液常用 5% 碳酸氢钠溶液。一般可将应输入量的一半在 2~4 小时内输入，以后再决定是否继续输入剩余量的全部或一部分。在使用碱性药物纠正酸中毒后，血中钙离子浓度降低，可出现手足抽搐，应经静脉给予葡萄糖酸钙治疗。

（五）常见护理诊断/问题

（1）低效性呼吸形态：与酸中毒所致代偿性的呼吸过深过快有关。

（2）有受伤的危险：与意识障碍有关。

（3）潜在并发症：高钾血症、代谢性碱中毒。

（六）护理措施

1. 一般护理

（1）休息与活动。卧床休息，做好皮肤护理，防止发生压疮；病情允许下床者，应得到陪护，移去环境中的危险品，减少意外伤害的可能。

（2）饮食。应注意酸性食品与碱性食品相搭配，避免造成酸性物质的积累。

2. 病情观察

密切观察患者脉搏、呼吸、血压及意识的变化，尤其是呼吸的频率和深度、脉律，了解心血管功能及脑功能的改变。准确记录 24 小时出入水量，遵医嘱做动态血气分析。

3. 维持正常的气体交换形态

（1）积极治疗原发疾病，消除或控制引起代谢性酸中毒的危险因素。

（2）纠正酸中毒。建立静脉通路，充分补液，遵医嘱应用碱性药物，常用的碱性药液为 5% 碳酸氢钠溶液。静脉滴注 5% 碳酸氢钠溶液时应注意：①5% 碳酸氢钠溶液不必稀释，可直接供静脉注射或滴注；②碱性溶液宜单独滴入，其中不加入其他药物；③补充碳酸氢钠药液后应注意观察缺钙或缺钾症状的发生，并及时予以纠正，发生手足抽搐者，可给 10% 葡萄糖酸钙 10~20mL 缓慢静脉注射；④补碱不宜过速、过量，避免发生医源性碱中毒。

4. 减少受伤的危险

参见等渗性缺水。

5. 心理护理

根据患者反应，有针对性地做好心理护理，消除恐惧与不安，使患者情绪稳定，有安全感，主动配合治疗及护理。

（七）健康指导

（1）警惕易导致酸碱代谢失衡的原发疾病并及时治疗。

（2）发生呕吐、腹泻、高热者应及时就诊，尽早治疗，避免发生代谢性酸中毒等并发症。

二、代谢性碱中毒

代谢性碱中毒是指体内酸丢失过多或从体外进入碱过多的临床情况，表现为血浆中 HCO_3^- 原发性增高。

（一）病因及发病机制

1. 酸性物质丢失过多

如剧烈呕吐、长期胃肠减压、幽门梗阻、急性胃扩张等，使胃酸（HCl）大量丢失，HCO_3^- 得不到中和，造成血浆中 HCO_3^- 浓度升高，引起碱中毒；应用呋塞米、依他尼酸等利尿剂，可导致 H^+ 和 Cl^- 经肾大量丢失，而 HCO_3^- 再吸收增多，发生低氯性碱中毒。

2. 碱性物质摄入过多

如补碱过量，长期服用碱性药物，大量输入含枸橼酸钠的库存血，可致碱中毒。

3. 低钾血症

低钾血症时，K^+从细胞内移至细胞外。每3个K^+从细胞内释出，就有1个H^+和2个Na^+进入细胞内，导致代谢性碱中毒。

（二）临床表现

1. 症状

轻度代谢性碱中毒一般无明显症状，或被原发病症状所掩盖。重症患者可有烦躁不安、精神错乱、谵妄，甚至昏迷等中枢神经系统症状。

2. 体征

（1）呼吸系统。抑制呼吸中枢，患者呼吸浅而慢。

（2）神经、肌肉系统。肌张力增强、腱反射亢进、手足抽搐等，是由于代谢性碱中毒引起低钾血症及钙离子游离度降低所致。

（三）辅助检查

血气分析：血液pH高于7.45、HCO_3^-值明显增高、$PaCO_2$正常。低钾性碱中毒时可出现反常性酸性尿。

（四）治疗要点

代谢性碱中毒的处理较酸中毒困难，应积极治疗原发病，恢复血容量，纠正Ca^{2+}、K^+不足，严重时补充稀盐酸溶液。

（五）常见护理诊断/问题

（1）低效性呼吸形态。与呼吸代偿反应、胸廓活动力下降有关。

（2）有受伤的危险。与意识障碍及肌肉强直抽搐有关。

（3）潜在并发症：低钾血症。

（六）护理措施

1. 一般护理

鼓励患者进食含钾和含钙丰富的食物，同时加强呼吸道的护理。

2. 病情观察

密切观察脉搏、呼吸、血压及意识的变化，尤其是呼吸的频率和深度、脉律，了解心血管功能及脑功能的改变。每4~6小时重复测定血气分析及血电解质，根据病情随时调整治疗方案。

3. 维持正常气体交换形态

（1）积极治疗原发病。

（2）纠正碱中毒：对丧失胃液所致的代谢性碱中毒，可输注生理盐水和适量氯化钾。因为生理盐水中Cl^-含量较多，有利于纠正低氯性碱中毒，补钾有利于纠正低钾性碱中毒，但患者尿量超过40mL/h时才可开始补钾。

病情严重时，遵医嘱应用0.1~0.2mol/L的盐酸溶液缓慢静脉滴注。具体方法是将1mol/L盐酸150mL溶入生理盐水或5%葡萄糖溶液1000mL中（盐酸浓度为0.15mol/L），经中心静脉导管缓慢滴入（25~50mL/h）。切忌经周围静脉输入，因该溶液一旦渗漏会导致软组织坏死。

4. 减少受伤的危险

参见等渗性缺水。

5. 心理护理

给患者解释发病原因、治疗方法及配合方法，缓解紧张心理，取得患者的理解和配合。

（七）健康指导

告知患者警惕引起酸碱平衡失调的原发病因，当出现中枢神经系统的症状和手足抽搐时应及时就诊，以免贻误救治时机。

三、呼吸性酸中毒

呼吸性酸中毒是指由 CO_2 排出障碍或吸入过多引起的，以血浆中 H_2CO_3 原发性增高为特征的机体酸碱平衡失调。

（一）病因及发病机制

主要病因如下。

（1）呼吸中枢抑制。如全身麻醉过深、镇静剂过量、脑损伤、高位脊髓损伤等。

（2）呼吸道梗阻。如喉头痉挛和水肿、溺水、气管异物、支气管痉挛等。

（3）胸部活动障碍。如胸部创伤、严重气胸等。

（4）肺部疾患。如肺不张及肺炎、肺水肿、急性呼吸窘迫综合征等。

（5）呼吸机使用不当。通气量过小。以上多种原因使肺通气不足、换气功能障碍及肺泡通气-血流比例失调，体内 CO_2 蓄积，使血浆 H_2CO_3 升高。

（二）临床表现

临床表现常被原发疾病掩盖。可有胸闷、呼吸困难、发绀；CO_2 潴留可使脑血管扩张，患者会出现躁动不安，持续性头痛；随着酸中毒的加重，可有震颤，精神错乱、谵妄或昏迷，称肺性脑病；H^+ 浓度增加及高钾血症还可引起心律失常、心室颤动等。

（三）辅助检查

血液 pH 降低、$PaCO_2$ 增高、血浆 HCO_3^- 可正常。

（四）治疗要点

应积极治疗原发病，改善通气功能，必要时气管插管或气管切开，使用呼吸机，高浓度吸氧。

（五）常见护理诊断/问题

（1）气体交换受损。与呼吸抑制、呼吸道梗阻、肺部疾患等致通气量不足有关。

（2）有受伤的危险。与中枢神经系统受抑制意识障碍有关。

（六）护理措施

1. 改善通气功能

恢复与维持有效的通气功能是治疗与护理的关键。

（1）鼓励患者深呼吸，改善换气。

（2）保证抗生素的输入，控制感染。

（3）吸氧。

（4）协助患者采取体位引流、雾化吸入等措施促进排痰。

（5）做好气管插管或气管切开的准备。

2. 减少受伤的危险

对意识障碍者，应采取保护措施，提供舒适的环境，协助采取舒适的卧位，促进舒适，避免意外损伤。

3. 心理护理

根据患者反应，有针对性地做好心理护理，消除恐惧与不安，使患者情绪稳定，有安全感，主动配合治疗及护理。

（七）健康指导

警惕易导致酸碱代谢失衡的原发病，当患者出现胸闷、呼吸困难、发绀时及时就诊，警惕肺性脑病的发生。

四、呼吸性碱中毒

呼吸性碱中毒是指以肺通气过度引起的血浆中 H_2CO_3 原发性下降为特征的酸碱平衡紊乱。

（一）病因及发病机制

常见病因如下。

（1）低氧血症。外呼吸障碍如肺炎、肺水肿等，以及吸入气氧分压过低，均可因 PaO_2 降低而引起通气过度。

（2）呼吸中枢受到直接刺激。癔症、脑外伤、高热、甲状腺功能亢进等使肺过度通气。

（3）呼吸机使用不当：通气量过大。通气过度是引起呼吸性碱中毒的基本发病机制。因呼吸过快过深，肺通气过度，使 CO_2 排出过多，血 $PaCO_2$ 明显降低，引起低碳酸血症。

（二）临床表现

一般无症状，较重者以神经-肌肉兴奋性增强为其特征，表现为眩晕、手足麻木、针刺感、肌肉震颤、手足抽搐、心率加快。

（三）辅助检查

血液 pH 增高、$PaCO_2$ 下降、HCO_3^- 降低。

（四）治疗要点

（1）积极治疗原发病，降低患者的通气过度，如精神性通气过度可用镇静剂。

（2）用纸袋罩住口鼻，以增加呼吸道无效腔，减少 CO_2 呼出和丧失，提高血液 $PaCO_2$，达到对症治疗的作用。癔症者应用暗示疗法。

（3）手足抽搐者，缓慢静脉注射 10%葡萄糖酸钙 10mL，纠正 Ca^{2+} 不足。

（五）常见护理诊断/问题

（1）低效性呼吸形态。与呼吸深快或呼吸不规则有关。

（2）有受伤的危险。与中枢神经系统异常及神经肌肉应激性增高有关。

（六）护理措施

1. 维持正常呼吸形态

（1）解除致病因素：解除引起呼吸性碱中毒的危险因素，如系呼吸机使用不当所造成的通气过度，应调整呼吸机。

（2）指导患者呼吸训练：指导患者深呼吸，放慢呼吸频率、屏气；必要时用纸袋罩住口鼻以增加 CO_2 的吸入量，或让患者吸入含 $5\%CO_2$ 的 CO_2 氧气，提高血 $PaCO_2$。

（3）遵医嘱应用镇静剂。

（4）病情观察：密切观察脉搏、呼吸、血压及意识的变化，尤其是呼吸的频率、深度和脉率，了解心血管功能及脑功能的改变。准确记录 24 小时出入水量，遵医嘱动态监测血气分析。

2. 减少受伤的危险

参见等渗性缺水。

3. 心理护理

向患者解释发病原因、治疗方法及配合方法，缓解紧张心理，取得患者的理解和配合。

（七）健康指导

教会患者正确的呼吸方法，告知患者保持情绪的平稳，有利于疾病的恢复，有异常情况及时就诊。

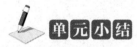

单元小结

酸碱平衡失调包括代谢性酸中毒、代谢性碱中毒、呼吸性酸中毒和呼吸性碱中毒四类。对于酸碱平衡失调的患者要注意维持正常的气体交换形态，减少受伤害的危险及注意心理护理。

思政课堂

思维导图

课程四 老年人消化系统的变化和常见疾病的护理

扫码查看课程资源

单元 1 老年人消化系统解剖结构及生理功能改变

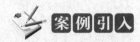

　　张爷爷，65岁，近期出现食欲不振、腹胀等症状，胃镜检查发现有胃黏膜萎缩，局部黏膜红肿糜烂。

　　请思考：

　　1. 张爷爷出现不适的原因是什么？

　　2. 胃随着年龄增长，胃黏膜会发生哪些生理变化？

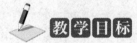

　　知识目标：

　　1. 掌握老年人消化系统的解剖结构及生理功能改变。

　　2. 熟悉消化系统的正常解剖结构。

　　3. 了解消化系统的正常生理功能。

　　能力目标：

　　能够识别老年人是否存在消化系统的解剖结构及生理功能改变。

　　素质目标：

　　具有关心、理解患者疾苦，主动为患者缓解不适的职业意识与态度。

　　思政目标：

　　培养学生的同理心。

　　饮食与排泄的完成需要依靠消化系统。消化系统由消化管和消化腺组成。消化管是指从口腔到肛门的管道，包括口腔、咽、食管、胃、小肠（十二指肠、空肠和回肠）和大肠（盲肠、阑尾、结肠、直肠和肛管）。临床上以十二指肠悬韧带（屈氏韧带）为界，从口腔到十二指肠升部称为上消化道，空肠以下称为下消化道。消化腺包括唾液腺、肝、胰腺和消化道的胃腺、肠腺等。

　　消化系统的主要功能是摄取、运送、消化食物，吸收营养物质和排泄废物。蛋白质、脂肪、糖类等物质的分子量大，不能直接被吸收，必须经过消化系统消化。消化包括机械消化和化学消化。机械消化主要是消化系统对食物进行咀嚼、研磨、搅拌等。化学消化是将大分子物质分解成小分子物质的过程，主要通过消化腺所分泌的消化液来完成。食物经过消化后所形成的小分子物质透过消化管黏膜进入血液和淋巴的过程，称为吸收。

一、消化管

（一）口腔

口腔是消化管的起始部，内有牙齿、舌和唾液腺。消化过程从口腔开始，主要是机械消化。食物经过咀嚼被磨碎，并经过咀嚼和舌的搅拌，使食物与唾液混合，形成食团。唾液中的淀粉酶对食物有较弱的化学消化作用。随着年龄增长，味觉和嗅觉的敏感性下降，从而使食物变得乏味。大约40%的健康老年人有口干表现，可能与唾液分泌减少有关。随着肌肉的萎缩，咀嚼力量减弱。老年人牙齿长期磨损，牙本质神经末梢外露，可对冷、热、酸、甜等食物过敏而引起疼痛。老年人牙龈萎缩，牙根暴露，易患牙周病。

（二）咽

咽是消化管与呼吸道的共同通道，长约12cm。咽壁肌为骨骼肌，吞咽时咽壁肌收缩，将食团推向食管，并使会厌封闭声门，以免食物进入气道。

（三）食管

食管为中空肌性管道，全长约25cm，是连接咽和胃的通道。食管起始部与左主支气管交叉处和穿越膈肌的食管裂孔处有3个生理性狭窄，是异物滞留和食管癌的好发部位。食管肌层为平滑肌，通过蠕动，将食团送入胃。在80岁以上老年人中，40%有食管运动异常，2/3有吞咽困难。

（四）胃

胃大部分位于左季肋区，小部分位于腹上区。成年人胃的容量约1500mL，一餐混合性食物由胃完全排空需4~6小时。

1. 胃的形态及分部

胃的入口称贲门，与食管相接。胃的出口称幽门，与十二指肠相通。胃的上缘较短，凹向右上方，称胃小弯。胃小弯近幽门处有一切迹，称角切迹，是溃疡和肿瘤的好发部位之一。胃的下缘长，凸向左下方，称胃大弯。

胃分四部：①贲门部是紧接贲门的一小段。②胃底部是贲门左侧向上膨隆的部分。③胃体部是胃腔最大的部分，位于胃底和角切迹之间。④幽门部是角切迹以下至幽门之间的部分。一般慢性胃炎多发生于幽门部，幽门螺杆菌也常寄生于幽门部。

2. 胃壁的结构

胃壁由外向内分为浆膜、肌层、黏膜下层和黏膜4层。肌层由3层平滑肌（外纵、中环、内斜）构成。胃的环行肌在幽门处较厚，称为幽门括约肌，可控制胃内容物进入十二指肠的速度，并能阻止十二指肠内容物反流入胃。黏膜下层由疏松结缔组织构成，内有丰富的血管、淋巴管和神经丛。胃黏膜柔软，胃空虚时形成许多皱襞，充盈时变平坦，沿胃小弯处有2~4条较恒定的纵行皱襞。

3. 胃的功能

胃有贮存和消化食物两方面的功能。食物在胃内经过机械和化学消化，形成食糜，然后被逐渐排入十二指肠。

（1）胃黏膜腺：胃黏膜中有 3 种外分泌腺。

①泌酸腺，分布在胃底和胃体部，是分泌胃液的主要腺体，由壁细胞、主细胞和颈黏液细胞 3 种细胞组成。壁细胞分泌盐酸和内因子，主细胞分泌胃蛋白酶原，颈黏液细胞分泌黏液。

②贲门腺：分泌黏液。

③幽门腺：含有黏液细胞、G 细胞和 δ 细胞 3 种细胞，黏液细胞分泌黏液、胃蛋白酶原，G 细胞分泌促胃液素，δ 细胞分泌生长抑素。

（2）胃液：主要由胃黏膜腺分泌，纯净的胃液是无色酸性液体，pH 0.9~1.5，正常成年人每日胃液分泌量为 1.5~2.5L。空腹时，胃只分泌少量（每小时数毫升）胃液，含黏液和少量蛋白酶，但几乎无酸，称基础胃酸分泌。进食后，在神经和激素（兴奋迷走神经和刺激促胃液素、组胺释放）调节下，胃液大量分泌。强烈的情绪刺激可使基础胃酸分泌明显增加，且为高酸、高胃蛋白酶的胃液，这可能是产生应激性溃疡的一个因素。此外，钙、低血糖、咖啡因和酒精也可刺激胃液分泌。

胃液的成分除水外，主要有盐酸、胃蛋白酶原、黏液和 HCO_3^-、内因子。

①盐酸：激活胃蛋白酶原，使其成为具有活性的胃蛋白酶，并且为其生物活性提供必要的酸性环境，此外，盐酸还有杀菌及促进钙、铁吸收的作用。

②胃蛋白酶原：被盐酸或已活化的胃蛋白酶作用成为胃蛋白酶参与蛋白质的消化。

③黏液和 HCO_3^-：形成黏液碳酸氢盐屏障，可中和胃酸，保护胃黏膜。

④内因子：与食物中的维生素 B_{12} 结合，使维生素 B_{12} 易于被回肠末端吸收。慢性萎缩性胃炎时内因子缺乏，可导致恶性贫血。

⑤促胃液素和生长抑素：前者促使壁细胞分泌胃酸，后者抑制胃酸分泌。

随着年龄增长，胃的特征性变化为与萎缩性胃炎相关的低酸和无酸。60 岁以上的无症状者中，大多数人有萎缩性胃炎。但胃萎缩的程度与年龄不相关。早期研究中将胃的低酸、无酸归因于器官老化。实际上，大多数健康老年人仍保持胃酸分泌。现已认识到，幽门螺杆菌（Hp）在萎缩性胃炎和胃酸过低的机制中起重要作用。我国 Hp 感染率为 50%~90%。Hp 感染引起慢性胃炎，在老年人中易引起胃腺减少，最终进展为萎缩性胃炎，这种胃上皮细胞的减少是不可逆的。

胃酸减少和缺乏具有重要的临床意义，一些依赖胃酸才能被吸收的物质（如铁和钙）在胃酸缺乏时吸收减少。胃酸缺乏时，上消化道细菌过度生长，临床表现为腹部不适、呕吐、腹泻及吸收不良而体重减轻。除 Hp 感染外，老年人胃酸分泌一般不减少，但非酸分泌功能降低，包括碳酸氢酸和黏液的分泌，再加上胃黏膜前列腺素含量下降及与年龄相关的微血管硬化，极大削弱了胃黏膜的防御功能。研究显示，健康老年人胃排空时间明显延长。以上多种功能减退，致食物或口服药物与胃黏膜接触时间增加，加上胃黏膜屏障功能减弱，使老年人容易出现胃黏膜损伤，甚至发生溃疡及相应并发症。

（3）胃的运动：从功能上，通常将胃分为头区和尾区，头区包括胃底和胃体的上端，胃体的下端和胃窦合称为尾区。

①头区：胃壁较薄，收缩力弱，且很少发生收缩，所以食物入胃后不会很快与胃液混合，而是逐层地分布于胃的内表面，即先入胃食物的在外层，后入胃的食物在胃的中央，暂时不与胃黏膜接触，因此，饭后服药可减少药物对胃黏膜的直接刺激。胃头区的主要功能是暂时贮存食物。

②尾区：胃壁可收缩蠕动，收缩始于胃体的中部，并向幽门处推进。空胃时，每隔90分钟发生1次收缩蠕动，每次持续3~5分钟，作用是将上次进食后遗留的食物残渣和积聚的黏液送到十二指肠。进食后，每分钟约发生3次收缩蠕动，且力度增大，有利于胃内食糜与胃液的充分混合及对食物进行机械与化学消化。

食物由胃排入十二指肠的过程为胃排空。胃排空的速度因食物的种类、性状和胃的运动情况而异。液体食物比固体食物排空快，固体食物排空速度取决于在胃内分解成小颗粒的速度。在3种主要食物成分中，糖类排空最快，蛋白质次之，脂类最慢。普通的混合食物，每餐从胃内完全排空需4~6h。

（五）小肠

小肠是消化道中最长的一段，长5~7m，分为十二指肠、空肠和回肠，是消化、吸收的主要场所。小肠内的消化主要是由消化酶参与的化学消化。十二指肠始于幽门，下端与空肠相连，全长约25cm，分为球部、降部、横部、升部4部分，球部为十二指肠溃疡好发部位。降部内后侧壁有一乳头状突起，称十二指肠大乳头，胆总管与胰管分别或汇合开口于此，胆汁和胰液由此进入十二指肠。升部与空肠相连，连接处被屈氏韧带固定，此处为上、下消化道的分界处。空肠长约2.4m，回肠长约3.6m，空肠上接十二指肠，下连回肠，回肠接续盲肠，两者之间无明显分界，空回肠盘曲于脐周，空肠偏左，回肠偏右。

随年龄增加，小肠腺萎缩，肠液分泌减少，小肠淀粉酶、胰蛋白酶、肽酶等消化酶的水平显著下降。老年人小肠保持对葡萄糖、糖类的正常吸收，对维生素 D、维生素 B_{12}、叶酸、钙、锌和铜等维生素和矿物质的吸收均减少。乳糖酶不足或缺乏普遍存在于老年人中，这种乳糖酶缺乏引起的疾病，称乳糖不耐受症，表现为在摄入乳制品后出现明显消化不良，如腹胀、腹泻、腹痛等。

（六）大肠

大肠包括盲肠、阑尾、结肠、直肠和肛管5个部分，全长约1.5m，终于肛门。盲肠是大肠起始部，位于右下腹部，下端为盲端。回肠和盲肠交界处有回盲瓣，具有使回肠内容物间歇进入结肠和阻止大肠内容物逆流入小肠的作用。大肠的主要功能是吸收水分、维生素和无机盐，将消化后的食物残渣暂时贮存，并形成粪便排出体外。大肠内的细菌能利用肠内物质合成维生素 B 复合物和维生素 K，吸收后对人体有营养作用。

便秘是老年人常见的症状，随着年龄增长，结肠转运速度减慢。老年人结肠的钙离子通道改变，加上肠肌层神经退行性变，兴奋性神经介质（乙酰胆碱）分泌减少，这是老年人便秘的主要病理生理基础。

二、消化腺

消化腺分为大消化腺和小消化腺两种。大消化腺位于消化管壁外，成为一个独立的器官（如肝、胆、胰），所分泌的消化液经导管流入消化管腔内。小消化腺分布于消化管壁内，位于黏膜层或黏膜下层，如胃腺和肠腺等。

1. 肝

肝是人体内最大的消化腺，位于右季肋区和上腹部。肝由门静脉和肝动脉双重供血，血流量约为心排血量的 1/4，其中 75% 来自门静脉，内含从胃肠道吸收的营养物质和有害物质，它们将在肝内进行物质代谢或被解毒；25% 来自肝动脉，其血液是肝营养的来源。肝小叶是肝的结构和功能单位，主要由肝细胞组成。小叶之间以少量结缔组织分隔。每个肝小叶都有一条静脉穿过其长轴，称为中央静脉。

肝的功能。①参与物质代谢：糖类、蛋白质、脂质、维生素等的合成代谢在肝内进行。肝是合成白蛋白和某些凝血因子的唯一场所，肝功能减退时可出现低白蛋白血症和凝血功能障碍。②解毒：肝将进入人体内的各种异物（药物、毒物等）、某些生物活性物质（如雌激素、醛固酮和抗利尿激素等）和代谢产物（如氨、胆红素等）进行生物转化，使其毒性减弱或水溶性增高，随胆汁或尿液排出体外。③生成胆汁：胆汁可促进脂肪在小肠内的消化和吸收。

老年人肝萎缩、体积变小、重量减轻、肝细胞体积增大而数量减少，并有不同程度的变性。肝功能减退，合成白蛋白功能下降。肝解毒功能下降，影响药物灭活与排出，易引起药物性肝损伤。肝代偿功能差，肝细胞损伤后恢复缓慢。由于老年人消化及吸收功能差，易引起蛋白质等营养缺乏。

2. 胆囊及胆道系统

胆囊位于肝下面的胆囊窝内，呈梨形，分为胆囊底、胆囊体、胆囊颈、胆囊管 4 个部分。胆道系统开始于肝细胞间的毛细胆管，毛细胆管在肝内逐渐汇合成小叶间胆管，然后汇合成左、右肝管自肝门出肝。左、右肝管出肝后汇合成肝总管，并与胆囊管汇合成胆总管，开口于十二指肠大乳头。胆囊的功能主要是贮存、浓缩、排泄胆汁。

老年人胆囊及胆管变厚，弹性降低。胆囊常下垂，胆汁减少而黏稠，并含大量胆固醇，功能降低，易发生胆囊炎和胆石症。

3. 胰腺

胰腺位于腹上区和左季肋区，分胰头、胰颈、胰体、胰尾 4 个部分。胰腺的输出管为胰管，自胰尾至胰头纵贯胰腺的全长，穿出胰头后与胆总管合并或分别开口于十二指肠大乳头。胰腺的功能包括外分泌功能和内分泌功能。随年龄增长，胰腺重量减轻，胰管扩张。

胰腺的外分泌结构为腺泡细胞和小导管管壁细胞，分泌胰液。胰液中的消化酶主要有胰淀粉酶、胰脂肪酶、胰蛋白酶和糜蛋白酶，能对 3 大营养物质进行消化、分解。胰液分泌不足时，营养物质的消化及吸收受到影响。胰液分泌受限或过多时，会发生胰腺组织自身消化的化学性炎症。老年人胰液和酶的分泌无明显降低。

胰腺的内分泌结构为散在于胰腺组织中的胰岛，胰岛中重要的细胞有 A 细胞和 B 细胞。A 细胞分泌胰高血糖素，使血糖升高。B 细胞分泌胰岛素，使血糖降低。

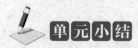 单元小结

消化系统由消化管和消化腺组成。消化管包括口腔、咽、食管、胃、小肠和大肠。

消化腺包括肝、胆囊及胆道系统、胰腺等。消化系统的主要功能是摄取、运送、消化食物，吸收营养物质和排泄粪便。老年人随着年龄的增长，消化系统解剖结构会出现老化，生理功能也会随之下降。因此对于老年人出现消化系统疾病时应正确识别是疾病导致的还是正常老化引起的。

单元2 老年人消化系统疾病常用的评估方法

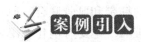

案例引入

王爷爷，63岁，30年前开始出现反复上腹痛，为规律性夜间痛，诊断为十二指肠溃疡。2天前出现腹胀，大量呕吐，呕吐物为隔夜宿食，初步诊断为幽门梗阻。

请思考：

1. 十二指肠溃疡与幽门梗阻的典型表现有哪些？两者之间有什么关系吗？
2. 如果对王爷爷进行腹部查体，可能会有哪些异常体征？为什么？

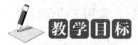

教学目标

知识目标：

1. 掌握消化系统疾病评估的内容、方法、步骤及临床意义。
2. 掌握腹部体格检查的内容、方法、步骤及临床意义。

能力目标：

能规范、标准地为老年人进行消化系统疾病的评估。

素质目标：

1. 具有严谨求实的工作态度和崇高的职业道德，操作规范，方法正确。
2. 能系统、全面地看待老年人的腹部问题。

思政目标：

培养学生敬畏生命，尊重生命的观念。

在对老年人消化系统疾病进行诊断、治疗和护理前需对其实施全面系统的评估，老年人消化系统疾病常用的评估方法包括问诊、体格检查以及实验室检查、影像学检查、内镜检查等其他检查方法。

一、问诊

对患有消化系统疾病的老年人进行问诊时重点询问有无腹痛、腹泻、食欲改变、嗳气、反酸、腹胀、口腔疾病，及其出现的缓急、程度、持续的时间及进展的情况。上述症状与食物种类、性质的关系及有无精神因素的影响。呕吐的诱因、次数；呕吐物的内容、量、颜色及气味；呕血的量及颜色。腹痛的部位、程度、性质和持续时间，有无规律性，是否向其他部位放射，与饮食、气候及精神因素的关系，按压时疼痛减轻或加重。排便次数，粪便颜色、性状、量和气味。排便时有无腹痛和里急后重，有无发热与皮肤巩膜黄染。体力、体重的改变。

二、体格检查

因消化系统疾病所涉及的脏器主要集中在腹部，因此对患有消化系统疾病的老年人进行体格检查时重点进行腹部检查。

腹部主要由腹壁、腹腔和腹腔内脏器组成。腹部范围上起横膈，下至骨盆。腹部体表上以两侧肋弓下缘和胸骨剑突与胸部为界，下至两侧腹股沟韧带和耻骨联合，前面和侧面由腹壁组成，后面为脊柱和腰肌。腹腔内有很多重要脏器，主要有消化、泌尿、生殖、内分泌、血液及血管系统，在进行消化系统疾病的检查时重点对其所涉及的腹部脏器（如肝脏、胰腺和胆囊等）进行检查。检查应用视诊、触诊、叩诊、听诊四种方法，因叩诊与触诊均须向腹部施加一定压力，可刺激肠蠕动影响听诊结果。因此，腹部检查应按照视诊、听诊、叩诊和触诊的顺序进行，尤以触诊最为重要。

（一）腹部的体表标志与分区

1. 体表标志

（1）肋弓下缘。

肋弓由第 8~10 肋软骨连接形成。肋弓下缘是腹部体表的上界，常用于腹部分区、肝脾测量和胆囊点定位。

（2）剑突。

剑突是胸骨下端的软骨，是体表腹部的上界，常作为肝脏测量的标志。

（3）腹上角。

腹上角为两侧肋弓至剑突根部的交角，常用于判断体型以及肝脏的测量。

（4）脐。

脐位于腹部中心，向后投影平于第 3 和第 4 腰椎之间，是腹部四分区法的标志。

（5）髂前上棘。

髂前上棘是髂嵴前方突出点，是腹部九分区法的标志。

（6）腹直肌外缘。

腹直肌外缘相当于锁骨中线的延续，常用于胆囊点的定位。

（7）腹中线。

腹中线是胸骨中线的延续，是腹部四分区法的垂直线。

（8）耻骨联合。

耻骨联合是两耻骨间的纤维软骨连接，为腹部体表下界。

（9）肋脊角。

肋脊角是两侧背部第 12 肋骨与脊柱的夹角，为检查肾区叩击痛的位置。

2. 分区

（1）四分区法。

通过脐划一水平线和一垂直线，两线相交将腹部分为四个区域，分别是左上、右上腹部和左下、右下腹部。此分区法简单易行，但难以准确定位。

（2）九分区法。

以两侧肋弓下缘最低点的连线作为上水平线，两侧髂前上棘的连线作为下水平线。分别通过左、右髂前上棘至腹中线连线的中点做垂直线。上下两条水平线和左右两条垂直线将腹部分为九个区域，分别为左上腹部（左季肋区）、右上腹部（右季肋区）、左侧腹部（左腰区）、右侧腹部（右腰区）、左下腹部（左髂区）、右下腹部（右髂区）、上腹部、中腹部（脐区）和下腹部（耻骨上区）。

各区域内脏器官的分布如下：

①右上腹部（右季肋区）：肝右叶、胆囊、结肠肝曲、右肾和右肾上腺。

②右侧腹部（右腰区）：升结肠、右肾下极及部分空肠。

③右下腹部（右髂区）：盲肠、阑尾、回肠下段、女性右侧卵巢及输卵管、男性右侧精索。

④上腹部：胃体及胃幽门区、肝左叶、十二指肠、胰头及胰体、横结肠、腹主动脉、大网膜。

⑤中腹部（脐区）：十二指肠下段、空肠及回肠、下垂的胃或横结肠、肠系膜及淋巴结、输尿管、腹主动脉、大网膜。

⑥下腹部（耻骨上区）：回肠、乙状结肠、输尿管、充盈的膀胱或增大的子宫。

⑦左上腹部（左季肋区）：胃体及胃底、脾、胰尾、结肠脾曲、左肾及左肾上腺。

⑧左侧腹部（左腰区）：降结肠、左肾下极、空肠或回肠。

⑨左下腹部（左髂区）：乙状结肠、女性左侧卵巢及输卵管、男性左侧精索。

（二）视诊

检查前嘱受检者排空膀胱，检查时光线应适宜。受检者取低枕仰卧位，双手置于身体两侧，充分暴露腹部，上自剑突，下至耻骨联合，注意遮盖其他部位及保暖。检查者站于受检者右侧，按一定顺序自上而下进行全面视诊。当观察腹部体表细小隆起、蠕动波和搏动时，检查者应将视线降低至腹平面，从侧面沿切线方向加以观察。视诊的主要内容有腹部外形、呼吸运动、腹壁静脉、腹部皮肤、胃肠型与蠕动波及疝等。

1. 腹部外形

健康成年人平卧位时，前腹壁处于或略低于肋缘至耻骨联合的平面，称为腹部平坦。肥胖者及小儿平卧位时，前腹壁稍高于肋缘至耻骨联合的平面，称为腹部饱满。消瘦者平卧位时，前腹壁稍低于肋缘至耻骨联合的平面，称为腹部低平。

（1）腹部膨隆。

平卧位时前腹壁明显高于肋缘至耻骨联合的平面，外形呈凸起状，称为腹部膨隆。根据膨隆范围可分为全腹膨隆和局部膨隆。

①全腹膨隆：除因肥胖、腹壁皮下脂肪明显增多、脐部凹陷外，腹部弥漫性膨隆多因腹腔内容物增多引起，一般无腹壁增厚，脐部凸出严重者可引起脐疝。全腹膨隆的原因多常见于腹水、大量积气以及腹腔巨大包块。为观察全腹膨隆的程度及其变化情况，需在同等条件下定期测量腹围并记录。测量时，受检者应排尿后平卧，用软尺在脐水平绕腹一周，测得的周长为脐周腹围；也可经腹部最膨隆处绕腹一周，测得的周长为最大腹围。

②局部膨隆：常因脏器肿大、腹内肿瘤、炎性包块、腹壁上的肿物或疝等所致。视诊时应注意膨隆的部位、外形、是否随呼吸或体位改变而移动以及有无搏动等。隆起呈近圆形者多为囊肿或肿瘤；呈条形者多为肠道疾病；隆起随体位改变而明显移位者可见于游走的脏器、带蒂的肿物或者肠系膜上的肿块；膨隆有搏动的可见于动脉瘤、腹主动脉上的脏器或肿物；随呼吸而移动者多为膈下脏器或肿物；腹压增加出现，仰卧位或腹压降低后消失者多为各部位的疝。

（2）腹部凹陷。

仰卧位时前腹壁明显低于肋缘至耻骨联合的平面称为腹部凹陷，可分为全腹凹陷和局部凹陷。

①全腹凹陷：多见于消瘦和脱水者。严重者前腹壁凹陷几乎贴近脊柱，肋弓、髂嵴和耻骨联合显露，全腹外形呈舟状称为舟状腹，是恶病质的表现，多见于结核病、恶性肿瘤等慢性消耗性疾病。

②局部凹陷：较少见，多因腹部手术或外伤后瘢痕挛缩引起。

2. 呼吸运动

正常人呼吸时腹壁上下起伏，吸气时上抬，呼气时下陷，即为腹式呼吸运动。成年男性和小儿以腹式呼吸为主，而成年女性以胸式呼吸为主，腹壁起伏不明显。

腹式呼吸运动减弱多见于急性腹痛、腹膜炎症、腹水、腹腔内巨大肿块或妊娠等。腹式呼吸运动消失常见于消化道穿孔所致的急性腹膜炎或膈肌麻痹等。腹式呼吸运动增强较少见，常见于胸腔疾病或癔症性呼吸。

3. 腹壁静脉

正常人腹壁静脉一般不显露，较瘦或皮肤白皙者隐约可见。皮肤较薄而松弛者可见腹壁静脉显露，多呈较直的条纹，但不迂曲，属于正常。

腹壁静脉明显可见，或迂曲变粗，称为腹壁静脉曲张，常见于门静脉高压或上、下腔静脉回流受阻伴有侧支循环形成时。为判断静脉曲张的病因，可通过指压法检查曲张静脉的血流方向。做法如下：检查者选择一段没有分支的腹壁静脉，将右手示指和中指并拢压在该段静脉上，然后用一手指紧压并向外移动，挤出静脉内的血液，至一定距离时放松移动的手指，另一手指仍固定不动。观察挤空的静脉，若快速充盈，则血流方向是从移动手指端流向固定的手指端。再用同法移动另一手指，观察血流的方向。

正常时脐水平线以上的腹壁静脉血流自下而上经胸壁静脉和腋静脉进入上腔静脉，脐水平线以下的腹壁静脉血流自上而下经大隐静脉进入下腔静脉。门静脉高压时，曲张静脉的血流方向以脐为中心呈放射状，脐水平以上自下向上，脐水平以下自上向下；如腹壁静脉血流向上，提示下腔静脉梗阻；如腹壁和胸壁的静脉血流方向向下提示上腔静脉梗阻。

4. 胃肠型与蠕动波

除腹壁薄或松弛的老年人和极度消瘦者外，正常人腹部一般看不到胃和肠的轮廓及其蠕动波形。胃肠道梗阻时，梗阻近端的胃或肠段因内容物积聚而饱满隆起，显出各自的轮廓称为胃型或肠型，同时伴有该部位蠕动增强，可见蠕动波。观察蠕动波时，从侧面呈切线方向更佳，也可轻拍腹壁诱发后观察。

胃蠕动波自左肋缘下向右缓慢推进，为正蠕动波，多见于幽门梗阻；有时可见到胃蠕动波自右肋缘下向左运行，则为逆蠕动波。小肠梗阻时，横行排列呈多层梯形的肠型多出现在腹中部，并可见到运行方向不一致、此起彼伏的较大蠕动波。结肠梗阻时，宽大的肠型多出现于腹壁的周边。肠麻痹时，蠕动波消失。

5. 腹壁其他情况

正常人腹部皮肤颜色较暴露部位稍淡，肥胖或经产女性下腹部可见白色条纹，但无皮疹、疝等。

（1）皮疹。

常见于某些传染病和药物过敏。如紫癜或荨麻疹可为过敏性疾病全身表现的腹部症状；一侧腹部或腰部沿脊神经走行分布的疱疹，提示带状疱疹。

（2）色素。

皮肤皱褶处（腹股沟及系腰带部位）褐色素沉着，可见于肾上腺皮质功能减退；左腰部皮肤呈蓝色，为血液自腹膜后间隙渗到侧腹壁的皮下所致，即格雷特纳征，可见于急性坏死型胰腺炎和绞窄性肠梗阻；脐周或下腹壁呈蓝色，为腹腔大出血的卡伦征，可见于宫外孕破裂等。

（3）腹纹。

多分布于下腹部。银白色条纹为腹壁真皮结缔组织因张力增高断裂所致，见于肥胖者或经产妇；下腹部紫纹见于皮质醇增多症，还可见于臀部、股外侧和肩背部。

（4）疝。

腹腔内容物经腹壁或骨盆壁间隙或薄弱部分向体表突出而形成腹外疝。脐疝多见于婴幼儿，成人则见于经产妇或大量腹水者；腹股沟疝以男性多见，男性腹股沟斜疝可下降至阴囊，于直立位或咳嗽用力时明显，卧位时缩小或消失，也可手法还纳；股疝位于腹股沟韧带中部，多见于女性，易发生嵌顿；手术瘢痕愈合不良处可有切口疝。

（三）听诊

腹部听诊内容主要有肠鸣音、振水音及血管杂音，全面听诊腹部各区，尤其上腹部、中腹部和右下腹部。

1. 肠鸣音

肠管内气体和液体随着肠道的蠕动相互之间会发生碰撞，产生一种断断续续的气过水声（或咕噜声），称为肠鸣音。肠鸣音可在全腹任何部位被听到，以脐部最清楚。听诊时注意其频率、强度和音调，为准确评估肠鸣音的次数和性质，应在固定部位听诊至少1分钟，如未闻及肠鸣音则应延续至闻及肠鸣音为止或听诊至少5分钟。正常肠鸣音每分钟4~5次，其频率、强度和音调变化较大，餐后频繁而明显，休息时稀疏而微弱。需要检查者根据经验进行判断。常见的肠鸣音异常改变包括：

（1）肠鸣音活跃。

肠鸣音每分钟超过10次，音调不特别高亢。见于饥饿状态、急性肠炎、服泻药后或胃肠道大出血等。

（2）肠鸣音亢进。

肠鸣音次数增多，且响亮、高亢，甚至呈金属音。见于机械性肠梗阻，主要与肠腔扩张、积气增多导致肠壁极度紧张有关。

（3）肠鸣音减弱。

肠鸣音次数明显少于正常，或数分钟才能听到一次。见于老年性便秘、腹膜炎、低钾血症及胃肠动力低下等。

（4）肠鸣音消失。

若持续听诊 3~5 分钟未闻及肠鸣音，用手叩拍或摇弹腹部，仍不能闻及肠鸣音，称为肠鸣音消失。见于急性腹膜炎、电解质紊乱、腹部大手术后或麻痹性肠梗阻。

2. 振水音

受检者仰卧，检查者一耳凑近受检者上腹部或将听诊器放于此处，然后用稍弯曲的手指以冲击触诊法连续迅速冲击受检者上腹部，若听到胃内液体与气体相撞击的"咣当"声，称为振水音。也可用双手左右摇晃受检者上腹部以闻及振水音。正常人餐后或饮入大量液体时可出现振水音。若清晨空腹或餐后 6 小时以上仍能听到振水音，则提示胃内有较多液体潴留，见于幽门梗阻和胃扩张等。

3. 血管杂音

正常人腹部一般不能闻及血管杂音，若闻及则有病理意义。血管杂音分为动脉性血管杂音和静脉性血管杂音两种类型。

（1）动脉性血管杂音。

呈喷射样。如腹中部闻及收缩期血管杂音，常提示腹主动脉瘤或腹主动脉狭窄。前者可在受检者触及搏动性包块；后者则搏动减弱，下肢血压明显低于上肢血压，甚至足背动脉搏动消失。如左、右上腹部闻及收缩期血管杂音，应考虑为肾动脉狭窄，可见于年轻的高血压患者。如下腹部两侧闻及血管杂音，常提示髂动脉狭窄。

（2）静脉性血管杂音。

呈连续的嗡鸣声，无收缩期与舒张期之分。常出现在脐周或上腹部，尤其多在腹壁静脉曲张处，是肝硬化患者门静脉高压伴有侧支循环形成所致。

（四）叩诊

腹部叩诊主要用于判断腹腔实质脏器的大小、位置及叩痛，胃肠道充气情况，腹腔内有无积气、积液和肿块等情况。腹部叩诊法包含直接叩诊法和间接叩诊法，间接叩诊法更常用。

1. 腹部叩诊

除肝脏、脾脏、增大的膀胱和子宫所占据的部位及两侧腹部近腰肌处为浊音或实音外，腹部其余部位正常情况下均为鼓音。叩诊一般从左下腹开始沿逆时针方向至右下腹，再至脐部，从而得知腹部叩诊音的总体情况。

鼓音范围增大多见于消化道胀气、消化道穿孔造成的气腹或人工气腹。鼓音范围缩小多见于脾或其他实质性脏器肿大。腹腔内有积液或肿瘤时，病变部位叩诊可呈浊音或实音。

2. 肝脏叩诊

（1）肝上、下界叩诊。

受检者平静呼吸，检查者采用间接叩诊法沿右锁骨中线由肺清音区向下叩诊，至清音转为浊音时，即为肝上界。体型匀称者的肝上界位于右锁骨中线第 5 肋间，此处为被肺覆盖的肝脏顶部，又称为肝相对浊音界。体型瘦长者可以下移一个肋间，体型矮胖者则可上移一个肋间。由腹部鼓音区沿右锁骨中线向上叩诊，由鼓音转为浊音时，即为肝下界。由于肝脏下缘薄，且与肠道重叠，因此叩得的肝下界比实际肝下界高1~2cm。如果肝缘明显增厚，则两者接近。因此，临床上一般用触诊法确定肝下界。肝上、下界之间的距离称为肝上下径，正常人的肝上下径一般为9~11cm。

（2）肝区叩诊。

检查者采用捶叩法，左手掌平置于受检者肋肝区，右手握拳以轻至中等力量捶叩左手背，检查受检者有无肝区叩击痛。正常人肝区无叩击痛。叩击痛阳性见于肝炎、肝脓肿、肝癌、肝淤血等。

3. 移动性浊音叩诊

移动性浊音检查是检查腹腔内有无积液的重要方法。腹水在重力的作用下积聚于腹腔低处，此处叩诊为浊音；含气的肠管漂浮其上，此处叩诊为鼓音。行移动性浊音检查时，受检者取仰卧位，检查者自脐部沿水平线向右侧叩诊，叩诊音由鼓音变为浊音时，叩诊板指固定不动，嘱受检者左侧卧位，稍停留片刻，再度叩诊此处若呈鼓音，提示浊音区发生改变。沿水平线继续向左侧叩诊，由鼓音变为浊音时，叩诊板指固定不动，嘱受检者右侧卧位后，稍停留片刻，再度叩诊，以核实浊音是否随体位而变动。这种因体位不同而出现浊音区变动的现象，称为移动性浊音。正常人无移动性浊音，若出现移动性浊音则提示腹腔内游离腹水达1000mL以上。

（五）触诊

触诊是腹部检查的主要方法。触诊时，受检者取仰卧位，头垫低枕，双手自然置于身体两侧，双腿屈起并稍分开，以放松腹肌，做平静腹式呼吸。检查者位于受检者右侧，面向受检者，前臂尽量与受检者腹平面在同一水平。先全腹触诊，后脏器触诊。部分受检者因紧张导致腹肌紧张时，检查者应先将全手掌置于受检者腹壁上，待其适应后，再进行触诊。

全腹触诊时，先浅触诊，后深触诊。一般自左下腹开始，沿逆时针方向至右下腹，再至脐部，依次检查腹部各区。有明确病变者，应先触诊健康部位，再逐渐移向病变部位，以免影响触诊结果。触诊过程中注意观察受检者的反应和表情。浅触诊时，用手指掌面轻触腹壁，使腹壁下陷1cm。浅触诊主要用于判断腹壁的紧张度、浅表的压痛、包块、搏动和腹壁上的肿物。深触诊应使腹壁下陷至少在2cm以上，甚至达5cm以上，包括深压触诊、滑动触诊和双手触诊。深压触诊主要用于探查腹腔深部病变的压痛和反跳痛；滑动触诊主要在被触及的脏器或肿块上做上下、左右的滑动触摸，以感知脏器或肿块的形态与大小；双手触诊常用于肝、脾、肾和腹腔内肿块的检查。

1. 腹壁紧张度

正常人腹壁有一定张力，因年龄、性别和职业而异，一般触之柔软，较易压陷，称腹壁柔软。某些人因为怕痒或者发笑可致腹肌自主性痉挛，称为肌卫增强，属正常现象。某些病理情况可致腹壁紧张度增加或减弱。

（1）腹壁紧张度增加。

①全腹壁紧张度增加。

多见于腹腔内容物增加，如腹内积气、腹水或巨大腹腔肿块等，表现为腹壁张力增加，但无腹肌痉挛，无压痛。如腹壁明显紧张，触之硬如木板，称板状腹，见于急性胃肠道穿孔或脏器破裂所致的急性弥漫性腹膜炎，是炎症刺激引起腹肌痉挛的表现。腹壁柔韧而具抵抗力，不易压陷，称为揉面感或柔韧感，见于结核性腹膜炎、癌性腹膜炎及其他慢性病变等。

②局部腹壁紧张度增加。

常见于腹腔脏器炎症波及腹膜所致，如急性胆囊炎可致右上腹壁紧张，急性胰腺炎可致上腹或左上腹腹壁紧张，急性阑尾炎可致右下腹壁紧张。

（2）腹壁紧张度减弱。

多因腹肌张力减弱或消失所致。全腹壁松弛无力，失去弹性，多见于慢性消耗性疾病、大量放腹水后、严重脱水或年老体弱者。局部腹壁松弛无力，失去弹性，见于局部的腹肌瘫痪或缺陷，如腹壁疝。

2. 压痛与反跳痛

正常腹部触诊无压痛及反跳痛。

（1）压痛。

由浅入深触压腹部引起的疼痛，称为腹部压痛，由腹腔脏器炎症、肿瘤、淤血、破裂、扭转以及腹膜受刺激等所致。压痛的部位常提示相关脏器发生病变，局限于一点的压痛称为压痛点，一些位置较固定的压痛点，常反映特定的疾病。如位于右锁骨中线与肋缘交界处的胆囊点压痛是胆囊病变的标志，位于脐与右髂前上棘连线中、外1/3交界处的麦氏点压痛是阑尾病变的标志。

（2）反跳痛。

触诊腹部出现压痛后，压于原处稍停片刻，待压痛感觉趋于稳定后，迅速将手抬起，如果受检者感觉疼痛骤然加重，并伴有痛苦表情或呻吟，称为反跳痛。反跳痛是腹膜壁层受炎症累及的征象，多见于急、慢性腹膜炎。腹膜炎患者腹肌紧张、压痛常与反跳痛并存，称为腹膜刺激征，也称腹膜炎三联征。

3. 肝脏触诊

肝脏触诊时，应保持腹壁放松，嘱受检者做深而均匀的腹式呼吸，以使肝脏随膈肌运动而上下移动。触诊时，最敏感的触诊部位为示指前端指腹。吸气时手指上抬的速度一定要落后于腹壁的抬起速度，便于触及随膈肌下移的肝脏。检查腹肌发达者时，检查者右手宜置于腹直肌外缘稍外处向上触诊，否则肝缘被腹直肌掩盖而不能触及，或者将腹直肌肌腱误以为是肝缘；肝脏明显肿大但未能触及时，提示可能触诊起始的位置过高，始终在肝脏上面触诊，应下移起始部位，重新触诊。

（1）触诊方法。

①单手触诊法。

较为常用，检查者将右手平放于右锁骨中线上约肝下缘的下方，4指并拢，掌指关节伸直，示指前端的桡侧与肋缘平行或示指与中指的指端指向肋缘，紧密配合受检者的呼吸运动进行触诊。受检者深呼气时，腹壁松弛下陷，指端随之压向深部；深吸气时，腹壁隆起，手指缓慢抬起，指端朝肋缘向上迎触随膈肌下移的肝缘。如此反复，自下而上逐渐触向肋缘，直到触及肝缘或肋缘为止。以同样的方法于前正中线上触诊肝左叶。

②双手触诊法。

检查者右手位置同单手法，左手手掌置于受检者右腰部，将肝脏向上托起，拇指张开置于右季肋部，限制右下胸扩张，以增加膈肌下移的幅度，使吸气时下移的肝脏更易被触及。

③钩指触诊法。

适用于儿童和腹壁较薄软者，检查者站于受检者右肩旁，面向足趾，将右手掌放在右前胸下部，右手除拇指外第2~5指并拢弯曲成钩状，受检者做腹式呼吸运动，检查者随着受检者深吸气进一步屈曲指关节，以便于手指触及下移肝脏的下缘。

（2）触诊内容。

对肝脏进行触诊时，主要注意其大小、质地、边缘与表面状态、有无压痛等。

①大小。

正常人在右锁骨中线肋缘下一般触不到肝脏，少数可触及，但其下缘于深吸气末肋下不超过1cm，剑突下不超过3cm。超出上述标准，且肝上界正常或升高，提示肝肿大。弥漫性肝肿大多见于肝炎、脂肪肝、白血病、血吸虫病等；局限性肝肿大多见于肝脓肿、肝肿瘤及肝囊肿等。肝脏缩小见于急性重型肝炎、门脉性肝硬化晚期。

②质地。

一般将肝脏质地分为质软、质韧和质硬3级。正常肝脏质软，如触口唇；质韧者，如触鼻尖，见于慢性肝炎及肝淤血；肝硬化者质硬，肝癌者质地最坚硬，如触前额。肝脓肿或囊肿有液体时呈囊性感，大而表浅者可能触到波动感。

③边缘与表面状态。

正常肝脏表面光滑、边缘整齐、厚薄一致。肝脏边缘钝圆，见于肝淤血、脂肪肝；肝脏表面高低不平呈大结节状，边缘厚薄不一，见于肝癌；肝脏表面呈不均匀的结节状，边缘不整齐，见于肝硬化。

④压痛。

正常肝脏无压痛。肝炎或肝淤血时，可因肝包膜有炎症反应或受到牵拉而有压痛，叩击时可有叩击痛。

4. 脾脏触诊

受检者仰卧，屈膝屈髋，检查者一般采用双手触诊法，左手绕过受检者腹前方，将手掌置于其左胸下部第9~11肋处，将脾脏由后向前托起，右手掌平置于脐部，与肋弓大致成垂直方向，如同肝脏触诊，配合呼吸，迎触脾脏，直至触及脾缘或左肋缘为止。脾脏轻度肿大时，仰卧位不易触及，可采取侧卧位进行触诊。侧卧位触诊时，受检者取右侧位，右下肢伸直，左下肢屈曲，此时脾脏下移接近腹壁而容易触及。当脾脏明显肿大且位置表浅时，单手触诊即可触及。

正常脾脏位于左季肋区，肋缘下不能触及。当有内脏下垂、左侧胸腔积液或积气使膈肌下降时，脾脏可向下移位，在深吸气末可在肋缘下触及脾脏边缘。除上述原因外，触及脾脏，则提示脾脏增大至少2倍以上。触及脾脏后，应进一步判断其大小、质地、表面情况及有无压痛等。

临床上根据脾下缘至肋下缘的距离，将脾肿大分为轻、中、高三度。深吸气末，脾缘不超过肋下2cm，为轻度肿大，见于急、慢性肝炎及伤寒等；脾缘超过肋下

2cm，但在脐水平线以上者，为中度肿大，见于肝硬化、慢性淋巴细胞白血病、淋巴瘤等；脾缘超过脐水平线或向右超过前正中线，为高度肿大，即巨脾，表面光滑者多见于慢性粒细胞白血病、慢性疟疾等，表面不平有结节者多见于淋巴瘤或恶性组织细胞病等。

5. 胆囊触诊

正常情况下，胆囊隐藏于肝脏的胆囊窝内，不能触及。

（1）胆囊肿大。

肿大的胆囊超过肝缘及肋缘时，可在右肋缘下的腹直肌外缘处触及。肿大的胆囊一般呈梨形或卵圆形，表面光滑，张力较高，随呼吸上下移动。若肿大的胆囊呈囊性感并有明显压痛，常见于急性胆囊炎；呈囊性感无压痛，见于壶腹周围癌；有实性感且伴轻度压痛，见于胆囊结石或胆囊癌；胆囊明显肿大，无压痛、黄疸逐渐加深，称为库瓦西耶征阳性，见于胰头癌。

（2）胆囊触痛与墨菲征阳性。

有时胆囊有炎症，但尚未肿大或虽已肿大而未达肋缘下，此时虽不能触及胆囊，但可探测胆囊触痛。检查者将左手掌平置于受检者的右肋缘部位，以拇指指腹勾压于右肋缘与腹直肌外缘交界处（胆囊点），然后嘱受检者缓慢深吸气，吸气过程中有炎症的胆囊下移碰到用力按压的拇指时，即可引起疼痛，此为胆囊触痛，若因剧烈疼痛而致吸气中止，称为墨菲氏征阳性。

三、其他检查

消化系统疾病的评估除了问诊和体格检查之外，临床上常用的检查方法还有实验室检查、影像学检查和内镜检查。

1. 实验室检查

实验室检查的主要内容包括血液常规检查、粪便检查、临床生物化学检查（如血糖、血脂、血电解质、肝功等）等相关检查。

2. 影像学检查

（1）X线检查：X线检查是消化系统影像学检查的常用方法之一，通过摄入含钡或碘的造影剂，利用X线透视或X线摄片来观察消化道黏膜及管腔形态，发现病变。

（2）超声检查：超声检查主要用于肝、胆、胰等实质脏器的检查，也可用于胃肠道疾病的初步筛查。

（3）CT检查：CT检查在肝脏、胰腺等实质脏器疾病的诊断中具有重要价值，也可用于胃肠道肿瘤的诊断和分期。

（4）MRI检查：MRI检查在肝脏、胰腺等实质脏器疾病的诊断中具有重要价值，也可用于胃肠道肿瘤的诊断和分期。

3. 内镜检查

内镜检查通过将细长的光学仪器插入消化道管腔，直接观察消化道黏膜及管腔形态，发现病变。内镜检查是消化系统疾病诊断的金标准，适用于食管、胃、结直肠等部位的疾病筛查和诊断。

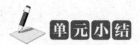

单元小结

腹部上起横膈，下至骨盆，主要由腹壁、腹腔和腹腔脏器组成。腹部检查方法包括视诊、听诊、叩诊和触诊，其中触诊是腹部检查的重点和难点。因叩诊与触诊均须向腹部施加一定压力，可刺激肠蠕动影响听诊结果。因此，腹部检查应按照视诊、听诊、叩诊和触诊的顺序进行。视诊的主要内容有腹部外形、呼吸运动、腹壁静脉、胃肠型与蠕动波及疝等。检查者应将视线降低至腹平面，从侧面沿切线方向加以观察。腹部听诊内容主要有肠鸣音、振水音及血管杂音，全面听诊腹部各区，尤其上腹部、中腹部和右下腹部。腹部叩诊主要用于判断腹腔实质脏器的大小、位置及叩痛，胃肠道充气情况，腹腔内有无积气、积液和肿块等情况。腹部叩诊法包含直接叩诊法和间接叩诊法，间接叩诊法更常用。触诊是腹部检查的主要方法。触诊的主要内容包括腹壁紧张度、压痛与反跳痛及肝脏、脾脏和胆囊的触诊。

单元 3　消化系统常见症状体征

案例引入

张爷爷，73 岁，1 个月前不明原因出现腹泻，每日 4~5 次，未予重视。近 4 天症状加重，腹泻次数增多，每日排便 7~8 次，有黏液脓血，伴左下腹痛，便后可缓解。起病以来体重下降 5kg。

请思考：

1. 哪些原因可以引起腹泻？腹泻会给张爷爷带来哪些影响？

2. 如何对张爷爷进行照护？

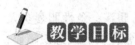

教学目标

知识目标：

1. 熟悉恶心呕吐、腹痛、腹泻、黄疸、呕血和黑便的概念及常见病因。

2. 掌握恶心呕吐、腹痛、腹泻、黄疸、呕血和黑便的临床表现。

能力目标：

能对恶心呕吐、腹痛、腹泻、黄疸、呕血和黑便的患者采用合适的照护措施。

素质目标：

具有严谨求实的工作态度和崇高的职业道德。

思政目标：

培养学生用联系的观点看待疾病的发展，辩证地看待疾病的不同症状。

一、恶心、呕吐

恶心为一种上腹部不适、紧迫欲吐的感觉。呕吐是通过胃的强烈收缩迫使胃或部分小肠内容物经食管、口腔排出体外的现象。

（一）病因

（1）胃炎、消化性溃疡并发幽门梗阻、胃癌。

（2）肝、胆囊、胆管、胰、腹膜的急性炎症。

（3）胃肠功能紊乱引起的心理性呕吐。

（二）临床特点

1. 恶心

常伴有面色苍白、出汗、流涎、血压降低、心动过缓等迷走神经兴奋症状。恶心常是呕吐的先兆，但也可仅有恶心无呕吐，或仅有呕吐无恶心。

2. 呕吐

因病因不同，呕吐发生的时间、与进食的关系、呕吐的特点、呕吐物的性质等方面各有其特点。

（1）呕吐发生的时间：晨起呕吐见于尿毒症、慢性乙醇中毒或功能性消化不良等；鼻窦炎患者因起床后脓液经鼻后孔流出刺激咽部，亦可致晨起恶心、干呕；幽门梗阻者呕吐常在夜间出现。

（2）与进食的关系：进食过程中或餐后即刻发生的呕吐，可能是精神因素所致；餐后1小时以上呕吐称延迟性呕吐，提示胃张力下降或胃排空延迟；餐后较长时间或数餐后呕吐，见于幽门梗阻，呕吐物可有隔夜宿食；集体发病者，多由食物中毒所致。

（3）呕吐的特点：喷射状呕吐，且多无恶心先兆，伴剧烈头痛和不同程度意识障碍者，为颅内高压性疾病所致；呕吐与头部位置改变有密切关系，伴有眩晕、眼球震颤及恶心，多由前庭功能障碍性疾病所致。

（4）呕吐物的性质：幽门梗阻者呕吐物多有酸臭味；梗阻平面在十二指肠乳头以上者常不含胆汁，在此平面以下者常含大量胆汁；低位小肠梗阻者呕吐物常有粪臭味；上消化道出血者呕吐物常呈咖啡色；有机磷农药中毒者呕吐物有大蒜味。

3. 伴随症状

急性胃肠炎、细菌性食物中毒、霍乱、副霍乱等多伴腹痛、腹泻；急性胆囊炎及胆石症常伴右上腹痛、发热、寒战或黄疸；颅内高压症或青光眼常伴头痛或意识障碍；前庭器官疾病常伴眩晕、眼球震颤。

二、腹痛

腹痛是一种因腹内组织或器官受到某种强烈刺激或损伤引起的不愉快的感觉和情绪体验。腹痛具有警示作用，提示机体做出保护性行为，寻求帮助避免进一步损伤。按照起病急缓、病程长短分为急性与慢性腹痛。

（一）病因

1. 急性腹痛

多由腹腔脏器的急性炎症、扭转或破裂，空腔脏器梗阻或扩张，腹腔内血管阻塞等引起。

2. 慢性腹痛

常与腹腔脏器的慢性炎症、腹腔脏器包膜的张力增加、消化性溃疡、胃肠神经功能紊乱、肿瘤压迫及浸润有关。

3. 消化系统外疾病

某些全身性疾病、泌尿生殖系统疾病、腹外脏器疾病如急性心肌梗死和下叶肺炎等亦可引起腹痛。

（二）临床特点

1. 疼痛

疼痛是该病症常见的临床症状。因发病原因的不同，疼痛的性质、程度、持续时间和转归都不相同，需要有针对性地治疗、护理，包括病因治疗和止痛措施。

2. 焦虑

急骤发生的剧烈腹痛、持续存在或反复出现的慢性腹痛以及预后不良的癌性疼痛，均可造成患者精神紧张、情绪低落，产生焦虑情绪。

三、腹泻

腹泻是指排便次数较平时增加，且粪质稀薄，容量及水分增加，可含未消化的食物、黏液、脓血及脱落的肠黏膜等异常成分。根据病程可分为急性腹泻和慢性腹泻，病程不足 2 个月者为急性腹泻，超过 2 个月者为慢性腹泻。

（一）病因

1. 急性腹泻

（1）肠道疾病：常见的是由病毒、细菌、真菌、原虫、蠕虫等感染所引起的肠炎及急性出血性坏死性肠炎，以及克罗恩病或溃疡性结肠炎急性发作、急性缺血性肠病等。

（2）急性中毒：食用毒蘑菇、河豚、鱼胆等食物，或砷、磷、铅、汞等化学物质。

（3）全身性感染：败血症、伤寒或副伤寒、钩端螺旋体病等。

（4）其他：变态反应性肠炎、过敏性紫癜；服用某些药物如氟尿嘧啶、利血平及新斯的明等；某些内分泌疾病，如肾上腺皮质功能减退、甲状腺危象。

2. 慢性腹泻

（1）肠源性疾病：如慢性细菌性痢疾、肠结核、慢性阿米巴痢疾等感染性疾病，以及溃疡性结肠炎、克罗恩病、肠肿瘤、结肠多发性息肉和吸收不良综合征等非感染性疾病等。

（2）胃、胰及肝、胆源性疾病：如慢性萎缩性胃炎、慢性胰腺炎、胰腺癌、肝硬化门静脉高压，以及行胃大部切除术、胆囊切除术后等。

（3）全身性疾病：甲状腺功能亢进症、肾上腺皮质功能减退、系统性红斑狼疮和尿毒症等。

（4）药物性腹泻：服用利血平、甲状腺素、洋地黄类药物、某些抗肿瘤药物和抗生素等。

（5）神经功能紊乱：如肠易激综合征等。

（二）临床特点

1. 起病情况

急性腹泻起病急骤，病程较短，多为感染或食物中毒所致。慢性腹泻起病缓慢，病程较长，多见于慢性感染、非特异性炎症、吸收不良、消化功能障碍、肠道肿瘤或神经功能紊乱等。细菌性痢疾、肠炎等腹泻前多有不洁饮食史或传染病患者接触史；溃疡性结肠炎急性发作前多有疲劳、暴饮暴食等。

2. 腹泻特点

急性腹泻常有腹痛，进食后 24 小时内发病，每天排便数次或高达数十次，多数为呈糊状或水样便，少数为脓血便；慢性腹泻表现为每天排便次数增多，可为稀便，亦可带黏液、脓血。渗出性腹泻者粪便量少，可有黏液或脓血，多伴有腹痛与发热；分泌性腹泻无明显腹痛，多为水样便，量大，无黏液及脓血，与进食无关；渗透性腹泻与吸收不良性腹泻者粪便含有未消化的食物、泡沫，可有恶臭，不含黏液、脓血，禁食后可缓解。

3. 伴随症状

（1）伴发热：多见于急性细菌性痢疾、伤寒、肠结核、克罗恩病、溃疡性结肠炎急性发作期、败血症等。

（2）伴腹痛：多见于细菌性痢疾、伤寒、溃疡性结肠炎等肠道炎症性病变或肠道痉挛等。小肠疾病所致的腹痛多位于脐周；结肠疾病所致的腹痛多位于下腹部，便后可缓解。

（3）伴里急后重：多见于细菌性痢疾、直肠炎、直肠肿瘤等。

（4）伴明显消瘦：多见于胃肠道恶性肿瘤、胃大部切除术后以及吸收不良综合征者，也可因长期慢性腹泻导致消化吸收障碍所致。

四、黄疸

黄疸是由于血清中胆红素升高，致使皮肤、黏膜和巩膜发黄的体征。正常胆红素最高为 17.1μmol/L，胆红素在 34.2μmol/L 以下时，黄疸不易觉察，称为隐性黄疸；超过 34.2μmol/L 时临床出现可见黄疸，即显性黄疸。

（一）病因

1. 溶血性黄疸

各种先天性溶血性疾病如地中海贫血、遗传性球形红细胞增多症和后天获得性溶血如自身免疫性溶血性贫血、新生儿溶血、不同血型输血后的溶血以及蛇毒、毒蘑菇、蚕豆病等引起的溶血，导致大量红细胞破坏，非结合胆红素增加，超过了肝细胞的摄取、结合与排泄功能，在血中潴留，超过正常水平而出现黄疸。

2. 肝细胞性黄疸

病毒性肝炎、中毒性肝炎、肝硬化、钩端螺旋体病、败血症等疾病造成肝细胞严重损伤导致肝细胞对胆红素的摄取、结合及排泄功能降低，血中的非结合胆红素增加出现黄疸。同时，未受损的肝细胞仍能将部分非结合胆红素转化为结合胆红素，但因肝细胞肿胀、坏死，压迫毛细胆管和胆小管使胆汁排泄受阻，从而使部分结合胆红素反流入血液循环中，致血中结合胆红素亦增加而出现黄疸。

3. 胆汁淤积性黄疸

肝内泥沙样结石、癌栓、寄生虫病（如华支睾吸虫病）、病毒性肝炎、药物性胆汁淤积（如氯丙嗪、甲睾酮和口服避孕药等）、原发性胆汁性肝硬化、妊娠期复发性黄疸等疾病导致的肝内胆汁淤积和胆总管结石、狭窄、肿瘤、炎性水肿及蛔虫阻塞等引起的肝外胆汁淤积，使阻塞上方胆管内压力增高、胆管扩张，最终导致小胆管与毛细胆管破裂，胆汁中的胆红素反流入血液，血清结合胆红素升高，引起黄疸。

（二）临床特点

1. 黄疸的主要特点与病因及发生机制密切相关

（1）溶血性黄疸：一般为轻度黄疸，皮肤黏膜呈浅柠檬黄色，不伴皮肤瘙痒。急性溶血常表现为寒战、高热、头痛、呕吐、腰痛等，伴有不同程度的贫血和血红蛋白尿（尿呈浓茶色或酱油色），尿隐血试验阳性。严重者可发生急性肾功能衰竭；慢性溶血常伴贫血及脾肿大。实验室检查血清总胆红素增加，以非结合胆红素增高为主，结合胆红素基本正常，尿结合胆红素定性试验阴性，尿胆原增加，尿液颜色加深。粪胆原增高，粪便颜色加深。

（2）肝细胞性黄疸：皮肤、黏膜呈浅黄至深金黄色，可有皮肤瘙痒，常伴乏力、食欲减退、肝区不适或疼痛，严重者可有昏迷、出血倾向、腹腔积液等肝脏原发病的表现。实验室检查血清结合胆红素与非结合胆红素均增高，尿结合胆红素定性试验阳性，有胆红素尿（尿呈深黄色）。此外，血液生化检查有肝功能受损的表现。

（3）胆汁淤积性黄疸：黄疸多较严重，皮肤呈暗黄色，胆道完全梗阻者可为深黄色，甚至黄绿色，伴皮肤瘙痒及心动过缓。尿液颜色加深如浓茶，粪便颜色变浅，胆道完全梗阻者粪便可呈白陶土色。胆汁淤积性黄疸者血清总胆红素增加，实验室检查以结合胆红素增高为主，尿结合胆红素定性试验阳性，尿胆原和粪胆原减少或缺如。

2. 伴随症状与体征

急性胆管炎、肝脓肿、病毒性肝炎、急性溶血等疾病可出现黄疸伴发热；病毒性肝炎者出现轻至中度肝肿大、质地软而有压痛，肝癌者肝肿大明显、质地坚硬、有压痛、表面可触及不规则结节，肝硬化者肝脏质地硬、表面有小结节、边缘不整齐；胆道结石、胆管蛔虫者可伴右上腹阵发性绞痛，慢性肝炎、肝癌、肝脓肿可出现持续性右上腹胀痛或钝痛；病毒性肝炎、肝硬化、疟疾、败血症、钩端螺旋体病等可出现脾大；胆总管结石、胆总管癌、胰头癌、壶腹癌等引起的胆总管梗阻常伴胆囊肿大；肝硬化失代偿期、急性重型肝炎、肝癌等常伴腹腔积液。

五、呕血和黑便

呕血是上消化道疾病（指屈氏韧带以上的消化道）或全身性疾病所致的上消化道出血，血液经口腔呕出。黑便则指上消化道出血时，部分血液经肠道排出，因血红蛋白在肠道内与硫化物结合成硫化亚铁，使粪便呈黑色。由于黑便附有黏液而发亮，类似柏油，又称为柏油样便。一般呕血多伴有黑便，而黑便不一定伴有呕血。

（一）病因

1. 消化系统疾病

（1）食管疾病：反流性食管炎、食管憩室炎、食管癌、食管异物、食管-贲门黏膜撕裂综合征、食管损伤等。

（2）胃及十二指肠疾病：最常见于消化性溃疡，其次见于服用非甾体抗炎药或应激所致急性糜烂性出血性胃炎及慢性胃炎、胃癌等。

（3）肝、胆、胰腺疾病：肝硬化门静脉高压所致食管-胃底静脉曲张破裂出血。肝癌、肝动脉瘤破裂、胆囊或胆道结石、胆囊癌、胆管癌、胰腺癌、胰腺脓肿或囊肿等均可引起出血，血液进入十二指肠进而出现呕血或黑便。

2. 全身性疾病

（1）血液系统疾病：血小板减少性紫癜、过敏性紫癜、白血病、血友病、霍奇金淋巴瘤、遗传性毛细血管扩张症、弥散性血管内凝血及其他凝血机制障碍等。

（2）感染性疾病：流行性出血热、钩端螺旋体病、登革热、急性重型肝炎、败血症等。

（3）结缔组织病：系统性红斑狼疮、皮肌炎、结节性多动脉炎累及上消化道等。

（4）其他：尿毒症、肺源性心脏病、呼吸衰竭等。

（二）临床特点

1. 呕血和黑便

呕血与黑便的表现与出血的部位、出血量、出血速度等有关。幽门以上部位的出血以呕血为主，伴有黑便；幽门以下部位的出血多以黑便为主。若出血量大、出血速度快，则既有呕血又有黑便；若出血量小、出血速度慢，可仅表现为黑便而无呕血。胃内潴留的血量达 250~300mL 时，可引起呕血；每日出血量在 50~70mL 时，可有黑便；每日出血量在 5mL 以上时，可有粪便隐血试验阳性。

2. 伴随症状

消化性溃疡者可出现周期性、节律性上腹部疼痛；胃癌者多无明显规律性上腹痛，伴进行性消瘦或贫血；肝硬化者常伴脾大、腹壁静脉曲张或有腹腔积液；胆道疾病多伴黄疸、寒战、发热及右上腹绞痛；血液系统疾病、急性传染病多伴皮肤黏膜出血。

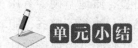

单元小结

本单元介绍了包括恶心、呕吐；腹痛；腹泻；黄疸；呕血和黑便等消化系统常见的症状体征的发病原因及临床特点。

单元4　食管癌的护理

案例引入

李爷爷，64 岁，3 个月前在进食粗硬食物时出现哽咽感，喝水后能稍缓解，未引起重视，近日发现吃软质食物如面条、稀饭也有哽咽感，自述感觉吞咽困难，无恶心、呕吐。纤维食管镜检查发现"距门齿 28cm 处可见不规则隆起，隆起表面糜烂，质脆，易出血，直径约 5cm"。活检病理结果显示为"鳞癌"。诊断为食管癌。

请思考：

1. 食管癌病因是什么？典型的临床表现是什么？

2. 如何做好食管癌老年人术后的引流管护理？

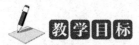

知识目标：

1. 掌握食管癌典型临床表现及护理措施。

2. 熟悉食管癌的治疗要点与常见护理诊断。

3. 了解食管癌的病因及发病机制，辅助检查。

能力目标：

能运用所学知识为食管癌老年人实施整体照护。

素质目标：

在照护食管癌老年人的过程中，具有爱伤观念、认真负责。

思政目标：

1. 在照护过程中，树立健康饮食的观念。

2. 在照护肿瘤老年人过程中，充分体现爱老、敬老照护理念。

食管癌是较为常见的消化道肿瘤，好发于食管黏膜上皮的恶性肿瘤。发病年龄多为40岁以上，以60~64岁老年人发病率最高，男性多于女性。食管癌发病以中胸段多见，其次为下胸段及上胸段。病理类型绝大多数为鳞状上皮癌，其次是腺癌。按病理形态可分为髓质型、蕈伞型、溃疡型和缩窄型，其中髓质型最常见。食管癌的转移途径主要为淋巴转移，血行转移较晚。

一、病因及发病机制

食管癌的病因至今尚不清楚，一般认为与下列因素有关。

1. 遗传因素

食管癌虽不是遗传性疾病，但具有一定的遗传易感性。食管癌的发病常表现为家族聚集性，有阳性家族史者占60%。

2. 饮食因素

食管癌的发生与饮食密切相关，正常老年人饮食中若长期缺乏动物蛋白、微量元素（钼、铁、锌、氟、硒）、维生素A或维生素B等，食管癌的发病率明显增高。

3. 刺激因素

长期慢性刺激增加了对致癌物的敏感性，如有吸烟史、饮食过硬、过热或进食过快、长期饮用烈性酒等，可造成食管慢性刺激和损伤。龋齿、口腔不清洁、食管的慢性炎症等慢性刺激，与食管癌的发生也有密切关系。

4. 化学因素

亚硝胺是公认的致癌物。长期进食亚硝胺含量较高的食物，在体内、外形成的亚硝胺类化合物，有着较强的致癌作用，某些真菌能促进或合成亚硝胺。

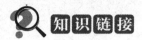

知识链接

食管癌患病率世界之首

河南林县，现已改名为河南林州市，数据显示，林州市及周边地区的食管癌患病率曾位居世界之首，引起了全球医学界的关注。林州市还出现过一个吓人的情况：家族内呈现高聚集现象，祖孙三代都有人患上食管癌。据调查，当地居民喜食烫食，并且喜食腌制食物，当地特色食物——酸菜，其富含亚硝酸盐，长期大量食用，可在人体内形成亚硝胺，均成为食管癌高发的原因。经过国内食管癌专家的不断努力，河南林州市食管癌的患病率已有明显下降。

二、临床表现

（一）症状

1. 早期症状

多不明显，老年人偶有咽下食物的哽噎感、停滞感或异物感；胸骨后会闷胀不适或疼痛，疼痛以隐痛、刺痛或烧灼样痛为主。间歇期常无症状，易被忽略。

2. 中、晚期症状

典型症状为进行性吞咽困难，开始为吞咽干食、硬食困难，继而进食半流质食物困难，最后连流质食物、水和唾液也难以咽下。如食管梗阻严重，可呕出刚进食的食物及唾液，易引起老年人的呛咳和窒息。随着病情发展，肿瘤逐渐侵袭邻近器官，出现相应症状，若侵犯喉返神经会出现声音嘶哑；侵犯气管可形成食管气管瘘，可使老年人出现进食呛咳或肺部感染。

（二）体征

肿瘤如发生淋巴转移，可出现锁骨上淋巴结肿大。肿瘤晚期老年人可有不同程度脱水、贫血、消瘦、低蛋白血症等恶病质，会出现肝肿大、胸水、腹水等。

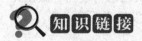

知识链接

食管癌自检方法

吞咽一口干饭、大饼或者馒头，在吞咽的过程中仔细感受食物经过食道时是否有异物感，假如在吞咽过程中总有异物感，并且是固定在某一个部位，有东西永远都咽不下去的感觉，达到 60 秒以上，这时就要提高警惕，应该尽早去医院检查是否患有食管癌。

三、辅助检查

1. 纤维食管镜和超声内镜

纤维食管镜和超声内镜是诊断食管癌比较可靠的方法。纤维食管镜能在直视下观察病变形态，并可钳取活组织做病理学检查。超声内镜检查可用于判断肿瘤侵犯程度、食管周围组织及结构有无受累及局部淋巴结转移情况。

2. 食管脱落细胞学检查

带网气囊食管脱落细胞学检查是一种简便易行的普查方法，阳性率可达90%。

3. X 线食管吞钡造影检查

早期食管癌可见局限性食管黏膜皱襞增粗和中断，小的充盈缺损或龛影。中晚期食管癌可显示病变部位管腔不规则充盈缺损、管腔狭窄，病变段管壁僵硬等征象。

4. CT 和 MRI

可显示食管癌向腔外扩展的范围，以及淋巴结转移情况，对决定手术有参考价值。

四、治疗要点

食管癌以手术治疗为主，配合放疗和化疗等综合治疗，尤其早、中期食管癌老年人首选手术治疗。食管癌早期首选根治性切除手术，手术切除病变食管并重建食管，可采用胃或结肠经食管床上提至胸腔内与食管残端吻合。晚期不能切除的，宜做姑息性减状通路手术，如胃造瘘术或食管腔内置管术等，以解决老年人的进食困难。

五、常见护理诊断/问题

（1）营养失调：低于机体需要量。与吞咽困难、进食减少或不能进食、消耗增加有关。

（2）焦虑/恐惧。与对食管癌的恐惧及担心疾病预后有关。

（3）潜在并发症：出血、吻合口瘘、肺部感染等。

六、护理措施

（一）术前护理

1. 营养支持

老年人因吞咽困难易出现摄入不足，营养不良，水、电解质失衡等问题，使机体对手术的耐受程度降低，术前应积极改善老年人的营养状况，保证营养的有效摄入。指导老年人术前进食高热量、高蛋白、富含维生素的流质或半流质饮食，如米汤、菜汁、牛奶、鸡蛋羹等，避免刺激性食物摄入。若老年人身体状况较差且只能进流食，应遵医嘱给予补充水、电解质，提供肠内、肠外营养。

2. 术前准备

（1）呼吸道准备：针对吸烟老年人，应劝诫术前2周严格戒烟；并指导老年人进行腹式呼吸和有效咳嗽训练；必要时使用抗生素控制呼吸道感染。

（2）胃肠道准备：

①口腔内细菌可随食物或唾液进入食管，在狭窄或梗阻部位易造成局部感染，影响术后吻合口的愈合。应告知老年人保持口腔清洁，做好饭前刷牙、饭后漱口，积极治疗口腔、咽部疾病。

②术前3天给予流质饮食，术前12小时禁食，8小时禁饮，拟行结肠代食管手术者，术前3天进食少渣饮食，并口服抗生素抗感染，如甲硝唑、庆大霉素等。术前晚

行清洁灌肠或全肠道灌洗后禁饮食。

③术日晨常规留置胃管，胃肠减压，通过梗阻部位困难时，不能强行置入，防止不慎戳穿食管，可将胃管置于梗阻食管上方，待手术中调整。

④对进食后有滞留或反流者，经胃管冲洗食管及胃，减少术中污染，预防吻合口瘘。

3. 心理护理

加强与老年人及家属的沟通，指导老年人正确认识疾病，进行心理疏导。耐心解答老年人及家属的疑问，以减轻焦虑和恐惧。术前向老年人及家属说明手术方案，介绍手术的意义、方法、配合方法和注意事项，让老年人有充足的心理准备。主动关心、体贴老年人，动员家属给老年人心理和经济方面的全力支持。

（二）术后护理

1. 病情观察

术后 2~3 小时内，密切监测老年人的心率、血压、呼吸、血氧饱和度的变化，稳定后改为 30 分钟至 1 小时测量 1 次，如有异常及时通知医生。

2. 呼吸道护理

术后鼓励老年人进行深呼吸和有效咳嗽，每 1~2 小时 1 次，咳嗽前可为老年人进行叩背，顺序为由下向上、由外向内轻叩震荡，频率为 120~180 次/分。老年人咳嗽时固定伤口，减少因震动引起疼痛。

3. 胃肠道护理

（1）胃肠减压护理：①术后 3~4 日需持续胃肠减压，妥善固定以防胃管脱出。②严密观察引流液的量、颜色、性状、气味并准确记录。若老年人出现烦躁、血压下降、脉搏增快、尿量减少等，引流液为大量鲜血或血性液，应考虑吻合口出血，需立即通知医生并配合抢救。③经常挤压胃管，防止堵塞。若胃管不畅，可用少量生理盐水冲洗并及时回抽。④胃管脱出后应立即通知医生，密切观察病情，不应盲目插入，以免戳穿吻合口部位，造成吻合口瘘。

（2）结肠代食管术后护理：①保持结肠袢内的减压管通畅。②注意观察腹部体征，发现异常及时通知医生。③若从胃肠减压管内吸出大量血性液或呕吐大量咖啡色液，伴全身中毒症状，应考虑代食管的结肠袢坏死，须立即通知医生并配合抢救。④结肠代食管后，因结肠逆蠕动，老年人常嗅到大便气味，需向老年人解释原因，指导其注意口腔卫生，一般半年后会逐步缓解。

4. 胸腔闭式引流护理

（1）保持胸腔闭式引流系统的密闭：①引流管周围用凡士林纱布严密覆盖。②水封瓶保持直立，长管没入水中 3~4cm。③当更换引流瓶、搬动老年人或外出检查时，需双重夹闭引流管，但漏气明显的老年人不可夹管。④随时检查整个引流装置是否密闭，防止引流管脱落。若引流管从胸腔滑脱，应紧急压住引流管周围的敷料或捏闭伤口处皮肤，消毒后用凡士林纱布，暂时封闭伤口，并协助医生进一步处理，若引流管连接处脱落或引流瓶破碎，立即双重夹闭胸腔引流管，消毒并更换引流装置。

（2）严格无菌操作，防止逆行感染：①保持引流装置无菌。定时更换胸腔闭式引流瓶，并严格遵守无菌技术操作原则。②保持胸壁引流口处敷料清洁、干燥，一旦浸湿或污染，及时更换。③引流瓶位置应低于胸壁引流口平面 60～100cm，依靠重力引流，防止瓶内液体逆流入胸膜腔，造成逆行感染。

（3）保持引流通畅：通畅时有气体或液体排出，或长管中的水柱随呼吸上下波动。①引流最常用的体位是半卧位。术后若老年人血压平稳，应抬高床头 30°～60° 利于引流。②定时挤压引流管，防止引流管阻塞、受压、扭曲、打折、脱出。③鼓励老年人咳嗽、深呼吸和变换体位，利于胸膜腔内气体和液体排出，促进肺复张。

（4）观察和记录引流：①观察引流液的颜色、性质和量，并准确记录，如每小时引流量超过 200mL［或 4mL／（kg·h）］，引流液为鲜红或暗红，连续了 3 个小时以上，应及时通知医生。②密切观察水封瓶长管内水柱波动情况，一般水柱上下波动范围为 4～6cm。若水柱波动幅度过大，超过 10cm，提示肺不张或胸膜腔内残腔大；深呼吸或咳嗽时水封瓶内出现气泡，提示胸膜腔内有积气；水柱静止不动，提示引流管不通畅或肺已复张。

（5）妥善安置：妥善固定引流管，将引流瓶置于安全处，以免踢倒。

（6）适时拔管：①拔管指征：留置引流管 48～72 小时后，如引流瓶中无气体逸出且引流液颜色变浅，24 小时引流液量少于 50mL，或脓液少于 10mL，患者无呼吸困难，听诊呼吸音恢复，胸部 X 线检查显示肺复张良好，可考虑拔管。②拔管方法：协助医生拔管，嘱老年人深吸一口气，在深吸气末屏气，迅速拔管，并立即用凡士林纱布和厚敷料封闭胸壁伤口，包扎固定。③拔管后护理：拔管后 24 小时内，应注意观察老年人是否有胸闷、呼吸困难、切口漏气、渗血、渗液和皮下气肿等，发现异常及时通知医生。

5. 饮食护理

（1）术后早期吻合口处于充血水肿期，需禁饮禁食 3～4 日，禁食期间持续胃肠减压，同时经静脉补充营养。

（2）术后第 4～5 日待肛门排气、胃肠减压引流量减少、引流液颜色正常后，停止胃肠减压。

（3）停止胃肠减压 24 小时后，患者无呼吸困难、胸内剧痛、患侧呼吸音减弱及高热等吻合口瘘的症状，可开始进食，先试饮少量水，术后第 5～6 日无特殊不适，进全清流质饮食，以水为主，每 2 小时给不超过 100mL，每日 6 次。

（4）逐渐加入半流质饮食，以清淡、易消化的食物为主，如蛋花汤、烂面条、米粥等。

（5）术后 2 周改为软食。

（6）术后 3 周如无特殊不适可进普食，但仍应注意少食多餐。术后饮食应根据老年人的具体情况，不必强求一致，饮食原则是循序渐进，由稀到干，少食多餐，避免进食生、冷、硬、刺激性食物。

6. 减轻疼痛

（1）遵医嘱应用镇痛药，并注意观察是否出现呼吸抑制及镇痛效果，根据需要适当调整。

（2）胸带约束，减轻咳嗽时切口的张力，减轻疼痛。

（3）咳嗽时协助固定胸廓。

7. 并发症的观察与护理

（1）出血：密切观察老年人的生命体征，定时检查伤口敷料及引流管周围的渗血情况，观察胸腔引流液的颜色、性质和量。如每小时引流量大于 200mL，连续 3 小时以上，呈鲜红色、有凝血块，老年人出现烦躁不安、血压下降、脉搏增快、尿量减少等血容量不足的表现时，应考虑有活动性出血，立即通知医生，加快输血补液速度，遵医嘱给予止血药，保持胸腔引流管的通畅，确保胸腔内积血能及时排出，注意保暖。必要时做好开胸探查止血的准备。

（2）肺不张、肺感染：由于疼痛会限制老年人呼吸、咳嗽，或因胃上拉至胸腔内使肺受压等因素，术后易发生肺不张、肺感染。老年人若患有慢性肺部疾病，术前戒烟、控制肺内感染；术后应加强呼吸道感染，叩背协助老年人有效咳嗽。

（3）吻合口瘘：是食管癌术后最严重的并发症，多发生于术后 5~10 日，死亡率高达 50%。

①原因：a. 食管无浆膜覆盖，且肌纤维呈纵形走向，容易发生撕裂。b. 食管血液供应呈节段性，易造成吻合口缺血。c. 吻合口张力太大。d. 感染、营养不良、贫血、低蛋白血症等。

②表现：a. 剧烈胸痛、高热、脉快。b. 呼吸困难，呼吸急促、全身乏力、食欲缺乏，积脓多者有胸闷、咳嗽、咳痰等症状，严重者可出现发绀和休克。c. 胸腔引流液有食物残渣。

③护理措施：a. 嘱老年人立即禁饮食。b. 协助医生行胸腔闭式引流并常规护理。c. 遵医嘱给予抗感染治疗，同时提供静脉营养支持。d. 密切观察生命体征，出现休克，应积极抗休克治疗。e. 需再次手术的，应积极配合医生完善术前准备。

（4）乳糜胸：多因手术中伤及胸导管或其小的分支，多发生于术后 2~10 日，少数患者可在 2~3 周出现。早期因禁食乳糜液为淡黄色或粉红色，进食后呈乳白色，量较多。乳糜液成分 95% 以上是水，并含有大量脂肪、蛋白质、胆固醇、酶、抗体和电解质，如不及时治疗，短时间内可造成全身过度消耗、衰竭而死亡，应积极预防和及时处理。

护理措施：①加强观察：注意老年人有无胸闷、气促、心悸甚至血压下降等表现。②协助处理：若诊断成立，应迅速处理，留置胸腔闭式引流，及时引流胸腔内乳糜液，并使肺膨胀。③嘱老年人禁饮食，并给予肠外营养支持。④保守治疗无效者，手术结扎胸导管。

8. 心理护理

食管癌术后，患者常因为疼痛、短期内不能正常进食和担心预后产生焦虑，应及时倾听患者的主诉，协助并鼓励患者配合治疗和护理，争取家属给予患者心理和经济上的绝对支持。

七、健康指导

1. 饮食指导

解释术前术后禁食的目的，取得老年人的配合。术后指导老年人遵循饮食原则，逐渐恢复正常饮食。避免进食刺激性食物与碳酸饮料，避免进食过快、过热、过硬、过量，质硬的药片碾碎后服用，避免进食花生、豆类等，以免导致吻合口瘘。嘱患者餐后 2 小时内勿平卧，以防食物反流，反流症状严重者，睡眠时最好取半卧位，并服用减少胃酸分泌的药物。

2. 活动指导

指导老年人术后早期活动，逐渐增加活动量。术后早期不宜下蹲大小便，以免引起体位性低血压或发生意外。

3. 加强自我观察

术后进干、硬食物时可能会出现轻微哽噎症状，与吻合口扩张程度差有关，若术后3~4周再次出现吞咽困难，进半流食仍有咽下困难等症状，怀疑吻合口狭窄，应到医院就诊。

4. 定期复查，坚持后续治疗。

 单元小结

食管癌是消化道常见肿瘤，老年人较为常见。典型症状为进行性吞咽困难，纤维食管镜和超声内镜是诊断食管癌比较可靠的方法。该病早期发病隐蔽，老年人常因不在意而未早期发现。在照护过程中，重点为引流管的护理，同时要鼓励老年人积极面对疾病，调整饮食习惯及生活方式，控制疾病发展，做好自我观察，定期复查。

单元5 胃炎的护理

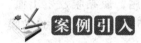 **案例引入**

蔡爷爷，62岁。反复上腹痛伴嗳气、反酸、腹胀3年，时有恶心、呕吐。饮食喜辛辣，多饮浓茶。2天前上述症状加重，查体：生命体征无异常，上腹部轻压痛，大便隐血试验呈阳性，幽门螺杆菌检查结果阳性，胃镜检查见胃窦黏膜苍白，皱襞变细而平坦，活检发现中度不典型增生。初步诊断：慢性萎缩性胃炎。

请思考：

1. 什么是胃炎，该患者发生胃炎的病因是什么？如何避免？

2. 如何为患者进行饮食指导？

 教学目标

知识目标：

1. 掌握胃炎常见的临床表现及护理措施。

2. 熟悉胃炎的治疗要点与常见护理诊断问题。

3. 了解胃炎的病因及发病机制，辅助检查。

能力目标：

1. 学会胃炎的临床表现及护理措施。

2. 能正确为胃炎老年人实施整体护理。

3. 能为胃炎老年人提供健康指导。

素质目标：

1. 能够关心、尊重、理解老年患者疾苦。

2. 具有主动为胃炎老年人缓解不适的职业意识与态度。

思政目标：

1. 在为老年人照护过程中，谨记"以老年人为中心"的服务理念。

2. 注重人文关怀，以人为本。

胃炎是指不同病因所致的胃黏膜炎性病变，常伴有上皮损伤和细胞再生，是最常见的消化系统疾病之一。按临床发病缓急和病程长短，可分为急性胃炎和慢性胃炎。

一、急性胃炎

急性胃炎也称糜烂性胃炎或急性胃黏膜病变，是指由各种原因引起的急性胃黏膜炎症。临床上急性发病，常表现为上腹部症状。主要病理改变为胃黏膜充血、水肿、糜烂和出血。

（一）病因及发病机制

1. 理化因素

（1）药物。

非甾体抗炎药，如阿司匹林、吲哚美辛等，肾上腺皮质激素，某些抗肿瘤药物，口服氯化钾或铁剂等，可以直接损伤胃黏膜的上皮层细胞。非甾体抗炎药还可干扰胃、十二指肠黏膜内前列腺素的合成，从而减弱前列腺素的保护作用，使黏膜发生出血、糜烂；抗肿瘤药物也可对胃肠道黏膜细胞产生明显的细胞毒作用，导致严重的黏膜损伤。

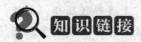 知识链接

阿司匹林有多伤胃

不少老年人常服用阿司匹林，既可以起到抗动脉粥样硬化的作用，又可以降低冠心病和脑血管疾病发生的风险。阿司匹林是一种非甾体抗炎药，长期服用阿司匹林对胃黏膜有非常大的刺激，可引起反酸、腹痛或恶心等不良反应。严重情况下，可能会造成胃溃疡或穿孔等现象的发生。阿司匹林对胃的伤害较大，使用后会降低胃黏膜的屏障功能，减少黏膜下血流量，使胃酸反流到胃黏膜，造成黏膜损伤。并且由于阿司匹林抑制血小板聚集，胃黏膜容易受损出血，延长出血时间，不容易止血和修复。

（2）饮食。

如进食过冷、过热、辛辣、粗糙食物，常饮浓茶、咖啡、烈酒（乙醇具有亲脂性和溶脂性，高浓度乙醇可直接破坏胃黏膜屏障，引起上皮细胞损害致黏膜出血和糜烂）等。

2. 应激因素

严重创伤、大手术、大面积烧伤、多器官功能衰竭、败血症、休克、精神心理因

素等引起应激状态时，导致胃黏膜微循环障碍，使胃黏膜局部缺氧、缺血，进而引起胃黏膜糜烂和出血，严重者可发生大出血或急性溃疡，称"应激性溃疡"。

（二）临床表现

1. 症状

主要表现为嗳气、食欲不振、上腹饱胀不适、恶心、呕吐、上腹痛等消化不良的症状。重症可有呕血和（或）黑便，可因大量出血引起晕厥或休克，是上消化道出血的常见病因之一；轻症者可无症状，在胃镜检查时发现。

2. 体征

急性期上腹部可有不同程度的压痛。

（三）辅助检查

1. 纤维胃镜检查

纤维胃镜检查是确诊的依据。宜在急性大出血后 $24 \sim 48h$ 内进行检查，镜下可见胃黏膜多发性糜烂、出血灶和浅表溃疡。

2. 粪便检查

粪便隐血试验阳性。

（四）治疗要点

1. 一般治疗

去除病因，针对原发病进行防治。停用对胃黏膜有损伤的药物。注意休息，饮食应清淡、易消化，必要时禁食。

2. 药物治疗

（1）抑制胃酸分泌的药物，如 H_2 受体拮抗剂、质子泵抑制剂。

（2）保护胃黏膜药物，如硫糖铝和米索前列醇等。

（3）已发生上消化道出血的老年人，按上消化道出血的治疗原则采取综合措施进行治疗。

二、慢性胃炎

慢性胃炎是指由各种病因所致的胃黏膜慢性炎症。幽门螺杆菌（Hp）感染是最常见的病因。

慢性胃炎有较多的分类方法，我国采用的是国际新悉尼系统分类法。按病理组织学改变和病变在胃的分布部位、病因，将慢性胃炎分为非萎缩性、萎缩性两大基本类型和一些特殊类型胃炎。慢性非萎缩性胃炎是指炎性细胞浸润仅限于黏膜层，不伴有黏膜萎缩，腺体没有被损害，幽门螺杆菌感染是主要病因。慢性萎缩性胃炎是指胃黏膜发生萎缩性改变，并且累及胃的固有腺体发生萎缩、消失，胃黏膜变薄；异型增生（上皮内瘤变）是重要的胃癌癌前病变。特殊类型胃炎临床上较为少见。

（一）病因及发病机制

1. 幽门螺杆菌（Hp）感染

Hp 感染目前被认为是慢性非萎缩性胃炎最主要的病因。其发病机制：Hp 具有鞭毛，分泌黏附素使其紧贴上皮细胞，并释放尿素酶分解尿素产生 NH_3，使细菌周围为中性环境，有利于 Hp 在胃黏膜表面定植。Hp 能产生细胞毒素 A（Vac A）直接损伤细胞，造成黏膜损害和炎症。

2. 自身免疫

慢性萎缩性胃炎老年人血液中可检测出壁细胞抗体（PCA）或内因子抗体（IFA）。内因子被破坏，使维生素 B_{12} 吸收不良导致恶性贫血。

3. 其他因素

（1）各种原因引起的十二指肠液反流，在胆汁、肠液及胰消化酶的作用下，胃黏膜屏障遭到破坏。

（2）长期饮浓茶、烈酒、咖啡，食用过热、过冷、粗糙食物，服用大量非甾体抗炎药等均可导致胃黏膜损害。

（二）临床表现

1. 症状

大多数老年人症状不明显。可出现中上腹不适、饱胀感、嗳气、恶心、呕吐及食欲不振等消化不良的症状。慢性萎缩性胃炎老年人可出现贫血、体重减轻等症状。

2. 体征

体征多不明显，有时可出现上腹轻压痛。

（三）辅助检查

1. 胃镜和胃黏膜活组织检查

胃镜和胃黏膜活组织检查是最可靠的确诊方法，可通过活检确定胃炎的类型。内镜下慢性非萎缩性胃炎可见点状、条状或片状红斑，黏膜粗糙不平，出血点等表现；慢性萎缩性胃炎可见黏膜呈颗粒状或结节状、皱襞细小、色泽灰暗、血管显露。

2. 幽门螺杆菌检测

常用的方法有涂片、培养、尿素酶测定等。最常用的是 ^{13}C- 或 ^{14}C- 尿素呼气试验。

🔍 **知识链接**

^{14}C-尿素呼气试验检测幽门螺杆菌感染原理

Hp 可产生高活性的尿素酶。当受检者服用 ^{14}C- 尿素后，如患者的胃内存在 Hp 感染，胃中的尿素酶可将尿素分解为 NH_4^+ 和 HCO_3^-，后者吸收入血液经肺以 $^{14}CO_2$ 形式呼出，定时收集呼出的气体，通过分析呼气中 $^{14}CO_2$ 的含量即可判断患者是否存在幽门螺杆菌感染。

3. 血清学检查

自身免疫性胃炎血清促胃液素水平明显升高，壁细胞抗体和内因子抗体可呈阳性。

（四）治疗要点

1. 根除 Hp 治疗

适用于 Hp 感染引起的慢性胃炎。现常用四联疗法，见表1-4-1。

表 1-4-1 根除幽门螺杆菌的四联疗法

质子泵抑制剂（PPI）或胶体铋剂 （2种，标准剂量，2次/d， 餐前 0.5h 口服）	抗菌药物（选2种）
奥美拉唑　20mg 兰索拉唑　30mg 雷贝拉唑　10mg（或20mg） 泮托拉唑　40mg 以上选一 枸橼酸铋钾　220mg	四环素　　500mg　tid 或 qid 呋喃唑酮　100mg　bid 甲硝唑　　400mg　tid 或 qid
疗程 10~14 日	

2. 对症治疗

胃酸缺乏的老年人可给予1%稀盐酸、胃蛋白酶合剂；胃酸增高者可用制酸剂；胃肠蠕动减慢者可用胃肠动力药，如多潘立酮（吗丁啉）、莫沙必利；胆汁反流者用氢氧化铝凝胶吸附，或给予硫糖铝及胃动力药以中和胆盐及防止反流；非甾体抗炎药引起者，应停药并给予抗酸药；自身免疫性胃炎伴有恶性贫血，可注射维生素 B_{12} 纠正贫血。

三、胃炎的护理

（一）常见护理诊断/问题

（1）营养失调：低于机体需要量。与上腹部不适、恶心、呕吐所致摄入减少、消化吸收障碍有关。

（2）疼痛：腹痛。与急性胃黏膜炎症性病变有关。

（3）知识缺乏。缺乏疾病防治的相关知识。

（4）潜在并发症：上消化道出血。

（二）护理措施

1. 一般护理

（1）休息与活动。

急性发作期或伴有上消化道出血时应卧床休息；疾病缓解期或轻症老年人可适当活动，应注意生活规律，做到劳逸结合。

（2）饮食护理。

注意饮食规律与卫生，戒除烟酒。具体护理措施见表 1-4-2。

表 1-4-2 胃炎患者的饮食护理

胃炎	护理措施
急性胃炎	（1）定时、规律，避免辛辣刺激食物。 （2）一般进少渣、温凉、半流质饮食，少量多餐，每日5~7次。 （3）急性大出血或呕吐频繁时应禁食

胃炎	护理措施
慢性胃炎	（1）戒烟、忌酒，避免吃损害胃黏膜的药物，避免对胃黏膜有刺激性的食物和饮品，如过于酸、甜、咸、辛辣和过热、过冷食物，以及浓茶、咖啡等。 （2）饮食宜规律，少吃油炸、烟熏、腌制食物，不食腐烂变质的食物，多吃新鲜蔬菜和水果，所食食品要新鲜并富于营养，保证有足够的蛋白质、维生素（如维生素 C 和叶酸等）及铁质摄入。 （3）保持口腔清洁舒适，促进食欲

2. 病情观察

观察老年人有无上腹部不适、食欲不振等消化不良的表现；监测大便隐血试验情况，观察有无呕血、黑便等上消化道出血的症状。

3. 对症护理

（1）腹胀腹痛。

腹胀老年人进食后嘱其做适当的活动，增加肠蠕动，减轻症状；腹痛老年人可行局部热敷，以解除肌肉痉挛，减轻疼痛。

（2）恶心、呕吐。

可指导老年人做深呼吸，针刺足三里、内关或遵医嘱给止吐药物。

（3）呕血与黑便。

见单元 17 "上消化道大出血的护理"相关内容。

4. 用药护理

（1）慎用吲哚美辛、阿司匹林等对胃黏膜有刺激性的药物，减少发病。

（2）H_2 受体拮抗剂应在餐中与食物同服或餐后立即服用，不宜与抗酸剂同时服用；静脉滴注时应注意控制速度，过快可引起高血压和心律失常。质子泵抑制剂可引起头晕，特别是用药初期，应告知老年人避免开车或做注意力高度集中的工作。

（3）胃酸缺乏老年人应用 1% 稀盐酸、胃蛋白酶合剂时，宜用吸管送至舌根部咽下，避免接触牙齿，服完后以温开水漱口。

（4）胃动力药应饭前服用，不宜与阿托品等解痉剂合用。多潘立酮偶见惊厥、肌肉震颤等锥体外系症状。

5. 心理护理

老年人常因出现呕血、黑便等上消化道出血症状而产生紧张、焦虑和恐惧心理，护理员应给予解释与安慰，多与老年人沟通以减少负面情绪，同时告知老年人发病的原因及自我护理和保健方法，以减少复发的次数。

（三）健康指导

1. 生活方式指导

指导老年人养成良好的饮食卫生习惯，按时进餐，多食新鲜的蔬果，避免进食对胃黏膜有刺激的食物，如过热、过冷、粗糙、辛辣的食物及咖啡、浓茶等饮料，戒烟酒；注意劳逸结合，生活规律，心情愉快，避免紧张劳累。

2. 疾病知识指导

向老年人及家属介绍胃炎的相关知识、预防方法以及自我护理措施，根据病因及具体病情进行针对性指导。如避免使用吲哚美辛、阿司匹林、糖皮质激素等对胃黏膜有刺激性的药物。告知老年人及家属如有病情变化应及时就诊。

 单元小结

胃炎是常见的消化系统疾病之一，胃炎可大致分为急性胃炎和慢性胃炎，常表现为中上腹疼痛、腹胀、嗳气、恶心、食欲不振、消化道出血等，胃炎是一种需要长期管理的疾病，因此护理及健康指导十分重要，饮食习惯的改变和生活方式的调整是急慢性胃炎治疗的一个重要部分，良好的饮食习惯及生活方式可减少胃炎的发作频率。同时，护理员应做好定期随访，可最大程度降低癌变率。

单元6 胃癌的护理

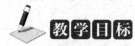 **案例引入**

李爷爷，68岁。胃溃疡30年，近半年自感消瘦，体重明显下降。近日上腹部疼痛加重，食欲减退、乏力。体格检查：T 36.3℃，P 66次/分，R 16次/分，BP 100/70mmHg，神志清醒。胃镜示胃窦可见一不规则溃疡型病灶，病理为低分化腺癌。以"胃窦恶性肿瘤"收入院。

请思考：

1. 胃癌的主要表现有哪些？

2. 如何为胃癌老年人进行饮食指导？

教学目标

知识目标：

1. 掌握胃癌的临床表现、辅助检查及护理措施。

2. 熟悉胃癌的治疗要点及常见护理诊断问题。

3. 了解胃癌的病因及发病机制。

能力目标：

1. 通过学习胃癌的临床表现及护理措施，能为胃癌术前、术后老年人提供整体护理。

2. 能通过所学知识指导老年人如何鉴别胃癌，具备为老年人提供防癌指导的能力。

素质目标：

具有尊老、敬老的职业素质，能与老年人共情并具有积极解决老年人问题的工作态度。

思政目标：

1. 树立健康老龄化理念，树立科学合理的肿瘤康复观。

2. 具备认真负责、博学广识的学习态度。

胃癌是最常见的恶性肿瘤之一，死亡率居恶性肿瘤第三位。好发年龄在 50 岁以上，男性多于女性。发病部位多见于胃窦部，约占所有胃癌的 50%。

胃癌大体类型分为早期胃癌和进展期胃癌。早期胃癌指癌组织浸润仅限于黏膜或黏膜下层，而不论病变的范围和有无淋巴结转移；进展期胃癌指癌组织已浸润肌层、浆膜层或浆膜层外组织。胃癌按组织类型又可分为腺癌、腺鳞癌、鳞状细胞癌、未分化癌、不能分类的癌等。

胃癌的转移扩散途径主要有直接浸润、淋巴转移、血行转移和腹腔种植转移。其中直接浸润为主要扩散方式，淋巴转移是胃癌的主要转移途径，血行转移常发生在晚期胃癌，常见的转移器官有肝、肺、胰、骨骼等，以肝转移最常见。腹腔种植转移是指当胃癌浸润穿透浆膜后，癌细胞可脱落种植于腹膜、大网膜和其他脏器表面形成转移结节。女性患者可发生卵巢转移性肿瘤，称 Krukenberg 瘤。

一、病因及发病机制

胃癌病因尚未完全清楚，目前认为与下列因素有关。

1. 地域环境因素

胃癌发病具有明显的地域性。在世界范围内，日本发病率最高，美国较低。就我国而言，西北部和东南沿海各省的发病率远高于南方和西南各省。

2. 饮食因素

饮食因素是胃癌发生的最主要因素。长期食腌制、熏、烤食品者胃癌的发病率高，可能与上述食品中亚硝酸盐、真菌毒素、多环芳烃化合物等致癌物或间接致癌物的含量高有关。食物中缺乏新鲜蔬菜、水果也与发病有一定关系。吸烟者的胃癌发病风险较不吸烟者高 50%。

3. 幽门螺杆菌感染

幽门螺杆菌（Hp）感染是引发胃癌的主要因素之一。我国胃癌高发区成人 Hp 感染率在 60% 以上。Hp 不仅能促使硝酸盐转化为亚硝酸盐及亚硝胺，也能引起胃黏膜慢性炎症并通过加速黏膜上皮细胞的过度增殖导致畸变致癌。

4. 癌前疾病和癌前病变

胃的癌前疾病是指发生癌变的疾病或状态，如慢性萎缩性胃炎、胃溃疡、胃息肉、残胃等。胃的癌前病变是指一类易发生癌变的胃黏膜病理组织学变化，如胃黏膜上皮的异型增生。

5. 遗传因素

胃癌有明显的家族聚集倾向，有胃癌家族史者发病率高于普通人群 2~3 倍。近期资料显示，胃癌与原癌基因、抑癌基因、凋亡相关基因及转移相关基因等改变有关。

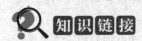

知识链接

胃的癌前病变

胃的癌前病变是指一类容易发生癌变的胃黏膜病理组织学变化，即胃黏膜的异型增生和肠上皮化生，主要伴存于慢性萎缩性胃炎。胃黏膜癌肿不是由正常细胞"一跃"变成癌细胞，而是一个多步骤癌变的过程，即慢性浅表性胃炎→萎缩性胃炎→肠上皮化生→异型增生→胃癌，在这期间出现的病变称为癌前病变。因此临床上常把伴肠上皮化生、异型增生称为慢性萎缩性胃炎癌前病变或胃癌前期病变。伴中度以上的异型增生和不完全大肠型化生则称为真正的胃癌癌前病变。

二、临床表现

（一）症状

早期胃癌多无明显症状，少数老年人有上消化道症状，如上腹部不适、进食后饱胀感，无特异性，故早期胃癌诊断率低。

进展期胃癌最常见的临床症状是疼痛和体重减轻。上腹部疼痛加重，食欲减退、乏力、消瘦，部分老年人伴恶心、呕吐。

晚期常出现贫血、消瘦、营养不良等恶病质表现。肿瘤部位不同表现不同，如贲门胃底癌可有胸骨后疼痛和进行性吞咽困难；幽门附近的胃癌会出现幽门梗阻表现；若肿瘤破坏血管，可出现呕血、黑便等上消化道出血症状。

（二）体征

早期老年人多无明显体征，体检时可有上腹部深压痛。晚期可能出现上腹部肿块、左锁骨上淋巴结肿大、直肠指诊在直肠前凹触到肿块、腹水等。

三、辅助检查

1. 纤维胃镜检查

纤维胃镜检查为胃癌目前最可靠的诊断手段。可直接观察胃黏膜病变的部位和范围，获取病变组织做病理学检查。

2. X线钡餐检查

早期胃癌常需借助于气钡双重造影检查，主要为黏膜相异常。

3. 实验室检查

血常规可有贫血表现，大便隐血试验可呈持续性阳性，胃液分析进展期胃癌老年人表现为无酸或低胃酸分泌。

四、治疗要点

早期胃癌因无特异性症状，老年人就诊率低。为提高早期胃癌诊断率，对于有家族史或既往有胃病史的人群定期检查。治疗方法以手术治疗为主的综合治疗。

1. 手术治疗

可分为根治性手术和姑息性手术两类。

2. 其他治疗

（1）全身治疗：包括化疗、生物免疫治疗、中医中药治疗等。化疗用于根治性手术的术前、术中和术后，可延长生存期。晚期胃癌应用适量化疗，减缓癌肿的发展速度，改善症状，有一定的近期效果。

（2）局部治疗：包括放疗、腹腔灌注疗法、动脉介入治疗等。

五、常见护理诊断/问题

（1）疼痛。与胃癌及手术创伤有关。

（2）营养失调：低于机体需要量。与摄入不足及消耗增加有关。

（3）焦虑/恐惧。与担心手术、疾病恢复及胃癌预后有关。

（4）潜在并发症：出血、感染、吻合口破裂或瘘、倾倒综合征等。

六、护理措施

（一）术前护理

1. 营养支持

应鼓励老年人少食多餐，进食高蛋白、高热量、富含维生素、易消化的食物。营养状态差的老年人，术前应予以纠正，必要时可静脉补充血浆或白蛋白，提高手术耐受力。术前1日进流质饮食。

2. 术前准备

协助老年人做好术前检查及术前评估。

3. 心理护理

根据老年人情况做好心理护理，做好疾病和手术解释。

（二）术后护理

1. 体位与活动

老年人取低半卧位。老年人卧床期间，协助老年人翻身。病情允许者，鼓励老年人早期活动。

2. 饮食护理

术后禁食，遵医嘱静脉补充液体，维持水、电解质平衡并补充必要营养素；准确记录24小时出入量，以便保证合理补液；若老年人营养状况差或贫血，应补充血浆或红细胞。拔除胃管后由试验饮水或米汤，逐渐过渡到半量流质饮食、全量流质饮食、半流质饮食、软食至正常饮食。

3. 病情观察

密切监测生命体征，每30分钟1次，病情平稳后延长间隔时间。

4. 胃管与引流管护理

保持引流管道通畅，妥善固定胃肠减压管和引流管，以防脱出。观察并记录胃管和引流管引流液体的颜色、性质和量。

5. 疼痛护理

根据老年人疼痛情况，适当应用止痛药物。

6. 并发症观察与护理

术后并发症：出血、胃排空障碍、吻合口破裂或瘘、十二指肠残端破裂和术后梗阻。

七、健康指导

1. 知识宣教

向老年人及家属讲解有关疾病康复知识，学会自我调节情绪，保持乐观态度，坚持综合治疗。

2. 饮食指导

定时定量，少量多餐，营养丰富，逐步过渡为正常饮食。少食腌、熏制食品，避免进食过冷、过硬、过烫、过辣及煎炸食物。老年人饮食习惯常固定较难改变，需要耐心做好饮食指导。

3. 并发症预防指导

告知老年人及家属有关术后可能出现的并发症的表现。

4. 出院指导

告知老年人注意休息、避免过度劳累，同时劝诫老年人改变喝酒、吸烟等对身体有危害性的不良习惯，讲解化疗的必要性和不良反应，定期门诊随访，若有不适及时就诊。

 单元小结

胃癌是我国最常见的恶性肿瘤之一，早期多无明显症状，无特异性，早期诊断率低。目前最可靠的诊断手段为纤维胃镜检查，胃癌的治疗手段以手术治疗为主。在照护过程中应努力纠正老年人不良饮食习惯和生活习惯，定期随访复查。

单元 7　消化性溃疡的护理

案例引入

李爷爷，67 岁。15 天前如厕时发现大便发黑，呈黑便。约一周前主诉有上腹部疼痛，尤其是餐后疼痛更明显，近三天疼痛加重，无恶心呕吐、无反酸呃逆。体格检查：T 36.5℃，P 66 次/分，R 18 次/分，BP 110/80mmHg，神志清，面色苍白，纤维胃镜显示胃体有溃疡。诊断为"胃溃疡"。

请思考：

1. 消化性溃疡的分类有什么？导致消化性溃疡的主要原因有哪些？

2. 如何预防消化性溃疡的发生？

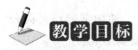 **教学目标**

知识目标：

1. 掌握消化性溃疡的临床表现、鉴别胃溃疡和十二指肠溃疡。

2. 掌握消化性溃疡的辅助检查及护理措施。

3. 熟悉消化性溃疡的治疗要点及常见的护理诊断问题。

4. 了解消化性溃疡的病因及发病机制。

能力目标：

1. 具备为消化性溃疡老年人实施整体护理的能力。

2. 具备为消化性溃疡老年人提供健康指导的能力。

素质目标：

具有对老年人高度负责的态度和责任心，关心爱护老年人。

思政目标：

1. 在为老年人照护过程中，谨记"以老年人为中心"的服务理念。

2. 注重人文关怀，以人为本。

消化性溃疡主要是指发生在胃和十二指肠的慢性溃疡，即胃溃疡（GU）和十二指肠溃疡（DU），因溃疡的形成与胃酸/胃蛋白酶的消化作用有关而得名。以十二指肠溃疡最为多见。十二指肠溃疡好发于青壮年，最常见的部位是十二指肠球部。胃溃疡发病较迟，发病年龄平均比十二指肠溃疡晚十年，好发部位为胃角和胃窦小弯。

一、病因及发病机制

消化性溃疡的病因复杂，可能与以下因素有关。

1. 幽门螺杆菌感染

幽门螺杆菌感染为消化性溃疡的主要发病原因。幽门螺杆菌感染破坏了胃、十二指肠的黏膜屏障，幽门螺杆菌分泌的空泡毒素蛋白和细胞毒素相关基因蛋白可造成胃、十二指肠黏膜上皮细胞受损和炎症反应，损害了黏膜的防御修复机制。幽门螺杆菌感染还可引起高胃泌素血症，胃酸分泌增加，这两方面协同作用促使胃、十二指肠黏膜损害，形成溃疡。

2. 胃酸和胃蛋白酶

胃蛋白酶的蛋白水解作用和胃酸都对胃和十二指肠黏膜有侵袭作用，胃酸的作用占主导地位。

3. 药物

非甾体抗炎药如阿司匹林、布洛芬、吲哚美辛等；糖皮质激素、化疗药除具有直接损伤胃黏膜的作用外，还能抑制前列腺素和依前列醇的合成，从而减弱黏膜的保护作用。另外，肾上腺皮质激素也可与溃疡的形成和再活动有关。

4. 粗糙和刺激性食物或饮料

可引起黏膜的物理性和化学性损伤。不规律的饮食习惯会破坏胃酸分泌规律。

5. 精神因素

持久和过度精神紧张、情绪激动等可引起大脑皮质功能紊乱，使迷走神经兴奋和肾上腺皮质激素分泌增加，导致胃酸和胃蛋白酶分泌增多，促使溃疡形成。

6. 吸烟、饮酒

吸烟可增加胃溃疡和十二指肠溃疡的发病率，也会影响溃疡的愈合。大量饮酒是消化性溃疡的常见诱因。

7. 遗传因素

消化性溃疡与遗传有关，家族中有患消化性溃疡倾向者，其亲属患病机会比无家族倾向者高。

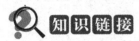

知识链接

消化性溃疡认知的三次飞跃

消化性溃疡认知的第一次飞跃——"无酸无溃疡"。1910 年施瓦兹（K. Schwarz）教授提出"无酸无溃疡"概念，促使人类对溃疡的认识得到大大提高。20 世纪 60 年代以"中和胃酸"治疗方案为主，20 世纪 70 年代，人们发现 H_2 受体阻断剂，如西咪替丁、雷尼替丁等药物可以抑制胃酸的分泌。到 20 世纪 90 年代，又开发出质子泵抑制剂（PPI）如奥美拉唑等新一代的抑制胃酸药物。消化性溃疡认知的第二次飞跃——"无 Hp 无溃疡"。1982 年澳大利亚珀斯皇家医院的病理医生罗宾·沃伦（J. Robin Warren）和实习医生巴里·马歇尔（Barry J. Marshall）从胃炎和消化性溃疡患者黏膜标本中成功分离一种弯曲状细菌，颠覆了传统"胃内无菌区"的传统认知，开启了人类研究 Hp 的大门。1994 年世界卫生组织下属国际癌症研究中心（IARC）将 Hp 列为引起胃癌的第一类生物致癌因子。消化性溃疡认知的第三次飞跃——"溃疡愈合质量"，1990 年肠胃学专家塔尔纳夫斯基（Tarnawski）教授等提出，溃疡愈合质量的概念并指出溃疡愈合不仅需要黏膜的修复，更需要黏膜下组织结构和功能的修复及重建。

二、临床表现

消化性溃疡以节律性上腹痛、病程长、周期性发作为特点，一般春秋季更易发作，容易复发。老年人消化性溃疡面常较大，临床表现多不典型，常无任何症状或症状不明显，疼痛多无规律，食欲不振、恶心、呕吐、消瘦、贫血等症状较突出，需与胃癌鉴别。

1. 症状

（1）腹痛。

上腹痛是消化性溃疡的主要症状。其疼痛性质、部位、疼痛时间、持续时间等因溃疡部位的不同而不同。

①疼痛性质：可有钝痛、灼痛、胀痛、剧痛、饥饿样不适等。

②疼痛部位：胃溃疡疼痛部位在剑突下正中或偏左，十二指肠溃疡疼痛部位在上腹正中或偏右，剑突下与两肋弓的交界处。

③疼痛特点：胃溃疡疼痛常在进餐后 0.5~1 小时出现，持续 1~2 小时后逐渐缓解，下次进餐后疼痛复发，其典型疼痛节律为进食—疼痛—缓解。十二指肠溃疡患者疼痛为饥饿痛或空腹痛，其疼痛节律为疼痛—进食—缓解。临床上少数溃疡老年人可无症状，称为"无症状性溃疡"，这类老年人首发症状多为呕血和黑便。

（2）胃肠道症状。

常表现为反酸、嗳气、恶心、呕吐等消化不良症状，以胃溃疡为多见。

（3）全身症状。

可表现为失眠、多汗等自主神经功能失调的症状，也可有消瘦、贫血等症状。

2. 体征

缓解期多无明显体征，发作时可有上腹部局限性压痛点。

3. 特殊类型的消化性溃疡

常见的特殊类型的消化性溃疡有无症状性溃疡，复合型溃疡，幽门管溃疡，球后溃疡。

4. 并发症

（1）出血。

出血是消化性溃疡最常见的并发症，十二指肠溃疡比胃溃疡易发生。可表现为呕血与黑便，出血量大时甚至可排鲜血便。

（2）穿孔。

常发生于十二指肠溃疡，表现为突发剧烈上腹部疼痛（如刀割样），迅速遍及全腹，大汗淋漓、烦躁不安、面色苍白、四肢湿冷、心动过速。腹部检查出现腹肌紧张，呈板状腹，全腹压痛及反跳痛，肠鸣音减弱或消失，肝浊音界消失，部分患者出现休克。

（3）幽门梗阻。

少数患者可出现，主要发生于十二指肠溃疡或幽门管溃疡。主要表现为餐后上腹部饱胀，频繁呕吐宿食，严重时可引起水和电解质紊乱，并有营养不良和体重下降症状。

（4）癌变。

老年人胃溃疡少数可发生癌变。

三、辅助检查

1. 胃镜检查

对消化性溃疡有确诊价值。胃镜检查与黏膜活检可直接观察溃疡病变部位、大小、性质，并可进行幽门螺杆菌检测，此为诊断的金标准。

2. 幽门螺杆菌检测

幽门螺杆菌检测是消化性溃疡的常规检查项目，检测结果常可决定治疗方法。

3. X线钡餐检查

溃疡的X线直接征象为龛影，是诊断溃疡的重要依据。

4. 胃液分析

胃溃疡老年人胃酸分泌正常或稍低于正常，十二指肠溃疡老年人常伴有胃酸分泌过高。

5. 粪便隐血试验

活动性十二指肠溃疡或胃溃疡老年人常有少量渗血，粪便隐血试验阳性，一般经治疗后1~2周内转阴。若胃溃疡老年人粪便隐血试验持续阳性，应考虑有癌变可能。

四、治疗要点

治疗原则为消除病因，缓解疼痛，促进溃疡愈合，减少复发，避免并发症的发生。

1. 根除幽门螺杆菌

首选四联方案，即 1 种质子泵抑制剂（PPI）+2 种抗生素和 1 种铋剂。疗程 10～14 日，根除率可达 80% 以上。

2. 抑制胃酸分泌的药物

（1）H_2 受体拮抗剂：能选择性竞争结合 H_2 受体，使壁细胞分泌胃酸减少。常用药物有西咪替丁、雷尼替丁、法莫替丁等。

（2）质子泵抑制剂（PPI）：以奥美拉唑为代表，是目前最强的胃酸分泌抑制剂，作用时间长，可抑制壁细胞分泌 H^+ 的最后环节 H^+-K^+-ATP 酶（质子泵），减少胃酸分泌。

（3）制酸剂：使胃内酸度降低，常用药物有氢氧化铝、碳酸氢钠、铝碳酸镁等。

3. 保护胃黏膜的药物

（1）枸橼酸铋钾：可形成胃的保护屏障，还具有抗幽门螺杆菌的作用。常用枸橼酸铋钾 240mg，每日 2 次口服。

（2）硫糖铝：与溃疡面上带正电荷的渗出蛋白质相结合，也可刺激局部内源性前列腺素的合成，对黏膜起保护作用。

（3）前列腺素类药物：如米索前列醇，有增强胃黏膜防御能力，但因价格昂贵，不作为治疗首选的药物。

4. 手术治疗

（1）适应证：①经内科手术治疗 3 个月仍不愈合或愈合后短期又复发者；②并发急性大出血，瘢痕性幽门梗阻，溃疡穿孔及溃疡穿透至胃壁外者；③溃疡巨大（直径>2.5cm）或高位溃疡；④胃、十二指肠复合溃疡；⑤胃溃疡恶变或不能排除恶变者。

（2）手术方式：主要实施胃大部切除术，分毕 I 式胃大部切除术和毕 II 式胃大部切除术（见图 1-4-1）。

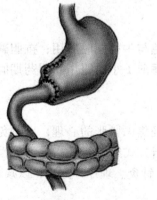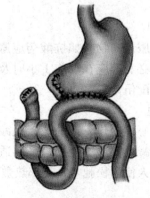

毕 I 式　　　　　　　　毕 II 式

图 1-4-1　胃大部切除术

①毕 I 式胃大部切除术：胃大部切除后，将残胃与十二指肠吻合。优点是重建后的胃肠道接近正常解剖生理状态，多适用于治疗胃溃疡。

②毕 II 式胃大部切除术：适用于各种胃、十二指肠溃疡，特别是十二指肠溃疡。切除远端胃大部后，缝闭十二指肠残端，残胃与上段空肠吻合。优点是即使胃切除较多，胃空肠吻合也不致张力过大，术后溃疡复发率低。缺点是胃空肠吻合改变了正常的解剖生理关系，术后发生胃肠道功能紊乱的可能性较大。

五、常见护理诊断/问题

（1）疼痛。与消化道黏膜溃疡有关。

（2）营养失调：低于机体需要量。与腹痛导致摄入量减少、消化吸收障碍有关。

（3）焦虑/恐惧。与疼痛、症状反复出现、病程迁移不愈有关。

（4）潜在并发症：上消化道出血、胃穿孔等。

六、护理措施

（一）非手术治疗护理

1. 病情观察

密切观察病情，如疼痛的特点，包括疼痛的部位、程度、持续时间、诱发因素，与饮食的关系，有无放射痛、有无恶心、呕吐等伴随症状出现。

2. 休息与活动

病情较轻的老年人在治疗过程中应注意劳逸结合，避免紧张、过度劳累，保持良好的心情；病情较重的活动性溃疡老年人或大便隐血试验阳性老年人应卧床休息；对有烟酒嗜好的老年人，应劝导戒除。

3. 饮食护理

嘱老年人养成良好的饮食习惯。定时定量进餐，少食多餐。进餐时细嚼慢咽，一口饭嚼 15~20 下，不宜过快、过饱，溃疡活动期老年人每天可进 5~6 餐。饮食以清淡、富有营养的饮食为主，应以软饭、米粥为主食。避免粗糙、过冷、过热、刺激性食物或饮料，如油煎食物、浓茶、咖啡、辛辣食物等。两餐之间可给适量的脱脂牛奶，但不宜多饮。

4. 用药护理

遵医嘱正确服用药物，如抗酸药应避免与牛奶同时服用；抗胆碱能药及胃动力药如吗丁啉、西沙必利等应在餐前 1 小时及睡前 1 小时服用。用药期间要注意药物的不良反应和药物的配伍禁忌。

5. 心理护理

注意老年人心理变化，帮助老年人减轻焦虑紧张的心理，以避免精神紧张造成迷走神经兴奋进而减少胃酸的分泌。采用适当方式给老年人指导消化性溃疡的自我护理知识，指导老年人使用松弛术、局部热敷、针灸、理疗等方法，以减轻腹痛。

6. 定期复查

应嘱咐老年人定期到门诊复查，防止癌变。

（二）手术治疗护理

1. 手术前护理

（1）急性穿孔伴有休克者，应平卧，禁食、禁饮、胃肠减压，可减少胃肠内容物继续流入腹腔。遵医嘱合理应用抗生素以预防和控制感染，作好急症手术前准备。严密观察老年人生命体征、腹痛、腹膜刺激征、肠鸣音变化等。

（2）合并出血者，观察和记录呕血、便血、循环血量不足的表现。取平卧位，暂时禁食，输液、输血，按时应用止血药物。若经止血、输血而仍在持续出血者，应进行急症手术。

（3）合并幽门梗阻者，若非完全性梗阻者可进无渣半流质饮食，输液、输血，纠正营养不良及低氯、低钾性碱中毒。术前3日，每晚用300~500mL温生理盐水洗胃，以减轻胃壁水肿和炎症，有利于术后吻合口愈合。

2. 手术后护理

（1）一般护理：待老年人血压平稳后可取低半卧位，禁食、胃肠减压、输液及应用抗生素。密切观察生命体征，胃肠减压和引流管吸出液的量和性质。肠蠕动恢复后，拔除胃管后当日可饮少量水或米汤，第2日进半量流质饮食，鼓励患者术后早期活动。

（2）并发症的观察和护理。

①十二指肠残端破裂：是毕Ⅱ式胃大部切除术后近期的严重并发症。一般多发生在术后24~48小时。表现为右上腹突发剧痛和局部明显压痛、腹肌紧张等急性弥漫性腹膜炎症状。若发生十二指肠残端破裂应立即手术处理。

②术后胃出血：术后短期内从胃管引流出大量鲜血，甚至呕血和黑便。多采用非手术疗法，包括禁食、应用止血药物和输新鲜血。若非手术疗法不能达到止血效果时，应手术止血。

③胃肠吻合口破裂或瘘：多发生在术后5~7日。多因吻合处张力过大、低蛋白血症、组织水肿等致组织愈合不良而致。若吻合口破裂引起明显的腹膜炎症状和体征，需立即行手术处理。若发生腹外瘘可经局部引流、胃肠减压和积极的支持治疗，一般在数周后吻合口瘘能自行愈合；若经久不愈，须再次手术。

④吻合口梗阻：常由于吻合口过小或水肿引起。表现为进食后上腹饱胀、呕吐，呕吐物为食物，不含胆汁。X线检查可见造影剂完全停留在胃内，经非手术治疗不能解除梗阻者，需手术治疗。

⑤早期倾倒综合征：多发生在餐后10~30分钟内，因胃容积减少及失去对胃排空的控制，大量高渗食物快速进入十二指肠或空肠，大量细胞外液转移至肠腔，循环血量骤然减少，肠道遭受刺激后释放多种消化道激素，引起一系列血管舒缩功能的紊乱所致。出现的胃肠症状包括上腹饱胀不适、恶心、呕吐，可有绞痛，继而腹泻；循环系统症状有全身无力、头昏、晕厥、面色潮红或苍白、大汗淋漓、心悸、心动过速等。症状持续60~90分钟后自行缓解。多数患者经调整饮食后，症状可减轻或消失。若出现早期倾倒综合征，可指导老年人少食多餐，避免过甜、过咸、过浓流质食物，宜进低碳水化合物、高蛋白质饮食，用餐时限制饮水喝汤，进餐后平卧20分钟。多数患者在术后半年到1年内能逐渐自愈。

⑥低血糖综合征：高渗食物迅速进入小肠、快速吸收后血糖升高，使胰岛素大量

释放，继而发生反应性低血糖。表现为餐后 2~4 小时出现心慌、无力、眩晕、出汗、手颤、嗜睡，也可导致虚脱。出现症状时稍进食，尤其是糖类即可缓解。饮食中减少糖类含量，增加蛋白质比例，少量多餐可防止其发生。

七、健康指导

1. 心理指导
保持情绪稳定，避免精神过度紧张，避免或消除工作、家庭等方面的精神刺激，创造宽松、和睦的家庭和社会环境。

2. 生活方式指导
帮助老年人纠正不良的生活、饮食习惯，如合理安排生活和工作，保证充足的睡眠和休息，避免过度劳累；定时进食，进食时保持心情舒畅，少食多餐，细嚼慢咽，防过饥过饱，忌暴饮暴食，禁食辛辣、过酸的食物和油炸食品，不吃过冷或过热的食物，禁喝咖啡、红茶、酒类等饮料；戒烟、禁酒。建立合理的饮食结构，进富含营养、高热量、易消化、非刺激性食品，如豆浆、蛋汤、牛奶等。

3. 用药指导
教会老年人正确服药方法，介绍常用药物的不良反应及不良反应的预防，嘱老年人按医嘱坚持治疗。忌用或慎用对胃黏膜有损害的药物，如阿司匹林、吲哚美辛、糖皮质激素等。

4. 复诊指导
告知老年人消化性溃疡常见并发症，如出血、穿孔、幽门梗阻、癌变等的迹象，叮嘱老年人病程中一旦出现异常时应及时就诊。

单元小结

消化性溃疡是指发生在胃和十二指肠的慢性溃疡，即胃溃疡（GU）和十二指肠溃疡（DU），其发生原因与幽门螺杆菌（Hp）感染、胃酸-胃蛋白酶、药物、饮食等因素有关，典型的症状为上腹部节律性疼痛，胃镜检查为消化性溃疡的诊断金标准，治疗以根除幽门螺杆菌、抑制胃酸分泌、保护胃黏膜为主，如内科治疗无效，可采取胃大部切除术。消化性溃疡是老年人较为容易忽视的疾病，应在照护过程中加强健康教育，规范老年人定期体检，有效防止术后并发症的发生。

单元 8　溃疡性结肠炎的护理

案例引入

宋爷爷，60岁，消瘦，左下腹隐痛伴腹泻，3~4 次/日，粪便带黏液脓血，已 3 年余，时重时轻，近 3 个月来疼痛加重，腹泻次数增加到 7~8 次/日，时有便血，便后疼痛减轻。曾用甲硝唑、氧氟沙星治疗无效。生命体征无异常，结肠镜检查提示为"乙状结肠多发性浅溃疡"，大便细菌培养阴性。临床诊断：溃疡性结肠炎。

请思考：

1. 该患者主要的护理诊断是什么？
2. 针对老人出现的腹泻该如何实施护理？

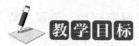 教学目标

知识目标：

1. 掌握溃疡性结肠炎的临床表现及主要护理措施。
2. 熟悉溃疡性结肠炎的治疗要点与常见护理诊断问题。
3. 了解溃疡性结肠炎的病因及发病机制，辅助检查。

能力目标：

能够为患有溃疡性结肠炎的老年人提供健康指导。

素质目标：

养成健康的生活方式，有效预防和控制慢性病的发生。

思政目标：

树立"大卫生、大健康"理念。

溃疡性结肠炎（UC）是一种病因不明的直肠和结肠慢性非特异性炎症性疾病，病变主要限于大肠的黏膜层和黏膜下层，呈连续性弥漫性分布。主要临床表现为腹泻、黏液脓血便和腹痛。病程漫长，有终生复发倾向。本病可发生于任何年龄，以青壮年多见，亦可见于儿童或老年人。

一、病因及发病机制

病因尚未完全明确，目前认为本病可能与免疫异常有关，细胞、体液免疫反应均参与，遗传、感染、环境和精神因素可能参与发病。

1. 免疫因素

目前大多认为溃疡性结肠炎是由于肠黏膜正常防御功能被削弱，致免疫调节失常，影响肠黏膜屏障的完整性，使一般不易通过正常肠黏膜及对人体无害的肠道共生菌群、食物等抗原，可以进入肠黏膜，激发一系列免疫反应和炎性变化。经研究表明，本病患者血清中可检出抗结核抗体，提示本病的发生可能与自身免疫反应有关。

2. 遗传因素

家族调查显示本病患者一级亲属的发病率高，这提示遗传因素在本病的发病中起一定作用。

3. 环境因素

近年本病的发病率持续增高，这可能与地域、社会经济因素有关，饮食、吸烟或尚不明确的因素也可能有一定的作用。

4. 感染、精神因素

目前认为本病若有感染存在，可能是本病的继发病变；过度劳累、精神紧张可诱发本病发作；焦虑、抑郁也可能是本病反复发作的继发表现。

本病病理改变多在直肠、乙状结肠，也可扩展至降结肠、横结肠。早期常为黏膜弥漫性炎症，可有水肿、充血、灶性出血，黏膜可出现小溃疡和大片溃疡。

二、临床表现

本病起病多数缓慢，病程长，呈慢性经过，常有发作期与缓解期交替。劳累、精神刺激、饮食失调多为本病的发作诱因。病情轻重与病变范围、临床分型及病期等有关。

（一）症状

1. 消化系统

主要表现为反复发作的腹泻、黏液脓血便与腹痛。

（1）腹泻与黏液脓血便：为最主要的症状，见于绝大多数患者。典型表现为黏液脓血便，黏液脓血便是本病活动期重要表现。排便次数及便血程度可反映病情的轻重程度，轻者每日排便 2~4 次，便血轻或无；重者每日排便达 10 次以上，呈黏液脓血便，甚至呈血水样便。病变累及直肠，常伴有里急后重，病变累及乙状结肠和直肠，偶有腹泻与便秘交替出现。腹泻的原因主要是大肠黏膜炎症导致对水、钠吸收障碍和结肠运动功能失常。

（2）腹痛：轻者或缓解期患者多无腹痛或仅有腹部不适，活动期一般有轻度和中度腹痛，局限于左下腹或下腹部。临床上有"疼痛—便意—便后缓解"的规律。若并发中毒性巨结肠或腹膜炎，可出现持续性剧烈腹痛。

（3）其他症状：可有腹胀、食欲不振、恶心、呕吐等。

2. 全身症状

轻者全身症状不明显，中、重型活动期可出现低热或中等热，高热多提示急性暴发型或有并发症。重症或病情持续活动时，可有消瘦、贫血、低蛋白血症、水和电解质平衡紊乱等。

3. 肠外表现

部分患者可出现与自身免疫相关的肠外症状，如皮肤结节性红斑、口腔黏膜溃疡、外周关节炎、巩膜外层炎等。少数患者出现情绪不稳、抑郁、失眠及自主神经失调等精神症状。

（二）体征

呈慢性病容，精神状态差，重者呈消瘦贫血貌。轻、中型患者左下腹有轻压痛，重者有明显鼓肠和腹部压痛。若有反跳痛、腹肌紧张、肠鸣音减弱等应注意有无中毒性巨结肠和肠穿孔等并发症的发生。

（三）并发症

可并发中毒性巨结肠、出血、癌变、急性肠穿孔、肠梗阻等。

三、临床分型

可根据病情、病程、范围和病期进行综合分型。

1. 临床严重程度

①轻度：较多见，每日排便 4 次以下，便血轻或无，无全身毒血症状。②中度：介

于轻度和重度之间。③重度：排便频繁，每日 6 次以上，有明显黏液血便和全身症状。

2. 临床类型

①初发型：首次发作无既往史者。②慢性复发型：最多见，易复发，表现为发作期与缓解期相交替。③慢性持续型：病变范围广，症状持续 6 个月以上。④急性暴发型：少见，病情严重，腹部和全身毒血症状明显，易发生大出血及并发症。其中，后 3 种类型可相互转化。

3. 临床分期

可分为活动期和缓解期。

4. 病变范围

可分为直肠炎、直肠乙状结肠炎、左半结肠炎、全结肠炎以及区域性结肠炎。

四、辅助检查

1. 血液检查

活动期可有白细胞计数增高、红细胞沉降率增快、C 反应蛋白增高。可有红细胞和血红蛋白减少。重症患者可有人血白蛋白下降、凝血酶原时间延长、电解质紊乱。

2. 粪便检查

常有黏液脓血便，镜下可见大量红细胞、脓细胞及巨噬细胞。

3. 结肠镜检查

结肠镜检查是本病诊断最重要手段之一，在内镜下可见黏膜充血、水肿和糜烂，常有弥漫性分布、形态不规则的浅溃疡，附有黏液和脓性渗出物，且自直肠向回盲部发展。晚期可有炎性息肉形成。

4. X 线钡剂灌肠检查

溃疡性结肠炎 X 线征主要有多发性浅溃疡，表现为肠管壁边缘毛刺状或锯齿状及见小龛影。结肠袋变浅或消失，肠腔狭窄，肠壁变硬，可呈铅管状。重型或暴发型患者一般不宜做此项检查，以免加重病情或诱发中毒性巨结肠。

五、治疗要点

治疗目的是诱导并维持临床缓解以及黏膜愈合，防治并发症，改善患者生命质量。加强对患者的长期管理。

（一）药物治疗

1. 氨基水杨酸制剂

首选药物柳氮磺吡啶（SASP），该药口服后大部分可到达结肠，适用于轻、中或重型且使用糖皮质激素治疗已缓解的患者，疗效较好，能消除炎症。

2. 糖皮质激素

本药能非特异性抗炎和抑制免疫反应。适用于暴发型或重型患者，或对氨基水杨酸制剂疗效不佳的轻、中型患者。常用氢化可的松、地塞米松静脉注射滴注，病情好转后改为口服，之后逐渐减量，直至停药。

3. 免疫抑制剂

对肾上腺皮质激素疗效不佳或依赖性强的慢性活动性患者，可试用硫唑嘌呤或疏嘌呤。

（二）对症治疗

及时纠正水、电解质平衡紊乱，贫血者可输血，低蛋白血症者应补充白蛋白。病情严重应禁食，并给予完全胃肠外营养治疗。

对腹痛、腹泻的对症治疗，要权衡利弊，慎重使用抗胆碱能药物或止泻药如地芬诺酯（苯乙哌啶）或洛哌丁胺。重症患者因有诱发中毒性巨结肠的危险，故应禁用。

抗生素治疗对一般病例并无指征，但对重症有继发感染者，应积极抗菌治疗，静脉给予广谱抗生素。

（三）手术治疗

并发肠穿孔、癌变、大量出血、中毒性巨结肠或经内科治疗无效的患者，可选择手术治疗。

六、常见护理诊断/问题

（1）腹泻。与炎症导致肠黏膜对水、钠吸收障碍和结肠运动功能失常有关。
（2）疼痛：腹痛。与肠道黏膜的炎症浸润有关。
（3）营养失调：低于机体需要量。与长期腹泻导致吸收障碍有关。
（4）潜在并发症：中毒性巨结肠、大出血、癌变。

七、护理措施

（一）一般护理

1. 休息与活动

缓解期或轻型患者应减少活动，注意休息防止劳累，急性发作期或重型患者应卧床休息，保证睡眠，以减少胃肠蠕动，减轻腹泻、腹痛症状。

2. 饮食护理

给予质软、易消化、少纤维素、营养丰富、高热量的食物以保证能量供给，维持机体代谢需要。禁食生、冷、辣、硬等刺激性食物，禁牛奶和乳制品。急性发作期和暴发型患者应给予流质或半流质饮食；病情严重者应禁食并给予完全胃肠外营养，使肠道得以休息，减轻炎症。

3. 肛周皮肤护理

急性发作期或重症患者腹泻次数较多，应做好肛周皮肤的护理，如手纸要柔软，擦拭动作轻柔，便后用肥皂和温水清洗肛门周围皮肤并擦干，必要时涂软膏保护皮肤的完整。

（二）病情观察

严密监测病情，监测患者体温、脉搏、心率、血压的变化；观察排便次数、粪便的量和性状并记录；注意有无脱水表现；观察腹泻、腹部压痛和腹部肠鸣音的变化，若出现鼓肠、肠鸣音消失、腹痛加剧等，应考虑有中毒性巨结肠的发生，立即报告医生并配合抢救。

（三）对症护理

1. 腹痛的护理

应及时报告医生并积极配合采取抢救措施。可与患者进行交流，分散其注意力，教会患者相应的心理防卫机制，以提高痛阈；或采用热敷、按摩等方法，缓解疼痛；遵医嘱使用解痉、止痛药物。

2. 腹泻的护理

指导患者合理饮食，注意腹部保暖，加强肛周皮肤的护理。

（四）用药护理

密切观察药物的疗效和不良反应，如柳氮磺吡啶的不良反应有恶心、呕吐、食欲减退、头痛及全身不适，偶有皮疹、粒细胞减少、再生障碍性贫血、可逆性男性不育等。应告知患者在餐后服药，以减轻消化道不良反应，服药期间还要定期复查血常规。糖皮质激素应严格按疗程服用，不可随意停药、减药，以防出现反跳现象。

（五）心理护理

与患者多沟通，使其能以良好的心态面对疾病，并积极配合治疗。引导患者进行自我护理和心理调节，让患者保持稳定的情绪，树立战胜疾病的信心。同时争取家人支持，给予关心、理解和照顾。

八、健康指导

1. 生活方式指导

合理安排休息与活动，避免精神紧张和过度劳累。进食营养丰富的食物，避免高纤维素和刺激性食物，忌食生冷食物，忌饮酒。

2. 疾病知识指导

（1）向患者和家属介绍疾病有关知识，使其了解本病的长期性、反复性。

（2）由于病因不明，病情反复发作，迁延不愈，易使患者产生自卑、焦虑，甚至恐惧心理，应鼓励患者树立信心，以平和的心态应对疾病，自觉配合治疗。

（3）告知患者和家属中毒性巨结肠、大出血、肠梗阻、肠穿孔等并发症的表现，使其能及时发现并就诊。

3. 用药指导

嘱患者按医嘱坚持用药，不随意更换药物或停药；告知患者应用药物的注意事项和不良反应，教会患者识别药物的不良反应和出现异常情况如头痛、疲乏、发热、手脚发麻、排尿不畅等症状要及时就诊，以免耽误病情。

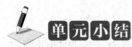 单元小结

溃疡性结肠炎是一种病因不明的直肠和结肠慢性非特异性炎症性疾病，主要临床表现为腹泻、黏液脓血便和腹痛。当老年人出现溃疡性结肠炎时护理员应及时遵医嘱给予治疗，并做好相应护理，防止并发症的出现。

单元9 腹外疝的护理

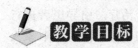

案例引入

陆先生，66岁，因右侧腹股沟肿块反复突出10余年，再次突出不能还纳4小时入院。自述10余年前开始出现右侧腹股沟肿块，站立、行走或咳嗽时突出，肿块可下降至阴囊，平躺后肿块可用手还纳。4小时前因剧烈咳嗽后肿块再次突出，并不能还纳，疼痛明显，伴有腹痛、恶心、呕吐等表现。

请思考：

1. 结合以上临床表现得出陆先生可能患有什么疾病？
2. 针对该疾病的护理诊断有哪些？

教学目标

知识目标：

1. 掌握腹外疝的临床表现及主要护理措施。
2. 熟悉腹外疝的治疗要点与常见护理诊断问题。
3. 了解腹外疝的病因及发病机制，辅助检查。

能力目标：

能够为患有腹外疝的老年人提供健康指导。

素质目标：

养成良好的饮食卫生习惯。

思政目标：

树立"大卫生、大健康"理念。

一、概述

腹外疝是由腹腔内的脏器或组织连同壁腹膜，经腹壁薄弱点或孔隙，向体表突出所形成。常见的有腹股沟疝、股疝、脐疝、切口疝等。

（一）病因及发病机制

腹壁强度降低和腹内压力增高是腹外疝发病的两个主要原因。

1. 腹壁强度降低

常见因素如下。

（1）某些组织结构穿过腹壁部位所形成的腹壁薄弱点，如精索及子宫圆韧带穿过腹股沟管、脐血管穿过脐环、股动静脉穿过股管等处。

（2）腹白线发育不全。

（3）腹壁手术切口愈合不良、外伤、感染，或年老体弱、久病、肥胖等所致的肌萎缩等。

2. 腹内压力增高

腹内压力增高是腹外疝发生的诱发因素，常见原因有慢性咳嗽、长期便秘、排尿困难（如前列腺增生症、膀胱结石）、妊娠、腹水、搬运重物等。正常人因腹壁强度正常，虽然有时有腹压增高的情况，但不致发生疝。

（二）病理解剖

典型的腹外疝由疝环、疝囊、疝内容物和疝外被盖4部分组成。

（1）疝环是疝囊从腹腔突出的门户，又称疝门，亦即腹壁薄弱区或缺损所在。各种疝通常以疝门部位作为命名依据，如腹股沟疝、股疝、脐疝、切口疝等。

（2）疝囊是壁腹膜的憩室样突出部，由疝囊颈、疝囊体和疝囊底组成。疝囊颈是疝囊比较狭窄的部分，位置相当于疝门，由于疝内容物经常经此而进出，故常受摩擦而增厚。

（3）疝内容物是进入疝囊的腹内脏器或组织，以小肠为最多见，大网膜次之，此外如盲肠、阑尾、乙状结肠、横结肠、膀胱等均可作为疝内容物进入疝囊，但较少见。

（4）疝外被盖是指疝囊以外的腹壁各层组织，通常由筋膜、肌肉、皮下脂肪、皮肤组成。

（三）临床类型

腹外疝有易复性、难复性、嵌顿性、绞窄性等临床类型。

1. 易复性疝

疝内容物很容易回纳入腹腔的疝，称易复性疝，该类型疝最为常见。腹外疝在患者站立、行走、咳嗽等致腹内压增高时突出，于平卧、休息或用手将疝内容物向腹腔推送时可回纳入腹腔。

2. 难复性疝

疝内容物不能或不能完全回纳入腹腔内，但并不引起严重症状者，称难复性疝。原因如下：①疝内容物反复突出，致疝囊颈受摩擦而损伤，产生粘连，导致疝内容物不能回纳，是较为常见的原因。这种疝的内容物多数是大网膜。②有些病程长、腹壁缺损大的巨大疝，因内容物较多，腹壁已完全丧失抵挡内容物突出的作用，也常难以回纳。③少数病程较长的疝，因内容物不断进入疝囊时产生的下坠力量将囊颈上方的腹膜逐渐推向疝囊，尤其是髂窝区后腹膜与后腹壁结合得极为松弛，更易被推移，以至盲肠（包括阑尾）、乙状结肠或膀胱随之下移而成为疝囊壁的一部分。这种疝称为滑动疝，也属难复性疝。难复性疝与易复性疝一样，其内容物并无血运障碍，故无严重的临床症状。

3. 嵌顿性疝

疝环较小而腹内压突然增高时，疝内容物可强行扩张囊颈而进入疝囊，随后因囊颈的弹性收缩而将内容物卡住，使其不能回纳，称为嵌顿性疝。疝发生嵌顿后，如其内容物为肠管，肠壁及其系膜可在疝环处受压，使静脉回流受阻，导致肠壁淤血和水肿，疝囊内肠壁及其系膜逐渐增厚，颜色由正常的淡红逐渐转为深红，囊内可有淡黄色渗液积聚，使肠管受压情况加重，更难回纳。肠管嵌顿时肠系膜内动脉的搏动可扪及，嵌顿如能及时解除，病变肠管可恢复正常。

4. 绞窄性疝

肠管嵌顿如不及时解除，肠壁及其系膜受压情况不断加重可使动脉血流减少，最后导致完全阻断，即为绞窄性疝。此时肠系膜动脉搏动消失，肠壁逐渐失去光泽、弹性和蠕动能力，最终坏死变黑。疝囊内渗液变为淡红色或暗红色。如继发感染，疝囊内的渗液则为脓性；感染严重时，可引起疝外被盖组织的蜂窝织炎。积脓的疝囊可自行穿破或误被切开引流而发生肠瘘。

嵌顿性疝和绞窄性疝实际上是一个病理过程的两个阶段，临床上很难截然区分。

二、腹股沟疝

腹股沟疝是指发生在腹股沟区的腹外疝，分为斜疝和直疝两种。疝囊经过腹壁下动脉外侧的腹股沟管深环（内环）突出，向内、向下、向前斜行，经过腹股沟管，再穿出腹股沟管浅环（皮下环），并可进入阴囊，称为腹股沟斜疝（indirect inguinal hernia）。疝囊经腹壁下动脉内侧的直疝三角区直接由后向前突出，不经过内环，也不进入阴囊，称为腹股沟直疝。

斜疝是最多见的腹外疝，发病率占全部腹外疝的 75%~90%；或占腹股沟疝的 85%~95%，多见于儿童及成年人。直疝多见于老年人。

（一）病因及发病机制

腹股沟疝的发生有先天性和后天性因素。

1. 腹股沟斜疝

（1）先天性腹股沟斜疝。

婴儿出生后，若鞘突不闭锁或闭锁不完全，与腹腔相通，当小儿啼哭、排便等腹内压力增加时，可使未闭合或闭合不全的鞘突扩大，肠管、大网膜等即可进入鞘突形成疝（见图 1-4-2），鞘突就成为先天性斜疝的疝囊。

（2）后天性腹股沟斜疝。

任何腹外疝，都存在腹横筋膜不同程度的薄弱或缺损，此外，腹股沟区解剖缺损、腹横肌和腹内斜肌发育不全对发病也起重要作用。后天性腹股沟斜疝见图 1-4-3。

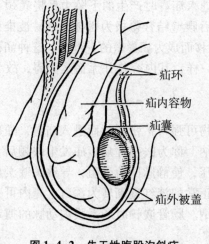

图 1-4-2　先天性腹股沟斜疝

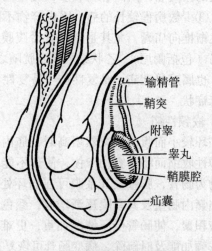

图 1-4-3　后天性腹股沟斜疝

2. 腹股沟直疝

直疝三角的外侧边是腹壁下动脉，内侧边为腹直肌外侧缘，底边为腹股沟韧带。此处腹壁缺乏完整的腹肌覆盖，且腹横筋膜较周围部分薄，故易发生疝。

（二）临床表现

1. 腹股沟斜疝

主要的临床表现是腹股沟区有一突出的肿块。有的患者开始时肿块较小，仅经过深环刚进入腹股沟管，疝环处仅有轻度坠胀感。

（1）易复性斜疝。

易复性斜疝除腹股沟区有肿块和偶有胀痛外，并无其他症状。肿块常在站立、行走、咳嗽或劳动时出现，多呈带蒂柄的梨形，并可降至阴囊或大阴唇。用手按肿块并嘱患者咳嗽，可有膨胀性冲击感。若患者平卧休息或用手将肿块向腹腔推送，肿块可向腹腔回纳而消失。回纳后，以手指通过阴囊皮肤伸入浅环，可感浅环扩大、腹壁软弱；此时如嘱患者咳嗽，指尖有冲击感。用手指紧压腹股沟管深环，让患者起立并咳嗽，斜疝疝块并不出现；但一旦移去手指，则可见疝块由外上向内下鼓出。疝内容物如为肠袢，则肿块柔软、光滑，叩之呈鼓音；回纳时常先有阻力，一旦回纳，肿块即较快消失，并常在肠袢进入腹腔时发出咕噜声。若疝内容物为大网膜，则肿块坚韧叩之呈浊音，回纳缓慢。

（2）难复性斜疝。

在临床表现方面除胀痛稍重外，其主要特点是疝块不能完全回纳。滑动性斜疝疝块除了不能完全回纳外，还有消化不良和便秘等症状。滑动性斜疝多见于右侧，左右发病率之比约为1∶6。

（3）嵌顿性疝。

强力劳动或排便等腹内压骤增是其主要原因。表现为疝块突然增大，并伴有明显疼痛；平卧或用手推送不能使疝块回纳；肿块紧张发硬，且有明显触痛。嵌顿内容物如为大网膜，局部疼痛常较轻微；如为肠袢，不但局部疼痛明显，还可伴有腹部绞痛、恶心、呕吐、停止排便、排气、腹胀等机械性肠梗阻的临床表现。疝一旦嵌顿，自行回纳的机会较少，多数患者的症状逐步加重，如不及时处理，将会发展成为绞窄性疝。肠管壁疝嵌顿时，由于局部肿块不明显，又不一定有肠梗阻表现，容易被忽略。

（4）绞窄性疝。

临床症状多较严重。但在肠袢坏死穿孔时，疼痛可因疝块压力骤降而暂时有所缓解。因此，疼痛减轻而肿块仍存在者，不可认为是病情好转。绞窄时间较长者，可致疝内容物发生感染，侵及周围组织，引起疝外被盖组织的急性炎症。严重者可发生急性腹膜炎及脓毒症。

2. 腹股沟直疝

临床特点有别于腹股沟斜疝（见表1-4-3）。常见于年老体弱者，其主要临床表现是当患者直立时，在腹股沟内侧端、耻骨结节外上方出现一半球形肿块，多不伴有疼痛或其他症状。由于直疝囊颈宽大，疝内容物又直接从后向前顶出，故平卧后疝块多能自行消失，不需用手推送复位。直疝绝不进入阴囊，极少发生嵌顿。疝内容物常为小肠或大网膜。

表 1-4-3	斜疝和直疝的临床特点	
	斜疝	直疝
发病年龄	多见于儿童及成年人	多见于老年人
突出途径	经腹股沟管突出，可进阴囊	由直疝三角突出，不进阴囊
疝块外形	椭圆或梨形，上部呈蒂柄状	半球形，基底较宽
回纳疝块后压住疝环	疝块不再突出	疝块仍可突出
精索与疝囊的关系	精索在疝囊后方	精索在疝囊前外方
疝囊颈与腹壁下动脉的关系	疝囊颈在腹壁下动脉外侧	疝囊颈在腹壁下动脉内侧
嵌顿机会	较多	较少

（三）辅助检查

1. 透光试验

因疝块不透光，故腹股沟斜疝透光试验阴性，此检查方法可与鞘膜积液鉴别。

2. 实验室检查

疝内容物继发感染时血常规检查可有血白细胞计数和中性粒细胞比例升高；粪便检查显示隐血试验阳性或见白细胞。

3. X 线检查

有疝嵌顿或绞窄性疝时，X 线检查可见肠梗阻征象。

（四）治疗要点

1. 非手术治疗

（1）棉线束带或绷带压迫法：适用于 1 岁以下婴幼儿。因为婴幼儿腹肌可随躯体生长逐渐强壮，疝有自行消失的可能。可采用棉线束带或绷带压住腹股沟管深环，防止疝块突出，并给发育中的腹肌加强腹壁的机会。

（2）疝带压迫法：适用于年老体弱或伴有其他严重疾病而禁忌手术者。白天可在回纳疝内容物后，用医用疝带一端的软压垫顶住疝环，阻止疝块突出。长期使用疝带可使疝囊颈经常受到摩擦变得肥厚坚韧而增加疝嵌顿的发病率，并有促使疝囊与疝内容物发生粘连的可能。

（3）手法复位。嵌顿性疝具备以下情况者可试行手法复位：①嵌顿时间在 3~4 小时以内，局部压痛不明显，也无腹部压痛或腹肌紧张等腹膜刺激征者；②老年体弱或伴有其他较严重疾病而估计肠祥尚未绞窄坏死者。复位方法是让患者取头低足高位，注射吗啡或哌替啶以止痛或镇静，并松弛腹肌，然后托起阴囊，持续缓慢地将疝块推向腹腔，同时用左手轻轻按摩浅环和深环以协助疝内容物回纳。复位手法必须轻柔，切忌粗暴；复位后还需严密观察腹部情况，如有肠梗阻或腹膜炎表现，应尽早手术探查。

2. 手术治疗

腹股沟疝最有效的治疗方法是手术修补。手术方法可归纳为下述 3 种。

（1）传统的疝修补术：手术的基本原则是疝囊高位结扎、加强或修补腹股沟管管壁。

①疝囊高位结扎术：显露疝囊颈，予以高位结扎或贯穿缝合，然后切去疝囊。婴幼儿或儿童的腹肌在发育中可逐渐强壮而使腹壁加强，故单纯疝囊高位结扎常能获得满意的疗效。绞窄性斜疝因肠坏死而局部有严重感染，并因感染常使修补失败，通常也采取单纯疝囊高位结扎。

②加强或修补腹股沟管管壁：成年腹股沟疝患者都存在程度不同的腹股沟管前壁或后壁薄弱或缺损，只有在疝囊高位结扎后，加强或修补薄弱的腹股沟管前壁或后壁，才能彻底治疗。

（2）无张力疝修补术：传统的疝修补术存在缝合张力大、术后手术部位有牵拉感、疼痛及修补组织愈合差、易复发等缺点。无张力疝修补术是在无张力情况下，利用人工高分子修补材料进行缝合修补，具有创伤小、术后疼痛轻、恢复快、复发率低等优点。

（3）经腹腔镜疝修补术：方法有 4 种：①经腹膜前法；②完全经腹膜外法；③经腹腔内法；④单纯疝环缝合法。

（五）常见护理诊断/问题

（1）疼痛。与疝块突出、嵌顿或绞窄及术后切口张力大有关。

（2）体液不足。与嵌顿或绞窄性疝引起的机械性肠梗阻有关。

（3）潜在并发症。术后阴囊水肿、切口感染等。

（4）知识缺乏。缺乏腹外疝的成因、预防腹内压升高及促进术后康复的相关知识。

（六）护理措施

1. 术前护理

（1）活动与休息。

巨大疝者应减少活动，多卧床休息；建议患者离床活动时使用疝带压住疝环口，避免腹腔内容物脱出而造成嵌顿性疝。

（2）消除腹内压升高的因素。

术前有咳嗽、便秘、排尿困难或腹水等引起腹腔内压增高的因素存在者，暂不行手术，应积极治疗原发病，控制症状。指导患者注意保暖，预防呼吸道感染，吸烟者手术前 2 周开始戒烟；养成良好的排便习惯，多饮水，多吃蔬菜等粗纤维食物，保持排便通畅。

（3）病情观察。

观察患者的腹痛情况，若出现明显腹痛，伴疝块突然增大、紧张发硬且触痛明显、不能还纳腹腔，应高度警惕嵌顿性疝发生的可能。嵌顿性疝行手法复位的患者，复位后 24 小时内严密观察生命体征和腹部情况，注意有无腹膜炎或肠梗阻的表现。

（4）完善术前准备。

除上述护理措施外，非急诊手术前准备还应注意：①对年老体弱、腹壁肌肉薄弱或复发疝的患者，术前应加强腹壁肌肉锻炼，并练习卧床排便、使用便器等；②术前 2 周停止吸烟；③术前半小时完成阴囊及会阴部的皮肤准备，注意不要划破皮肤，如发现有毛囊炎等炎症表现，必要时应暂停手术；④便秘者，术前晚灌肠，清除肠内积粪，防止术后腹胀及排便困难；⑤送患者进入手术室前，嘱其排空膀胱或留置尿管，以防术中误伤膀胱。

（5）嵌顿性疝及绞窄性疝。

患者多需急诊手术。除上述一般护理外，应予禁食，胃肠减压，纠正水、电解质及酸碱平衡失调，尽早使用抗生素，必要时备血，做好急诊手术准备。

（6）心理护理。

稳定患者的情绪，向患者讲解手术目的、方法、注意事项，以减轻患者对手术的恐惧心理。

2. 术后护理

（1）体位。

患者回病室后取平卧位，膝下垫软枕，使髋关节微屈，以降低腹股沟区切口张力及腹腔内的压力，有利于切口愈合和减轻切口疼痛。次日可改为半卧位。

（2）活动。

术后卧床期间鼓励床上翻身及活动肢体；不宜过早活动，传统疝修补术后 3~5 日可离床活动，采用无张力疝修补术的患者一般术后次日即可下床活动，年老体弱、复发性疝、绞窄性疝、巨大疝等患者可适当推迟下床活动时间。

（3）饮食护理。

患者术后 6~12 小时若无恶心、呕吐，可进流质饮食，次日可进软食或普食。行肠切除吻合术后应禁食，待肠功能恢复后方可进流质饮食，再逐渐过渡为半流质饮食、普食。

（4）防止腹内压增高。

注意保暖，防止受凉引起咳嗽，指导患者咳嗽时用手按压切口部位，以保护切口和减轻震动引起的切口疼痛。保持排便通畅，便秘者尽早给予通便药物，避免用力排便。因麻醉或手术刺激引起尿潴留者，可肌内注射氨甲酰胆碱或针灸，促进膀胱平滑肌的收缩，必要时导尿。

（5）并发症的预防和护理。

①预防阴囊水肿：由于阴囊比较松弛、位置较低，渗血、渗液易积聚于阴囊。为避免阴囊内积血、积液和促进淋巴回流，术后可用丁字带将阴囊托起，并密切观察阴囊肿胀的情况。

②预防切口感染：切口感染是疝复发的主要原因之一。a. 术前皮肤准备：手术前应做好阴囊及会阴部的皮肤准备，避免损伤皮肤。b. 应用抗生素：绞窄性疝行肠切除、肠吻合术后，易发生切口感染，术后应及时、合理应用抗生素。c. 切口护理：术后须严格无菌操作，保持敷料清洁、干燥，避免大小便污染，若发现敷料污染或脱落，应及时更换。d. 注意观察：观察体温和脉搏的变化及切口有无红、肿、疼痛，一旦发现切口感染，应尽早处理。

（七）健康指导

1. 相关疾病知识介绍

向患者解释造成腹外疝的原因和诱发因素、手术治疗的必要性，了解患者的顾虑原因，尽可能予以解除，使其安心配合治疗。对拟采用无张力疝修补术的患者，介绍各类补片材料的优点及费用等。

2. 出院前指导

出院前指导包括以下内容。

（1）活动指导：患者出院后应适当休息，逐渐增加活动量，3个月内应避免重体力劳动或提举重物等。

（2）饮食指导：调整饮食习惯，多吃蔬菜、水果，保持大便通畅。

（3）防止复发：避免腹内压增高的因素，如慢性咳嗽、习惯性便秘、排尿困难、腹腔积液等，以防术后复发。

（4）复诊与随诊：定期门诊复诊，若有疝复发，应及早诊治。

三、其他腹外疝

其他腹外疝常见的有股疝、切口疝和脐疝。股疝是指腹腔器官或组织通过股环、经股管向卵圆窝突出形成的疝，发病率占腹外疝的3%~5%，多见于40岁以上妇女。切口疝是发生于腹壁手术切口处的疝。脐疝是指腹腔内器官或组织通过脐环突出形成的疝。

（一）病因和发病机制

1. 股疝

女性骨盆较宽广、联合肌腱和腔隙韧带较薄弱，以致股管上口宽大松弛而易发病。妊娠是腹内压增高的主要原因。股疝容易嵌顿。在腹外疝中，股疝嵌顿者最多，高达60%。

2. 切口疝

切口疝是发生于手术切口处的疝，以经腹直肌切口高发，尤其是下腹部纵向切口。多种因素可致切口疝的发生。在解剖上，腹部除腹直肌外，其他各层肌、筋膜及鞘膜的纤维都是横向走行的，纵向切口一方面切断其纤维，另一方面还可以损伤神经而降低腹肌强度。手术操作不当也是引起切口疝的一个重要原因，尤其是切口感染，将会导致腹壁组织破坏，从而出现切口疝。此外，缝合技术欠缺、麻醉效果不佳、术后并发症、切口愈合不良等亦可导致切口疝的发生。

3. 脐疝

临床上可分为小儿脐疝和成人脐疝，以前者多见。两者发病原因及治疗原则不尽相同。小儿脐疝发病多因脐环闭锁不全或脐部瘢痕组织不够坚强，在腹内压增高的情况下如患儿啼哭时发生。成人脐疝为后天性，较少见，多数发生于经产妇。

（二）临床表现

1. 症状

（1）股疝。

疝块往往不大，位于腹股沟韧带下方卵圆窝处，呈半球形突起。因疝囊外有很多脂肪，疝块有时不能自行消失。易复性股疝症状不明显，肥胖者尤其易被忽视。部分患者可在久站或咳嗽后出现患处胀痛，并有可复性肿块。股疝嵌顿后，除局部明显的胀痛外，可有急性机械性肠梗阻的表现，严重时可掩盖股疝的局部表现。

（2）切口疝。

主要表现为腹部手术切口处逐渐隆起，局部出现渐增大肿块。通常在站立或用力时明显，平卧休息可缩小或消失。疝块较大者，可有腹胀、消化不良、牵拉感等症状。

（3）脐疝。

脐疝表现为啼哭时疝块突出，安静时消失，极少发生嵌顿。

2. 体征

股疝的患者可在腹股沟处触及肿块。切口疝的患者可在切口处触及肿块。

（三）辅助检查

详见本单元"二、腹股沟疝"中的对应内容。

（四）治疗要点

1. 股疝

容易嵌顿，一旦嵌顿又可迅速发展为绞窄性疝。因此一经发现，无论肿块大小、有无症状，均需尽早手术。手术方式多选择 McVay 法。

2. 切口疝

切口疝原则上应手术治疗。对于较大的切口疝，可采用人工高分子材料进行修补。

3. 脐疝

小儿脐疝除了嵌顿或穿破等紧急情况外，在小儿 2 岁前可采取非手术治疗。常采取棉线束带或绷带压迫法治疗。2 岁以上，若脐环直径仍大于 1.5cm，则可手术治疗。原则上，5 岁以上儿童的脐疝均应采取手术治疗。成人脐疝发生嵌顿或绞窄者较多，故应采取手术疗法。

（五）常见护理诊断/问题

（1）焦虑/恐惧。与疝块突出影响日常生活有关。

（2）疼痛。与疝块嵌顿或绞窄、手术创伤有关。

（3）知识缺乏：缺乏腹外疝成因、预防腹内压升高及促进术后康复知识。

（4）潜在并发症：切口感染。

（六）护理措施

详见本单元"二、腹股沟疝"中的对应内容。

单元小结

腹外疝是普外科最常见的疾病之一。腹股沟疝是腹外疝最常见的临床类型，当老人出现腹外疝时应及时判断其临床类型，当疝内容物出现嵌顿或绞窄时应及时手术治疗。

单元 10　肠梗阻的护理

案例引入

王爷爷，66 岁，因急性阑尾炎穿孔行"阑尾切除术"。术后 4 天，出现腹部持续性胀痛，伴恶心呕吐，未排便排气。体检：全腹膨隆，肠鸣音消失，未触及腹部肿块，腹部 X 线检查显示小肠及结肠均出现气液平面。

请思考：

1. 王爷爷可能出现了什么情况？
2. 针对老人出现的情况该如何实施护理？

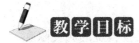

教学目标

知识目标：

1. 掌握肠梗阻的临床表现及主要护理措施。
2. 熟悉肠梗阻的治疗要点与常见护理诊断问题。
3. 了解肠梗阻的病因及发病机制，辅助检查。

能力目标：

能够为患有肠梗阻老年人提供健康指导。

素质目标：

养成健康的生活方式，有效预防和控制慢性病的发生。

思政目标：

树立"大卫生、大健康"理念。

肠梗阻是指肠内容物不能正常运行或通过肠道，是常见的外科急腹症之一。

一、病因及分类

1. 按发生的原因分类

按肠梗阻发生的基本原因可分为机械性肠梗阻、动力性肠梗阻、血运性肠梗阻三类。

（1）机械性肠梗阻：最常见。是各种原因导致的肠腔窄小、肠内容物通过障碍。主要原因包括：①肠腔阻塞，如寄生虫、粪块、大结石、异物等；②肠管外受压，如粘连带压迫、肠扭转、嵌顿疝、肿瘤压迫等；③肠壁病变，如先天性肠道闭锁、炎症性狭窄、肿瘤、肠套叠等。

（2）动力性肠梗阻：由于神经抑制或毒素刺激引起肠壁肌肉功能紊乱，使肠蠕动消失或肠管痉挛，以致肠内容物无法正常运行。该类梗阻本身无器质性肠腔狭窄，可分为麻痹性肠梗阻及痉挛性肠梗阻两类。麻痹性肠梗阻较为常见，多见于腹腔手术后、急性弥漫性腹膜炎、低钾血症等；痉挛性肠梗阻较少见，可继发于尿毒症、肠道功能紊乱和慢性铅中毒等。

（3）血运性肠梗阻：是由于肠管血运障碍，引起肠失去蠕动能力，肠腔虽无阻塞，但肠内容物停止运行，如肠系膜血管栓塞、血栓形成或血管受压等。随着人口老龄化，动脉硬化等疾病增多，现已不属少见。

2. 按肠壁有无血运障碍分类

按肠壁有无血运障碍可分为单纯性肠梗阻和绞窄性肠梗阻。

（1）单纯性肠梗阻：只有肠内容物通过受阻，而无肠管血运障碍。

（2）绞窄性肠梗阻：伴有肠壁血运障碍的肠梗阻。

3. 按梗阻部位分类

分为高位肠梗阻（如空肠上段）和低位肠梗阻（如回肠末端与结肠）。

4. 按梗阻程度分类

分为完全性和不完全性肠梗阻。

5. 按肠梗阻的发展过程分类

分为急性和慢性肠梗阻。

上述肠梗阻的类型并不是固定不变的，随着病情的发展，某些类型的肠梗阻在一定条件下可以相互转换。

二、病理生理

肠梗阻发生后，肠管局部和全身将出现一系列复杂的病理生理变化。

1. 肠管局部变化

主要为肠腔膨胀和梗阻上段肠管积气积液。

在单纯性机械性肠梗阻早期，一方面，梗阻以上肠管蠕动增强，以克服肠内容物通过障碍；另一方面，梗阻以上肠腔内因积气、积液而膨胀，梗阻部位越低，时间越长，肠膨胀越明显。梗阻以下肠管则瘪陷、空虚或仅存积少量粪便。

急性完全性肠梗阻时，肠腔内压力迅速增加，肠壁静脉回流受阻，毛细血管及淋巴管淤积，肠壁充血、水肿、增厚，呈暗红色。由于组织缺氧，毛细血管通透性增加，肠壁上有出血点，并有血性渗出液渗入肠腔和腹腔。随着血运障碍的发展，腔内压力继续升高，继而出现动脉血运受阻，血栓形成，肠壁因缺血失去活力，肠管变成紫黑色。由于肠壁变薄、缺血和通透性增加，腹腔内出现带有粪臭的渗出物，可引起腹膜炎。最后肠管可缺血坏死而破溃穿孔。

慢性不完全性肠梗阻局部改变主要是长期肠蠕动增强所引起的，梗阻近端肠壁代偿性肥厚和肠腔膨胀，远端肠管则变细、肠壁变薄。

2. 全身性改变

（1）水、电解质紊乱与酸碱失衡：正常情况下胃肠道每日分泌消化液约8000mL，内含各种电解质，大部分被肠道再吸收。肠梗阻发生后，由于不能进食及频繁呕吐，大量丢失胃肠道液体，使水及电解质大量丢失，尤其高位肠梗阻为甚；低位肠梗阻时，大量消化液不能被吸收而潴留在肠腔内，同时，大量液体外渗至腹膜腔，形成第三间隙积液；由于肠管过度膨胀，肠壁水肿，使血浆向肠壁、肠腔、腹腔渗出；如肠绞窄则会丢失大量血液。最终因体液及电解质丢失引起失衡，并导致血容量减少、血液浓缩，酸碱平衡失调，表现为脱水、休克、代谢性酸中毒或低氯低钾性碱中毒等。

（2）感染和中毒：以低位肠梗阻表现显著。由于梗阻以上的肠腔内细菌数量显著增加，细菌繁殖产生大量毒素。由于肠壁血运障碍、通透性增加，细菌和毒素可以透过肠壁引起腹腔内感染，并经腹膜吸收引起全身性感染。

（3）休克：体液大量丢失、血液浓缩、电解质紊乱、酸碱平衡失调以及细菌大量繁殖、毒素的释放等均可引起严重休克。当肠坏死、穿孔，发生腹膜炎时，全身中毒尤为严重，最后可引起严重的低血容量性休克和感染性休克。

（4）呼吸和心脏功能障碍：肠腔大量积气、积液可致腹内压增高，膈肌上抬，影响肺的通气及换气功能；同时腹内压增高阻碍下腔静脉血液回流，从而导致呼吸、循环功能障碍。最后可因多器官功能障碍乃至衰竭而死亡。

三、临床表现

不同类型肠梗阻的临床表现有其自身的特点，但肠内容物不能顺利通过肠腔是一致的，其共同的表现即存在腹痛、呕吐、腹胀及停止排便、排气。

（一）症状

1. 腹痛

机械性肠梗阻发生时，由于梗阻部位以上肠管强烈蠕动，会产生腹痛。之后由于肠管肌肉过度疲劳而呈暂时性迟缓状态，腹痛也随之消失，故机械性肠梗阻的腹痛表现为阵发性绞痛，疼痛多在腹中部。疼痛发作时，患者自觉腹内有"气块"窜动，并受阻于某一部位，即梗阻部位；随着病情进一步发展，可演变为绞窄性肠梗阻，表现为腹痛间歇期缩短，呈持续性剧烈腹痛。麻痹性肠梗阻患者腹痛的特点为全腹持续性胀痛或不适；蛔虫性肠梗阻多为不完全性，以阵发性脐周腹痛为主。

2. 呕吐

呕吐与肠梗阻发生的部位、类型有关。在肠梗阻早期，呕吐多为反射性，吐出物以食物及胃液为主；高位肠梗阻早期会发生呕吐且频繁，吐出物主要为胃及十二指肠内容物；低位肠梗阻时，呕吐出现较迟而少，吐出物可呈粪样；结肠梗阻者，较晚期才出现呕吐；绞窄性肠梗阻呕吐物呈棕褐色液体或血性；麻痹性肠梗阻呕吐多呈溢出性。

3. 腹胀

肠梗阻发生一段时间后出现腹胀，其程度与梗阻部位及性质有关，高位肠梗阻腹胀不明显，有时可见胃型；低位小肠梗阻及麻痹性肠梗阻腹胀显著，遍及全腹；结肠梗阻时，如果回盲瓣关闭良好，梗阻以上结肠呈闭襻性，腹周膨胀显著。

4. 停止排便、排气

完全性肠梗阻发生后，患者不再排便、排气，但高位肠梗阻早期，由于梗阻部位以下肠腔内残存的粪便和气体仍自行排出或经灌肠后排出，故不能因此而否定肠梗阻的存在；不完全性肠梗阻可有多次少量排便、排气；绞窄性肠梗阻可排血性黏液样粪便。

（二）体征

1. 腹部体征

（1）视诊：单纯性机械性肠梗阻常可见腹胀、肠型和异常蠕动波；肠扭转时腹胀多不对称；麻痹性肠梗阻则呈均匀性全腹胀。

（2）触诊：单纯性肠梗阻有轻度压痛但无腹膜刺激征，绞窄性肠梗阻时有固定压痛和腹膜刺激征，压痛的肿块常为有绞窄的肠襻。

（3）叩诊：绞窄性肠梗阻因腹腔有渗液，可叩及移动性浊音。

（4）听诊：机械性肠梗阻时，可闻及气过水声或金属音、肠鸣音亢进；绞窄性或麻痹性肠梗阻则肠鸣音减弱或消失。

2. 全身表现

单纯性肠梗阻早期，多无明显全身性改变，晚期有唇干舌燥、眼窝凹陷、皮肤弹性差、尿少等脱水体征。严重脱水或绞窄性肠梗阻时，出现脉搏细速、血压下降、面色苍白、四肢发冷等全身中毒和休克征象。

四、辅助检查

1. 实验室检查

当肠梗阻患者出现脱水、血液浓缩时，可引起血红蛋白、红细胞比容、尿比重均升高。而绞窄性肠梗阻者多有白细胞计数和中性粒细胞比例显著升高。通过血气分析和血清 Na^+、K^+、Cl^-、尿素氮及肌酐的变化可了解电解质紊乱、酸碱失衡或肾功能的状况。若呕吐物和粪便检查有大量红细胞或潜血试验阳性，则提示肠管有血运障碍。

2. 影像学检查

肠梗阻时，小肠内容物停滞，气、液体分离，一般在梗阻发生 4~6 小时后，腹部立位或侧位透视或摄片可见多个气液平面及胀气肠襻；空肠梗阻时，空肠黏膜环状皱襞可显示"鱼肋骨刺"状改变。回肠扩张的肠襻多可见阶梯状的液平面。当怀疑肠套叠、乙状结肠扭转或结肠肿瘤时，可行钡剂灌肠或 CT 检查，以明确梗阻的部位和性质。

五、治疗要点

处理原则是纠正肠梗阻引起的全身性生理紊乱和解除梗阻。

1. 基础治疗

既可作为非手术治疗的措施，又可作为手术治疗的术前处理。

（1）体位：采取半卧位为宜。

（2）禁食和胃肠减压：是治疗肠梗阻的主要方法之一，通过胃肠减压，吸出胃肠道内的气体和液体，可减轻腹胀，降低肠腔内压力，改善肠壁的血液循环，减少肠腔内细菌和毒素，促使肠腔恢复通畅，有利于改善局部病变及全身状况。

（3）纠正水、电解质及酸碱失衡：无论采用非手术治疗还是手术治疗，纠正水、电解质紊乱及酸碱失衡均为极为重要的措施，输液的量和种类根据呕吐及脱水情况、尿量并结合血液浓缩程度、血清电解质和血气分析结果决定。高位肠梗阻及呕吐频繁者，需要补钾。单纯性肠梗阻的晚期或绞窄性肠梗阻，常有大量血浆和血液渗出至肠腔或腹腔，需补充血浆和全血。

（4）防治感染：遵医嘱应用抗生素，防治细菌感染，减少毒素吸收。

（5）对症护理和观察病情：对起病急骤伴缺水者应留置尿管观察尿量。禁用强导泻剂，禁用强镇痛剂，防止延误病情。单纯性肠梗阻早期可遵医嘱应用解痉药物，其间密切观察腹部症状和体征，防止绞窄性肠梗阻的发生。

2. 解除梗阻

（1）非手术治疗：适用于单纯粘连性肠梗阻、麻痹性肠梗阻、蛔虫或粪块堵塞引起的肠梗阻及肠套叠早期。具体措施除上述基础治疗外包括中医中药治疗、口服或胃肠道灌注植物油、针刺疗法、腹部按摩等。

（2）手术治疗：适用于各类绞窄性肠梗阻、因肿瘤或先天性肠道畸形引起的肠梗阻以及经非手术治疗无效者。手术大体可归纳为以下 4 种：

①解除病因：如肠粘连松解术、肠内异物取出术、肠扭转复位术、肠套叠复位术等。

②肠切除肠吻合术：如肠肿瘤、炎症性狭窄或局部肠襻已坏死，则应行肠切除肠吻合术。

③肠短路吻合术：如晚期肿瘤已浸润固定，或肠粘连成团，可做梗阻近端与远端肠襻的短路吻合术。

④肠造口或肠外置术：一般情况极差或局部病变不能切除的低位梗阻患者，可行结肠造口术，暂时解除梗阻。对单纯性结肠梗阻，一般采用梗阻近侧（横结肠）造口，以解除梗阻。如已有肠坏死，则切除坏死肠段并将断端外置作造口术，以后行二期手术治疗。

六、常见护理诊断/问题

（1）体液不足。与频繁呕吐、肠腔及腹腔积液、禁食、胃肠减压等因素有关。

（2）腹痛。与肠蠕动增强或肠壁缺血有关。

（3）低效性呼吸形态。与肠膨胀、腹腔积液致膈肌抬高等因素有关。

（4）潜在并发症：术后肠粘连、腹腔感染、肠瘘等。

七、护理措施

（一）非手术治疗护理/术前护理

1. 一般护理

（1）体位：卧床休息，生命体征稳定时，取低半卧位，以缓解腹壁张力，减轻腹胀和腹痛症状，有利于呼吸。

（2）饮食：肠梗阻患者常规禁饮食，当梗阻缓解，患者开始排气、排便，腹痛、腹胀消失可逐步进流质饮食，忌食甜食、牛奶等产气的食物。

（3）胃肠减压：胃肠减压是治疗肠梗阻的重要措施之一，通过胃肠减压吸出胃肠道内的积液、积气，减轻腹胀、降低胃肠道内压力，改善肠壁血液循环，减少肠内细菌和毒素，有利于改善局部和全身状况。胃肠减压期间应观察和记录引流液的颜色、性状和量，若发现有血性液，应考虑有绞窄性肠梗阻的可能。

（4）缓解腹痛：在确定无肠绞窄或肠麻痹后，可应用阿托品类抗胆碱药物，以解除胃肠道平滑肌的痉挛，使腹痛得以缓解。但不可随意应用吗啡类止痛剂，以免掩盖病情。也可采用热敷腹部、针刺足三里等措施以缓解腹胀。

2. 病情观察

定时监测生命体征、意识状态，严密观察腹痛、腹胀、呕吐等变化，及时了解患者各项实验室指标。若出现以下情况应警惕绞窄性肠梗阻发生的可能：①腹痛发作急骤，发病开始即表现为持续性剧烈疼痛，或持续性疼痛伴阵发性加剧，有时出现腰背部痛，呕吐出现早、剧烈而频繁；②病情发展迅速，早期出现休克，抗休克治疗后改善不显著；③有明显的腹膜刺激征，体温升高，脉率增快，白细胞计数和中性粒细胞比例增高；④腹胀不对称，腹部有局部隆起或扪及有压痛的肿块；⑤呕吐物、胃肠减压抽出液、肛门排出物为血性，或腹腔穿刺抽出血性液；⑥经积极的非手术治疗后，症状体征无明显改善；⑦腹部 X 线检查可见孤立、突出胀大的肠襻，位置固定不变，或有假肿瘤状阴影；或肠间隙增宽，提示腹腔积液。此类患者因病情危重，多处于休克状态，应在抗休克、抗感染的同时，积极做好术前准备。

3. 记录出入液量和合理补液

密切观察和记录呕吐量、胃肠减压量和尿量等，根据患者脱水程度、血清电解质和血气分析结果合理安排输液种类和输液量。

4. 呕吐的护理

呕吐时患者坐起或头偏向一侧，护理员应及时清除口腔内呕吐物，以免引起吸入性肺炎或窒息。呕吐后漱口，保持口腔清洁，并观察记录呕吐物颜色、性状和量。

5. 防止感染

对单纯性肠梗阻晚期，特别是绞窄性肠梗阻患者，遵医嘱应用抗生素以防止细菌感染。

6. 术前准备

除常规术前准备外还应按要求作肠道准备，酌情备血。

（二）术后护理

1. 体位

给予适当的卧位。麻醉清醒后，若血压、脉搏平稳则给予半卧位。

2. 饮食

术后禁食、胃肠减压，待肛门排气后拔除胃管，先少量饮水，若无不适，逐步过渡到半流质及普食。要少食多餐，忌生冷、油炸及刺激性食物。

3. 病情观察

术后严密观察患者的生命体征及有无腹痛、腹胀、呕吐及排气、排便改变等腹部症状和体征的变化。发现异常情况及时报告医师并作相应处理。

4. 胃肠减压及腹腔引流管护理

妥善固定胃管及腹腔引流管，保持引流通畅，避免受压、折叠、扭曲或滑脱；注意观察并记录引流液的颜色、性状及量。

5. 术后并发症观察和护理

（1）肠梗阻：可由于广泛性肠粘连未能分离完全，或手术后肠蠕动减慢，加上腹腔炎症，重新引起粘连而导致。应鼓励患者术后早期活动，如病情平稳，术后 24 小时即可开始床上活动，以促进机体和胃肠道功能的恢复，防止肠粘连。一旦出现腹痛、腹胀、呕吐等，应积极采取非手术治疗措施，一般多可缓解。

（2）腹腔内感染及肠瘘：如患者有引流管，应妥善固定并保持通畅，观察记录引流液颜色、性质和量。更换引流管时注意无菌操作。监测生命体征变化及切口情况，若术后 3~5 日出现体温升高、切口红肿及剧烈疼痛时应怀疑切口感染；若出现局部或弥漫性腹膜炎表现，腹腔引流管周围流出液体带粪臭味时，应警惕腹腔内感染及肠瘘的可能。根据医嘱进行积极的全身营养支持和抗感染治疗，局部双套管负压引流。引流不畅或感染不能局限者需再次手术处理。

八、健康指导

1. 饮食指导

少食刺激性强的辛辣食物，宜进高蛋白、高维生素、易消化吸收的食物；注意饮食卫生，避免暴饮暴食；避免饭后立即进行剧烈运动和体力劳动。

2. 保持排便通畅

养成每日按时排便习惯，老年便秘者应注意通过调节饮食、腹部按摩等方法保持大便通畅，无效者可适当给予缓泻剂，避免用力排便。

3. 自我监测

指导患者自我监测病情，若出现腹痛、腹胀、呕吐、停止排气、排便等不适，应及时就诊。

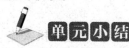 **单元小结**

肠梗阻是指肠内容物不能正常运行或通过肠道，是最常见的外科急腹症之一。当老人出现肠梗阻时可出现腹痛、腹胀、呕吐、肛门停止排气排便等消化系统症状，严重的还会出现脱水、休克等全身性症状。

单元 11 大肠癌的护理

案例引入

古奶奶，65 岁，6 个月前开始，无明显诱因下不时出现粪便表面带血及黏液的现象，伴大便次数增多，每日 3~4 次，时有排便不尽感，但无腹痛。曾于当地医院按"慢性细菌性痢疾"治疗，但治疗无效。发病以来体重下降 4kg。今日来院就诊。

请思考：

1. 为明确诊断还应做哪些检查？首选检查是什么？

2. 古奶奶主要的护理诊断有哪些？

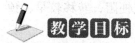 **教学目标**

知识目标：

1. 掌握大肠癌的临床表现及主要护理措施。

2. 熟悉大肠癌的治疗要点与常见护理诊断问题。

3. 了解大肠癌的病因及发病机制，辅助检查。

能力目标：

能够为大肠癌老年人提供健康指导。

素质目标：

养成健康的生活方式，有效预防和控制慢性病的发生。

思政目标：

树立"大卫生、大健康"理念。

大肠癌是结肠癌及直肠癌的总称，为常见的消化道恶性肿瘤之一。据国家癌症中心、国家肿瘤临床医学研究中心等 2023 年公布的 2016 年中国恶性肿瘤流行数据显示，2016 年我国结直肠癌的发病率位于恶性肿瘤的第 2 位，居恶性肿瘤致死原因的第 4 位。

此外，我国直肠癌比结肠癌发病率略高，中低位直肠癌在直肠癌中所占比例高，约为70%；青年人（<30 岁）比例较高，占 12%~15%。近年来结肠癌发病率明显上升，并且有超过直肠癌的趋势。

一、病因及发病机制

结、直肠癌的发病原因尚不清楚，一般认为与以下因素有关。

1. 饮食习惯

高脂肪、高蛋白和低纤维素饮食与大肠癌的发生有一定关系；此外，过多摄入腌制和油煎炸食品可增加肠道中致癌物质，诱发大肠癌。

2. 遗传因素

遗传易感性在大肠癌的发病中具有重要地位，常见的有家族性腺瘤性息肉病（FAP）及遗传性非息肉性结肠癌，在散发性大肠癌患者家族成员中，大肠癌的发病率高于一般人群。

3. 癌前病变

有些病如家族性肠息肉病，已被公认为癌前病变。而近年来大肠的某些慢性炎症改变，如溃疡性结肠炎、克罗恩病及结直肠腺瘤、血吸虫性肉芽肿也与大肠癌的发生有较密切的关系。

二、病理和分期

大多数结直肠癌是腺癌。

1. 大体形态有以下三类

（1）肿块型：肿瘤瘤体较大，向肠腔内生长，恶性程度较低，转移较晚，预后较好，好发于右侧结肠，特别是盲肠。

（2）浸润型：肿瘤沿肠壁呈环形浸润生长，常致肠腔狭窄或梗阻，转移较早，预后较差，好发于左侧结肠。

（3）溃疡型：瘤体向肠壁深层生长，并向周围浸润，早期即可有溃疡，边缘隆起，中央凹陷，常伴有感染，容易引起出血和穿孔，转移较早，恶性程度高，是大肠癌最常见的类型。

2. 分期

目前常用的是国际抗癌联盟（UICC）和美国癌症联合会（AJCC）于 2016 年发布、于 2018 年正式启动执行的第 8 版大肠癌 TNM 分期。

T 代表原发肿瘤。原发肿瘤无法评价为 Tx；无原发肿瘤证据为 T_0；原位癌为 T_{is}；肿瘤侵及黏膜下层为 T_1；侵及固有肌层为 T_2；穿透固有肌层至浆膜下或侵犯无腹膜覆盖的结直肠旁组织为 T_3；穿透脏腹膜或侵及其他脏器或组织为 T_4。

N 为区域淋巴结。区域淋巴结无法评价为 Nx；无区域淋巴结转移为 N_0；1~3 个区域淋巴结转移为 N_1；4 个及 4 个以上区域淋巴结转移为 N_2。

M 为远处转移。无法估计远处转移为 Mx；无远处转移为 M_0；凡有远处转移为 M_1。

3. 扩散和转移方式

（1）直接浸润。癌细胞可向 3 个方向浸润扩散：环形浸润、肠壁深层浸润及沿纵轴浸润。直接浸润可穿透浆膜层侵蚀邻近器官，如膀胱、子宫、肝、肾。下端直肠癌由于缺乏浆膜层的屏障作用，易向四周浸润，侵犯输尿管、前列腺等。

（2）淋巴转移。淋巴转移是大肠癌最常见的转移途径。结肠癌可首先转移到结肠壁淋巴结、结肠旁淋巴结再到肠系膜血管周围和肠系膜血管根部的淋巴结；晚期出现左锁骨上淋巴结转移。直肠癌的淋巴转移分 3 个方向，即向上沿直肠上动脉、腹主动脉周围的淋巴结转移，向侧方经直肠下动脉旁淋巴结引流到盆腔侧壁的髂内淋巴结，向下沿肛管动脉、阴部内动脉旁淋巴结到达髂内淋巴结。

（3）血行转移。多见于肝，其次为肺、骨等。

（4）腹腔种植转移。结肠癌穿透肠壁后，脱落的癌细胞可种植于腹膜或其他器官表面。

三、临床表现

（一）结肠癌

结肠癌早期常无特殊症状，发展后主要有下列症状。

1. 排便习惯与粪便性状改变

常为最早出现的症状。多表现为排便次数增多，腹泻，便秘，粪便中带血、脓或黏液。

2. 腹痛

也是早期症状之一，常为不确切的持续性隐痛，或仅为腹部不适或腹胀感，出现肠梗阻时则腹痛加重或为阵发性绞痛。

3. 腹部肿块

肿块多为瘤体本身，有时可能为梗阻近侧肠腔内的积粪。肿块大多坚硬，呈结节状，如为横结肠和乙状结肠早期尚可推动，如癌肿穿透肠壁并发感染时肿块固定，且有明显压痛。

4. 肠梗阻

一般为结肠癌的晚期症状，多表现为慢性低位不完全肠梗阻，主要表现是腹部胀痛或阵发性绞痛和便秘。当发生完全性梗阻时，症状加剧。左侧结肠癌可以急性完全性结肠梗阻为首发症状。

5. 全身症状

由于慢性失血、癌肿溃烂、感染、毒素吸收等，患者可出现贫血、消瘦、乏力、低热等；晚期可出现肝肿大、黄疸、腹水、直肠前窝肿块、锁骨上淋巴结肿大及恶病质等。

结肠癌的临床表现与病灶大小、所在部位及病理类型有关。一般认为右侧结肠癌以全身症状、贫血、腹部肿块为主要表现。左侧结肠癌以肠梗阻、便秘、腹泻、便血等症状为著。

（二）直肠癌

直肠癌早期多无明显症状，随着病情发展，瘤体增大，癌肿溃烂，出现继发感染，才开始出现症状。

1. 症状

（1）直肠刺激症状：频繁便意，排便习惯改变；便前肛门有下坠感、里急后重、排便不尽感；晚期有下腹痛。

（2）肠腔狭窄症状：癌肿侵犯致肠腔狭窄，大便变形、便条变细。若肠管发生部分梗阻，可出现阵发性腹痛、腹胀、肠鸣音亢进等不完全性肠梗阻症状。

（3）癌肿破溃出血症状：大便表面带血及黏液，甚至出现脓血便。血便是直肠癌最常见的症状。

（4）其他症状：癌肿侵犯前列腺、膀胱，可出现尿频、尿痛、血尿。若肿瘤侵犯骶前神经，则有持续性骶尾部剧痛。

2. 体征

（1）直肠指诊触及肿物。

（2）腹股沟淋巴结肿大：腹股沟淋巴结肿大多见于累及齿状线以下的直肠癌。

（3）并发症或晚期体征：肠梗阻可表现为腹部膨隆、肠鸣音亢进，肝转移可表现为肝大、黄疸、移动性浊音，晚期可表现为营养不良或恶病质。

四、辅助检查

1. 实验室检查

（1）大便潜血检查：大规模普查或对一定年龄组高危人群进行结直肠癌初筛的手段。阳性者再进一步检查。

（2）血清癌胚抗原（CEA）：约半数结肠癌、直肠癌患者血清 CEA 升高。CEA 还可作为结肠癌、直肠癌手术后的随访指标，如出现手术后 CEA 降低，以后又升高，应考虑癌肿复发。

2. 直肠指诊

直肠指诊简单易行，不需任何设备，比较准确可靠，是诊断直肠癌最重要的方法。中国人直肠癌近 75% 为低位直肠癌，能在直肠指诊时触及，因此，凡遇到患者有便血、排便习惯改变、大便变形等症状，均应行直肠指诊。直肠指诊可检查癌肿的部位，但与其距肛缘的距离及癌肿的大小、范围、固定程度、与周围组织的关系等有关。癌肿位于直肠前壁的女性患者，应作阴道检查及双合诊检查。

3. 内镜检查

包括直肠镜、乙状结肠镜和纤维结肠镜检查。内镜不但可以在直视下做出肉眼判断，而且可以取活组织作病理学检查，以明确诊断，是诊断结直肠癌的最有效、最可靠的方法。

4. 影像学检查

（1）钡剂灌肠检查：是结肠癌的重要检查方法，可观察到结肠壁僵硬、皱襞消失、存在充盈缺损及小龛影，但对直肠癌的诊断意义不大。

（2）B 超和 CT 检查：有助了解直肠癌的浸润深度及淋巴结转移情况，还可提示有无腹腔种植转移、是否侵犯邻近组织器官或肝肺转移灶等。

（3）MRI 检查：可评估肿瘤在肠壁内的浸润深度，对中位直肠癌的诊断和分期有重要价值。

（4）PET-CT 检查：正电子发射体层显像与 X 线计算机断层成像相结合。在对病灶进行定性的同时还能准确定位，大大提高了诊断的准确性及临床实用价值。

五、治疗要点

手术切除是大肠癌的主要治疗方法，同时配合化学治疗、放射治疗等进行综合治疗。目前临床上已开展新辅助治疗（即术前放化疗），目的在于提高手术切除率和保肛率，延长患者无病生存期，但需掌握适应证。

1. 根治性手术

（1）结肠癌根治性手术：切除范围包括癌肿所在的肠襻及其所属系膜和区域淋巴结。术式包括右半结肠切除术、横结肠切除术、左半结肠切除术及乙状结肠切除术。

（2）直肠癌根治性手术：切除范围包括癌肿及其两端足够的肠段、受累器官的全部或部分及其周围可能被浸润的组织。手术方式的选择根据癌肿所在的部位、大小、活动度等因素综合判断，主要包括以下几种：

①局部切除术：适用于早期瘤体小、局限于黏膜及黏膜下层、分化程度高的直肠癌。

②腹会阴联合直肠癌根治术（Miles 手术）：主要适用于腹膜返折以下的直肠癌（目前主要适用于肿瘤下缘距肛缘 5cm 以内的直肠癌）。

③经腹腔直肠癌切除术（直肠低位前切除术，Dixon 手术）：适用于直肠癌下缘距肛缘 5cm 以上的直肠癌。

④经腹直肠癌切除、近端造口、远端封闭手术（Hartmann 手术）：适用于身体情况差、不能耐受 Miles 手术或因急性肠梗阻不宜行 Dixon 手术的患者。

（3）姑息性手术：适用于局部癌肿尚能切除，但已发生远处转移的癌肿患者。

（4）结肠癌并发肠梗阻的手术：在大肠癌导致的肠梗阻中，左半结肠大约是右半结肠的 9 倍。右半结肠癌梗阻较适合作一期切除肠吻合术；若患者全身情况差，可先行切除肿瘤、肠道造瘘或短路手术；待病情稳定后，再行二期手术。分期手术常适用于左半结肠癌致完全肠梗阻的患者。

2. 非手术治疗

（1）放疗：术前放疗可缩小癌肿体积、降低癌细胞活力及减少淋巴结转移，使原本无法手术切除的癌肿得以手术治疗，提高手术切除率及生存率。术后放疗多用于晚期癌肿、手术无法根治或局部复发。

（2）化疗：用于处理残存癌细胞或隐性病变，以提高术后 5 年生存率。

（3）中医治疗：应用补益脾肾、调理脏腑、清肠解毒、扶正中药制剂。

（4）局部介入等治疗：对于不能手术切除且发生肠管缩窄的大肠癌患者，可局部放置金属支架扩张肠腔；对直肠癌患者亦可用电灼、液氮冷冻和激光烧灼等治疗，以改善症状。

（5）其他治疗：目前尚处于研究探索阶段的治疗还有基因治疗、分子靶向治疗、生物免疫治疗、干细胞治疗等。

六、常见护理诊断/问题

（1）焦虑/恐惧。与对癌症治疗缺乏信心及担心结肠造口影响生活、工作有关。

（2）知识缺乏。缺乏有关术前准备知识及结肠造口术后的护理知识。

（3）营养失调，低于机体需要量。与癌肿慢性消耗、手术创伤、放化疗反应等有关。

（4）自我形象紊乱。与行肠造口后排便方式改变有关。

（5）潜在的并发症。切口感染、吻合口瘘、造口缺血坏死或狭窄、泌尿系统损伤及感染。

七、护理措施

（一）术前护理

1. 营养支持

术前补充高蛋白、高热量、丰富维生素、易消化的营养丰富的少渣饮食，如鱼、瘦肉、乳制品等。必要时，少量多次输血、输清蛋白等，以纠正贫血和低蛋白血症。若患者出现明显脱水及急性肠梗阻，遵医嘱及早纠正机体水、电解质及酸碱失衡，提高其对手术的耐受性。

2. 肠道准备

充分的肠道准备可减少或避免术中污染、术后感染，预防吻合口瘘，增加手术的成功率，具体包括以下几个方面。

（1）饮食准备。

①传统饮食准备：术前3日进少渣半流质饮食，如稀饭、鸡蛋羹；术前1~2日起进无渣流质饮食，并给予蓖麻油30mL，每日上午1次，以减少、软化粪便。但具体应用时应视患者有无长期便秘史及肠道梗阻等进行调整。

②新饮食准备：一般术前3日口服全营养素，每日4~6次，至术前12小时。此方法既可满足机体的营养需求，又可减少肠腔粪渣形成，同时有利于肠黏膜的增生、修复，保护肠道黏膜屏障，避免术后肠源性感染并发症。

（2）肠道清洁：一般于术前1日进行肠道清洁。

①导泻法。a. 高渗性导泻：常用制剂为甘露醇、硫酸镁、磷酸钠盐等，由于其在肠道中几乎不吸收，口服后使肠腔内渗透压升高，吸收肠壁水分，使肠内容物剧增，刺激肠蠕动增加，导致腹泻。b. 等渗性导泻：临床常用复方聚乙二醇电解质溶液。聚乙二醇是一种等渗、非吸收性、非爆炸性液体，通过分子中的氢键与肠腔内水分子结合，增加粪便含水量及灌洗液的渗透浓度，刺激小肠蠕动增加。c. 中药导泻：常用番泻叶泡茶及口服蓖麻油，前者主要成分为含蒽甙类，有泻热导滞的作用。

②灌肠法：目前临床多主张采用全肠道灌洗法，若患者年老体弱无法耐受或存在心、肾功能不全或灌洗不充分者，可考虑配合灌肠法，应洗至粪便清水样，肉眼无粪渣为止。可用1%~2%肥皂水、磷酸钠灌肠剂及甘油灌肠剂等。直肠癌肠腔狭窄者，灌肠时应在直肠指诊引导下（或直肠镜直视下），选用适宜管径的肛管，轻柔通过肠腔狭窄部位，切忌动作粗暴。高位直肠癌应避免采用高压灌肠，以防癌细胞扩散。

（3）口服肠道抗生素：多采用新霉素、甲硝唑、庆大霉素等；同时由于控制饮食及服用肠道杀菌剂，维生素K的合成及吸收减少，需适当补充。

3. 肠造口腹部定位

定位要求：①根据手术方式及患者生活习惯选择造口位置；②患者应能看清造口

位置；③肠造口位于腹直肌内；④造口所在位置应避开瘢痕、皮肤凹陷、皱褶、皮肤慢性病变处、系腰带处及骨突处。确定方法：医师/造口治疗师选定造口位置后做好标记，用透明薄膜覆盖，嘱患者改变体位时观察预选位置是否满足上述要求，以便及时调整。

4. 阴道冲洗

女性患者为减少或避免术中污染、术后感染，尤其癌肿侵犯阴道室后壁时，术前3日每晚需行阴道冲洗。

5. 术晨置胃管及导尿管

有梗阻症状的患者应及早放置胃管，减轻腹胀。术晨放置气囊导尿管，可维持膀胱排空，预防手术时损伤输尿管或膀胱及因直肠切除后膀胱后倾或骶神经损伤所致的尿潴留。

6. 心理护理

大肠癌患者往往对治疗存在许多顾虑，对疾病的康复缺乏信心。关心体贴患者，指导患者及其家属通过各种途径了解疾病的发生、发展及治疗护理方面的新进展，树立与疾病斗争的勇气及信心。护理员应在术前通过图片、模型及电视录像等向需行肠造口的患者解释造口的目的、部位、功能、术后可能出现的情况以及相应的处理方法；必要时，可介绍数位恢复良好、心理健康的术后患者与其交流，使其了解只要护理得当，肠造口并不会对其日常生活、工作造成太大影响，以消除其恐慌情绪，增强治疗疾病的信心，提高适应能力。同时争取患者家属的积极配合，从多方面给患者以关怀和心理支持。

（二）术后护理

1. 病情观察

术后每半小时测量血压、脉搏、呼吸1次，测量4~6次病情平稳后改为每小时1次；术后24小时病情平稳后延长间隔时间。观察切口敷料有无渗血，若渗血较多，应估计量，做好记录，并通知医生给以处理。

2. 体位

病情平稳者，可改半卧位，以利呼吸和腹腔引流。

3. 饮食

（1）传统方法：术后早期禁食、胃肠减压，经静脉补充水、电解质及营养物质。术后48~72小时肛门排气或结肠造口开放后，若无腹胀、恶心、呕吐等不良反应，即可拔除胃管，经口进流质饮食，但早期切忌进易引起胀气的食物；术后1周进少渣半流质饮食，2周左右可进普食，注意补充高热量、高蛋白、低脂、维生素丰富的食品，如豆制品、蛋、鱼类等。

（2）肠内营养：目前大量研究表明，术后早期（约6小时）开始应用肠内全营养剂可促进肠功能的恢复，维持并修复肠黏膜屏障，改善患者营养状况，减少术后并发症。

4. 活动

术后早期，可鼓励患者在床上多翻身、活动四肢；2~3日后患者情况许可时，协助患者下床活动，以促进肠蠕动的恢复，减轻腹胀，避免肠粘连。活动时注意保护伤口，避免牵拉。

5. 引流管护理

保持腹腔和骶前引流管通畅，避免受压、扭曲、堵塞，观察并记录引流液的色、质、量；及时更换引流管周围渗湿和污染的敷料。骶前引流管一般保留 5~7 日，待引流液量少、色转清即可拔除引流管。保持导尿管通畅，观察尿液的颜色、性状和量，拔管前做夹管训练以训练膀胱舒缩功能，防止出现排尿功能障碍。

6. 肠造口护理

（1）造口观察：观察肠黏膜颜色有无异常，有无肠段回缩、出血、坏死等现象。

（2）正确使用造口袋：一般于手术当日或术后 2~3 日开放造口后即佩戴造口袋。①选择一件式或两件式造口袋。②及时更换造口袋：造口袋内充满 1/3 排泄物时应更换。取下造口袋，清洁造口及周围皮肤，测量造口大小，裁剪底盘开口，粘贴底盘，戴好造口袋。

（3）造口周围皮肤护理：保持造口周围皮肤清洁、干燥，及时用中性皂液或 0.5% 氯己定（洗必泰）溶液清洁造口周围皮肤，再涂上氧化锌软膏；观察造口周围皮肤有无红、肿、破溃等现象。

（4）饮食指导：必须注意饮食卫生，防止腹泻；避免进食胀气、有刺激性气味、辛辣刺激及高膳食纤维食物。

（5）造口并发症的观察与护理。①造口出血：常发生在术后 72 小时，多为肠造口黏膜与皮肤连接处的毛细血管及小静脉出血、肠系膜小动脉未结扎或结扎线脱落所致。少量出血用棉球或纱布压迫止血；出血较多时，用 1% 肾上腺素溶液浸湿纱布压迫；大量出血时，需缝扎止血。②造口坏死：为最危险的并发症，常发生于术后 24~48 小时。多为造口血运不良、张力过大引起。术后密切观察造口的颜色，若出现暗红色、紫色、黑色，失去应有的光泽，均应及时告知医生予以处理。③造口狭窄：造口处瘢痕收缩造成，观察患者有无恶心、呕吐、腹痛、腹胀、停止排气排便等症状。若造口狭窄，应在造口处拆线愈合后，每日扩肛 1 次：示指、中指戴指套涂石蜡油，沿肠腔方向逐渐深入并停留 5~10 分钟，动作轻柔，避免暴力，以免损伤造口或肠管。

（6）提高患者自我护理能力：①帮助患者及家属逐渐接受造口，并参与造口护理。②鼓励患者逐渐适应造口，恢复正常生活，参加适量的运动和社交活动。③护理过程中保护患者的隐私和自尊。④指导患者做好自我护理。

7. 并发症的预防与护理

（1）切口感染：有肠造口者，术后 2~3 日内取造口侧卧位，腹壁切口与造瘘口间用塑料薄膜隔开，及时更换渗湿的敷料，避免造口肠管的排泄物污染腹壁切口，并密切观察切口有无充血、水肿、剧烈疼痛及生命体征的变化。对会阴部切口，可于术后 4~7 日以 1∶5000 高锰酸钾温水坐浴，2 次/日；预防性应用抗生素。合理安排换药顺序，先腹部伤口后会阴部伤口。若发生感染，则开放伤口，彻底引流，应用抗生素。

（2）吻合口瘘：术后严密观察患者有无吻合口瘘的表现，如突起腹痛或腹痛加重，部分患者可有明显腹膜炎体征，甚至能触及腹部包块，若留置有吻合口引流管者可观察到引流出略浑浊液体。一旦发生，应禁食、胃肠减压，行盆腔持续滴注、负压吸引，同时予肠外营养支持。必要时做好急诊手术的准备。

8. 心理护理

术后患者的心理问题主要源自肠造口，应鼓励患者正视现实，保持心情愉悦，理解肠造口的治疗价值，指导其正确进行肠造口的自我护理，适应新的生活方式，重塑自我形象，增强生活的信心与勇气，积极配合治疗，促进身心康复。

八、健康指导

1. 社区宣教

（1）建议定期进行粪便潜血试验、乙状结肠镜检、纤维结肠镜检等检查，做到早诊断，早治疗。

（2）警惕家族性腺瘤性息肉病及遗传性非息肉病性结肠癌。

（3）积极预防和治疗结直肠的各种慢性炎症及癌前病变，如结直肠息肉、腺瘤、溃疡性结肠炎、克罗恩病等。

（4）注意饮食及个人卫生，预防和治疗血吸虫病。

（5）多进食新鲜蔬菜、水果等高纤维、高维生素饮食，减少食物中动物性脂肪摄入量。

2. 饮食调整

根据患者情况调节饮食，保肛手术者应多吃新鲜蔬菜、水果，多饮水，避免高脂肪及辛辣、刺激性食物；行肠造口者则需注意避免过多食入粗纤维食物，如芹菜、玉米等，避免进食可致胀气的食物，如豆类、啤酒等。

3. 活动指导

参加适量体育锻炼，生活规律，保持心情舒畅。避免自我封闭，应尽可能地融入正常的生活、工作和社交活动中。有条件者，可参加造口患者联谊会，学习并交流彼此的经验和体会，重拾自信。

4. 做好造口护理的健康宣教

（1）介绍造口护理方法和护理用品。

（2）指导患者出院后扩张造口，每 1~2 周一次，持续 2~3 个月。

（3）若出现造口狭窄，排便困难，及时就诊。

（4）指导患者养成习惯性的排便行为。

5. 指导患者正确进行结肠造口灌洗

其目的是洗出肠内积气、粪便，养成定时排便习惯。连接好灌洗装置，在集水袋内装入 500~1000mL 37~40℃温水，经灌洗管道缓慢灌入造口内，灌洗时间约 10 分钟。灌洗液完全注入后，在体内尽可能保留 10~20 分钟，再开放灌洗袋，排空肠内容物。灌洗期间注意观察，若感到膨胀或腹痛时，放慢灌洗速度或暂停灌洗。灌洗间隔时间可每日 1 次或每 2 日 1 次，时间应相对固定。定时结肠灌洗可以训练有规律的肠道蠕动，使两次灌洗之间无粪便排出，从而达到人为控制排便，养成类似于正常人的习惯性排便行为。

6. 复查

每 3~6 个月定期门诊复查。行永久性结肠造口患者，若发现腹痛、腹胀、排便困难等造口狭窄征象时应及时到医院就诊；行化学治疗、放射治疗患者，定期检查血常规，出现白细胞和血小板计数明显减少时，遵医嘱及时暂停化学治疗、放射治疗。

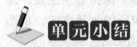 **单元小结**

大肠癌是最常见的消化系统恶性肿瘤之一，其发病率和死亡率较高。大肠癌早期症状多不明显，易被忽视，因此对于 40 岁以上的高危人群应定期进行肠镜检查，以做到早发现及早治疗。

单元 12　直肠肛管良性疾病的护理

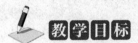 **案例引入**

李奶奶，79 岁，脑梗死后半年，近期大便干燥，今日大便后肛周有肿物，肿物外观呈梅花状，粪便表面附血。

请思考：

1. 李奶奶患有什么疾病？

2. 如何为李奶奶进行饮食指导？

教学目标

知识目标：

1. 掌握直肠肛管良性疾病的临床表现和主要护理措施。

2. 熟悉直肠肛管良性疾病的辅助检查和治疗要点。

3. 了解直肠肛管良性疾病的病因及发病机制。

能力目标：

学会直肠肛管良性疾病的临床表现及护理措施，能正确实施整体护理，能为患有直肠肛管良性疾病的老年人提供健康指导。

素质目标：

具有关心、尊重、理解老年患者疾苦，主动为其缓解不适的职业意识与态度。

思政目标：

1. 在为老服务过程中，谨记"以老年人为中心"的服务理念。

2. 通过学习，学生能树立科学的饮食观。

一、痔

痔是直肠下段黏膜下或肛管皮肤下静脉丛淤血、扩张迂曲所形成的静脉团块。痔在肛肠疾病中发病率最高，是成年人的常见病，发病率随年龄增长而增高。

（一）病因及发病机制

目前尚未完全明确，但有两种学说。

1. 肛垫下移学说

肛垫位于肛管的黏膜下，由平滑肌、弹性纤维、结缔组织和静脉丛构成；起调节肛管括约肌、完善肛门闭合的作用。由于反复便秘、腹压增高等因素，肛垫向远侧移位，其中的纤维间隔逐渐松弛、直至断裂，同时静脉丛淤血、扩张、融合形成痔。

2. 静脉曲张学说

直肠静脉与肛管静脉为门静脉和下腔静脉吻合交通支；直肠上下静脉无静脉瓣，静脉丛管壁薄、位置浅，末端直肠黏膜下组织疏松，都容易出现血液淤积和静脉扩张。当久站久坐、便秘、妊娠等情况导致腹内压增高时，静脉回流困难，血液淤滞，易出现静脉扩张。

另外，直肠下端和肛管的慢性感染，可引起静脉丛周围炎，使静脉壁纤维化、失去弹性而发生扩张。长期饮酒及进食辛辣食物，可使直肠黏膜充血促使痔的发生。年老体弱、营养不良可使局部组织萎缩无力，可诱发痔的产生。

（二）分类及病理生理

根据痔所在的部位不同，分为内痔、外痔和混合痔 3 种。

1. 内痔

内痔最多见，位于齿状线以上，是直肠上静脉丛扩大曲张所形成的静脉团块，表面覆盖直肠黏膜。好发于直肠下端的左侧、右前方和右后方，即截石位的 3 点、7 点和 11 点处。

2. 外痔

外痔位于齿状线以下，是直肠下静脉丛扩大曲张所形成的静脉团块，表面覆盖肛管皮肤。分血栓性外痔、结缔组织性外痔、静脉曲张性外痔，其中最常见的是血栓性外痔。

3. 混合痔

由内痔通过静脉丛和相应部位外痔静脉丛互相吻合并扩张而成。位于齿状线上下，表面被直肠黏膜和肛管皮肤覆盖。

（三）临床表现

1. 内痔

主要表现为便血及痔块脱出。便血的特点是无痛性、间歇性便后出鲜血。便血较轻时表现为粪便表面附血或便纸带血，严重时则可出现喷射状出血，长期出血患者可发生贫血，若发生血栓、感染及嵌顿，可伴有肛门剧痛。内痔分为 4 度：Ⅰ度，排便时出血，痔块不脱出，肛门镜检查可见齿状线以上直肠柱结节状突出；Ⅱ度，便血常见，痔块在排便时脱出肛门，排便后可自行回纳；Ⅲ度，偶有便血，痔块排便时脱出，或在劳累后、步行过久、咳嗽时脱出，无法自行还纳，需用手辅助；Ⅳ度，偶见便血，痔块长期脱出于肛门外，无法回纳或回纳后又立即脱出。

2. 外痔

主要临床表现是肛门不适感、常有黏液分泌物流出、有时伴局部瘙痒。若发生血栓性外痔疼痛剧烈，排便、咳嗽时加剧，数日后可减轻，可在肛周看见暗紫色椭圆形肿物，表面皮肤水肿、质硬、压痛明显。

3. 混合痔

兼有内痔和外痔的临床表现。内痔发展到Ⅲ度以上时多形成混合痔。混合痔逐渐加重，呈环状脱出肛门外，脱出的痔块在肛周呈梅花状时，称为环状痔。脱出痔块若被痉挛的括约肌嵌顿，可引起水肿、淤血，甚至坏死，临床上称为嵌顿性痔或绞窄性痔。

（四）辅助检查

肛门镜检查可确诊，不仅可见到痔的情况，还可观察到直肠黏膜有无充血、水肿、溃疡、肿块等，以及排除其他直肠疾患。

（五）治疗要点

首选非手术治疗，以减轻及消除症状为目的，若非手术治疗无效，可考虑手术治疗。

1. 非手术治疗

（1）一般治疗：适应于痔的初期及无症状静止期的痔。主要措施：①改变不良的排便习惯，保持大便通畅；②温水坐浴；③肛管内纳入含有消炎止痛作用的油膏或有润滑和收敛作用的栓剂；④血栓性外痔可先局部热敷，再外敷消炎止痛剂，若疼痛缓解可不手术；⑤嵌顿性痔初期，清洗后用手轻轻将脱出的痔块还纳，阻止再脱出。

（2）注射疗法：适用于Ⅰ、Ⅱ度内痔，效果较好。将硬化剂注于痔基底部的黏膜下层，使痔血管及周围发生无菌性炎症反应，局部组织和血管纤维化，静脉闭塞，痔块萎缩。

（3）红外线凝固疗法：适用于Ⅰ、Ⅱ度内痔，作用与注射疗法相似，通过红外线照射，使痔块发生纤维增生、硬化萎缩。但复发率高，目前临床应用不多。

（4）胶圈套扎疗法：适用于Ⅰ、Ⅱ、Ⅲ度内痔。将特制胶圈套套入内痔的根部，利用胶圈的弹性阻断痔的血供，使痔缺血、坏死、脱落而愈合。

2. 手术治疗

主要适用于病程长、出血严重、痔核脱出的内痔、混合痔、嵌顿性痔及血栓性外痔等。手术方法如下：

（1）痔外剥内扎术：主要用于Ⅲ、Ⅳ度内痔和混合痔的治疗。

（2）吻合器痔上黏膜环切术：主要用于Ⅲ、Ⅳ度内痔、环状痔和部分Ⅱ度大出血内痔。

（3）血栓外痔剥离术：用于治疗血栓性外痔。

（六）常见护理诊断/问题

（1）疼痛。与血栓形成、痔块嵌顿、术后创伤等有关。

（2）便秘。与不良饮食、排便习惯等有关。

（3）知识缺乏。缺乏关于疾病的治疗和预防等方面的知识。

（4）潜在并发症。贫血、尿潴留、创面出血、肛门狭窄、切口感染等。

（七）护理措施

1. 非手术治疗护理/术前护理

（1）饮食与活动。

嘱患者多饮水，多吃新鲜水果、蔬菜及粗粮，少饮酒，少吃辛辣刺激食物。养成良好生活习惯，养成定时排便的习惯。适当增加运动量，促进肠蠕动，切忌久站、久坐、久蹲。

（2）温水坐浴。

便后及时清洗，保持局部清洁舒适，必要时用 1∶5000 高锰酸钾溶液 3000mL 坐浴，控制温度在 43～46℃，每日 2～3 次，每次 20～30 分钟，以预防病情进展及并发症。

（3）痔块回纳。

痔块脱出时应及时回纳，嵌顿性痔应尽早行手法复位，注意动作轻柔，避免损伤；血栓性外痔者局部应用抗生素软膏。

（4）术前准备。

缓解患者的紧张情绪，指导患者进少渣食物，术前排空大便，必要时灌肠，做好会阴部备皮及药敏试验，及时纠正贫血。

2. 术后护理

（1）饮食与活动。

术后 1～2 日饮食应以无渣或少渣流质、半流质为主。术后 24 小时内可在床上适当活动四肢、翻身等，24 小时后可适当下床活动，逐渐延长活动时间，并指导患者进行轻体力活动。伤口愈合后可以恢复正常工作、学习和劳动，但要避免久站、久坐或久蹲。

（2）控制排便。

术后早期患者会存在肛门下坠感或便意，告知其是敷料刺激所致；术后 3 日尽量避免解大便，促进切口愈合，可于术后 48 小时内口服阿片酊以减少肠蠕动，控制排便。之后应保持大便通畅，防止用力排便导致伤口裂开。如有便秘可口服液状石蜡或其他缓泻剂，但切忌灌肠。

（3）疼痛护理。

大多数肛肠术后患者创面疼痛剧烈，是由于肛周末梢神经丰富，或因括约肌痉挛、排便时粪便对创面的刺激、敷料堵塞过多等。判断疼痛原因，给予相应处理，如使用镇痛药、去除多余敷料等。

（4）并发症的观察与护理。

①尿潴留：术后 24 小时内，每 4～6 小时嘱患者排尿 1 次。避免因手术、麻醉刺激、疼痛等原因造成术后尿潴留。若术后 8 小时仍未排尿且感下腹胀痛、隆起时，可行诱导排尿、针刺或导尿等。

②创面出血：由于肛管直肠的静脉丛丰富，术后容易因为止血不彻底、用力排便等导致创面出血。通常术后 7 日内粪便表面会有少量血液，如患者出现恶心、呕吐、心慌、出冷汗、面色苍白等并伴肛门坠胀感和急迫排便感进行性加重，敷料渗血较多，应及时通知医师行相应处理。

③切口感染：直肠肛管部位由于易受粪便、尿液等污染，术后易发生切口感染。应注意术前改善全身营养状况；保持肛周皮肤清洁，便后用 1∶5000 高锰酸钾溶液坐浴；切口定时换药，充分引流。

④肛门狭窄：术后观察患者有无排便困难及大便变细等情况，以排除肛门狭窄。如发生狭窄，及早行扩肛治疗。

（八）健康指导

1. 生活方式指导

指导患者养成良好的饮食习惯，多饮水，多吃新鲜水果蔬菜、多吃粗粮，少饮酒，少吃辛辣刺激食物。养成定时排便等良好的生活习惯。适当增加运动量，促进肠蠕动，切忌久站、久坐、久蹲。

2. 疾病知识指导

养成良好的排便习惯，避免便秘。

二、肛裂

肛裂是齿状线以下肛管皮肤全层裂开后形成的小溃疡。多见于青中年人，常发生在肛管后正中线。

（一）病因及发病机制

肛裂的病因尚不清楚，可能与多种因素有关。长期便秘、粪便干结引起的排便时机械性损伤是大多数肛裂形成的直接原因。肛管外括约肌浅部在肛管后方形成的肛管韧带伸缩性差、较为坚硬，且用力排便时，肛管后壁承受压力最大，故后正中线易被撕裂。

（二）病理生理

急性肛裂边缘整齐，底浅，呈红色，有弹性；慢性肛裂因反复发作、感染，基底深且边缘不整齐，呈灰白色，基底及边缘纤维化，质硬。裂口上端的肛门瓣和肛乳头水肿，形成肥大乳头，下端肛门缘皮肤炎性反应、水肿，形成袋状皮垂突出于肛门外，形似外痔，称前哨痔。肛裂、前哨痔和肛乳头肥大常同时存在，称为肛裂"三联征"（见图1-4-4）。

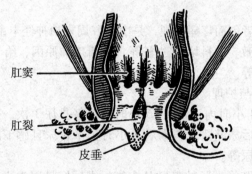

图1-4-4　肛裂

（三）临床表现

1. 症状

肛裂典型的临床表现为疼痛、便秘和出血。

（1）疼痛。

疼痛是最主要的症状。排便时肛管裂伤或溃疡面被撑开，粪便刺激溃疡面的神经末梢，患者立刻感觉肛管烧灼样或刀割样疼痛，称为排便时疼痛；便后数分钟疼痛可暂时缓解，称为间歇期；随后由于肛门括约肌反射性痉挛再次出现剧烈疼痛，疼痛时间可达半小时到数小时，称为括约肌挛缩痛；直至括约肌疲劳、松弛后，疼痛缓解，以上称肛裂疼痛周期。

（2）便秘。

肛裂形成后患者因惧怕疼痛不愿排便可形成便秘，或原便秘加重；便秘又可引起肛裂或使肛裂加重，如此两者形成恶性循环。

（3）出血。

排便时肛管裂伤，创面出血，表现为粪便表面带鲜血或便时滴血，但大量出血少见。

2. 体征

典型体征是肛裂"三联征"，若在肛门检查时发现此体征，即可明确诊断。

（四）辅助检查

用手轻轻分开臀部，可见肛管后正中线或前正中线部位有梭形创面、典型溃疡和前哨痔。已确诊肛裂者，禁做直肠指检及镜检，以免引起疼痛。

（五）治疗要点

1. 非手术治疗

（1）保持大便通畅。

（2）便后坐浴。

（3）扩肛疗法：局部麻醉下，先用示指缓慢、均衡地扩张肛门括约肌，逐渐深入中指，持续扩张5分钟。可解除括约肌痉挛，促进溃疡愈合。

2. 手术治疗

适用于非手术治疗无效或经久不愈的陈旧性肛裂者。手术方式有肛裂切除术、肛管内括约肌切断术等，治愈率较高，但有肛门失禁的可能。

（六）常见护理诊断/问题

（1）疼痛。与粪便刺激、肛门括约肌痉挛、手术创伤有关。

（2）便秘。与肛门疼痛不愿意排便有关。

（3）潜在并发症。出血、排便失禁等。

（七）护理措施

1. 非手术治疗的护理

（1）保持大便通畅。

指导患者养成每日定时排便的习惯，进行适当的锻炼，必要时可服缓泻剂或液体石蜡等，也可选用蜂蜜、番泻叶等泡茶饮用，以润滑、松软大便利于排便。

（2）调理饮食。

鼓励患者多饮水，多食新鲜蔬菜、水果和富含膳食纤维素的食物，少食或忌食辛辣和刺激性食物，防止便秘。

（3）坐浴。

同本单位"一、痔"的护理。

（4）疼痛护理。

遵医嘱适当应用止痛剂，如肌注哌替啶、吲哚美辛栓纳入肛管等。

2. 术后护理

（1）术后观察。

有无出血、血肿、脓肿、尿潴留和肛门失禁等并发症发生，如有及时报告医师，并协助处理。

（2）疼痛护理。

同本单位"一、痔"的护理。

（八）健康指导

1. 生活方式指导

指导患者养成良好的饮食习惯，多饮水，多吃新鲜水果、蔬菜，多吃粗粮。养成良好生活习惯，养成定时排便的习惯。适当增加运动量，促进肠蠕动。

2. 疾病知识指导

养成良好的排便习惯，避免便秘。

三、直肠肛管周围脓肿

直肠肛管周围脓肿是指在直肠肛管周围软组织内或其周围间隙发生的急性化脓性感染，并形成脓肿。多见于青壮年。

（一）病因及发病机制

绝大部分直肠肛管周围脓肿是由肛腺感染引起，少数因肛周皮肤感染、损伤、内痔、药物注射等引起。

（二）病理生理

肛腺开口于肛窦，多位于内、外括约肌之间。因肛窦开口向上，便秘、腹泻时易发生肛窦炎，感染延及肛腺后易发生括约肌间感染。直肠肛管周围间隙为疏松的脂肪结缔组织，感染极易蔓延、扩散，形成不同部位的脓肿。

（三）临床表现

不同部位的脓肿，临床表现各具有不同特点。

1. 肛门周围脓肿

多见，以肛门周围皮下脓肿最多见。主要表现为肛门周围持续性跳动性疼痛，行动不便，坐卧不安，全身感染性症状不明显。早期肛周皮肤红肿，有硬结和压痛，脓肿形成后有波动感，穿刺可抽出脓液。

2. 坐骨肛管间隙脓肿

又称坐骨直肠窝脓肿，较多见，由肛腺感染经外括约肌向外扩散到坐骨直肠间隙而形成，也可由肛管直肠周围脓肿扩散而成。由于坐骨直肠间隙较大，形成的脓肿较大而深，容量约 60~90mL。发病时患侧肛周持续性胀痛，逐渐加重，然后为持续性跳痛，坐立不安，排便或行走时疼痛加重，有排尿困难和里急后重感；因位置较深，全身症状明显，如头痛、乏力、发热、寒战、恶心、食欲减退等。早期局部症状不明显，后期则出现肛门患侧红肿，双臀不对称；局部触诊或直肠指检时患侧有深压痛，脓肿形成后有波动感。如不及时切开，脓肿多向下进入肛管周围间隙，再由皮肤穿出，形成肛瘘。

3. 骨盆直肠间隙脓肿

又称骨盆直肠窝脓肿，较少见，多由肛门周围脓肿或坐骨直肠间隙脓肿向上穿破肛提肌进入骨盆直肠间隙引起，也可由直肠炎、直肠溃疡、直肠外伤引起。由于位置较深，间隙较大，引起的全身症状严重，甚至有脓毒症表现，但局部症状不明显。早期即可出现全身中毒症状，如发热、寒战、全身疲倦不适。局部表现为直肠坠胀感，便意不尽，排便时深感不适，常伴排尿困难。会阴部检查多无异常，直肠指检可在直肠壁上触及肿块隆起，有压痛感或波动感。

（四）辅助检查

1. 局部穿刺抽脓

有确诊价值，且可将抽出的脓液行细菌培养检查。

2. 实验室检查

有全身感染症状的患者，其血常规可见白细胞计数和中性粒细胞比例增高，严重者可出现核左移及中毒颗粒。

3. 直肠超声、MRI 检查

直肠超声可协助诊断。MRI 检查对肛周脓肿的诊断具有价值，可明确与括约肌的关系及有无多发脓肿，部分患者可观察到内口。

（五）治疗要点

1. 非手术治疗

适用于脓肿未形成前的患者。

（1）抗生素治疗：选用对革兰阴性杆菌及厌氧菌有效的抗生素。

（2）温水坐浴。

（3）局部理疗。

（4）口服缓泻剂或液体石蜡以减轻排便时的疼痛。

2. 手术治疗

脓肿形成后及早行手术切开引流。现有许多学者采取脓肿切开引流并挂线术，取得良好的临床效果。

（六）常见护理诊断/问题

（1）疼痛。与肛周炎症及手术有关。

（2）便秘。与肛门疼痛惧怕排便有关。

（3）体温过高。与脓肿继发全身感染有关。

（4）潜在并发症。肛门狭窄、肛瘘等。

（七）护理措施

1. 饮食护理

告知患者忌食辛辣刺激食物，多食蔬菜、水果、蜂蜜等，鼓励排便。

2. 体位

协助患者采取舒适体位，避免局部受压加重疼痛。

3. 控制感染

遵医嘱全身应用抗生素控制感染，有条件时穿刺抽取脓液，并根据药敏试验结果选择合适的抗生素治疗。

4. 脓肿切开引流的护理

行脓肿切开引流者，密切观察引流液颜色、量及性状并记录；予以甲硝唑或中成药液等定时冲洗脓腔。

5. 其他

高热患者给予物理降温。其他护理措施参见痔的护理。

（八）健康指导

保持大便通畅，防止便秘，腹泻时及时应用抗生素控制感染，出现肛门不适、疼痛及时就诊。

四、肛瘘

肛瘘是肛管或直肠下端与肛周皮肤相通的肉芽肿性管道。是常见的直肠肛管疾病之一，多见于青壮年男性。

（一）病因

大多数肛瘘由直肠肛管周围脓肿发展而来。

（二）病理生理及分类

1. 病理生理

肛瘘由内口、瘘管及外口组成。内口即原发感染灶，外口为脓肿破溃处或手术切开引流部位，内、外口之间为由脓腔周围增生的纤维组织包绕的管道，即瘘管。由于致病菌不断由内口进入，而瘘管迂曲，少数存在分支，常引流不畅，且外口皮肤生长速度较快，常发生假性愈合并形成脓肿。脓肿可从原外口破溃，也可以从他处穿出形成新的外口，反复发作，发展为有多个瘘管和外口的复杂性肛瘘。

2. 分类

（1）按瘘口与瘘管的数目分类：

①单纯性肛瘘，只有一个内口、一个外口和一个瘘管；②复杂性肛瘘，存在一个内口、多个外口和瘘管，甚至有分支。

（2）按瘘管所在位置分类：

①低位肛瘘，瘘管位于外括约肌深部以下，包括低位单纯性肛瘘和低位复杂性肛瘘；②高位肛瘘，瘘管位于外括约肌深部以上，包括高位单纯性肛瘘和高位复杂性肛瘘。

（3）按瘘管与括约肌的关系分类：

①肛管括约肌间型；②经肛管括约肌型；③肛管括约肌上型；④肛管括约肌外型。

（三）临床表现

1. 症状

典型症状是肛周外口不断有少量脓性、血性、黏液性分泌物流出，由于分泌物的刺激，使肛周皮肤潮湿、瘙痒，有时形成湿疹。高位肛瘘可有粪便或气体从外口溢出。当外口阻塞或假性愈合时，瘘管中脓液积存，可伴有明显疼痛或形成脓肿，自行破溃或切开引流后症状缓解。

2. 体征

体检可见肛周皮肤有单个或多个外口，呈红色乳头状或肉芽组织突起，压之有少量脓液或脓血性分泌物排出。若瘘管位置较浅，可在皮下触及自外口通向肛管的条索状瘘管。直肠指检时内口处有轻度压痛，可触及硬结样内口及条索状瘘管。

（四）辅助检查

确定内口位置对明确肛瘘诊断非常重要。常用辅助检查如下。

1. 肛门镜检查

有时可发现内口。自外口注入亚甲蓝溶液，肛门镜下可见蓝色液溢入。观察填入肛管至直肠下端白色纱布条蓝染部位，可判断内口的位置。

2. 影像学检查

碘油瘘管造影是临床常规检查方法，可明确瘘管分布；MRI 检查可清晰显示瘘管位置及与括约肌之间的关系。

3. 实验室检查

当发生直肠肛管周围脓肿时，患者血常规检查可出现白细胞计数及中性粒细胞比例增高。

（五）治疗要点

肛瘘一旦形成，不能自愈，常反复形成脓肿，必须手术切开或切除。手术的关键是尽量减少肛门括约肌的损伤，防止肛门失禁，同时避免瘘的复发。手术方式有以下几种：

1. 肛瘘切开术

将瘘管全部切开，靠肉芽组织生长使切口愈合。适用于低位肛瘘，术后不会出现大便失禁。

2. 肛瘘切除术

适用于低位单纯性肛瘘。切开瘘管并将瘘管全部切除至健康组织，敞开创面，不予缝合；若创面较大，可部分缝合，部分敞开，填入油纱布，使创面其由底向外生长逐渐愈合。

3. 挂线疗法

将一根橡皮筋穿入瘘管内并拉紧结扎，使被结扎组织发生血运障碍，逐渐坏死，缓慢切开瘘管。一般 10~14 天瘘管完全破开，橡皮筋脱落，暴露创面，逐渐愈合。此法简单，出血少，痛苦少，最大的优点是不会造成肛门失禁。

（六）常见护理诊断/问题

（1）疼痛。与肛周炎症及手术有关。

（2）皮肤完整性受损。与肛周脓肿破溃、皮肤瘙痒、手术治疗等有关。

（3）潜在并发症。肛门狭窄、肛门松弛。

（七）护理措施

同本单元"一、痔"中的对应内容。

（八）健康指导

1. 挂线疗法健康指导

（1）收紧药线：嘱患者每 5~7 日至门诊收紧药线，直到药线脱落。脱线后局部可涂生肌散或抗生素软膏，以促进伤口愈合。

（2）扩肛或提肛运动：为防止肛门狭窄，术后 5~10 日内可用示指扩肛，每日 1 次。肛门括约肌松弛者，术后 3 日起可指导患者进行提肛运动。

2. 其他

生活方式指导及疾病知识指导同痔的健康指导。

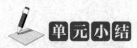 单元小结

直肠肛管良性疾病包括肛裂、肛管周围脓肿、肛瘘和痔，直肠肛管良性疾病的发生多与长期便秘、肛腺感染等因素有关，因此对老年人应预防便秘和感染的发生。

单元 13　肝硬化的护理

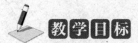 案例引入

申爷爷，75 岁，因下肢水肿 8 天入院。患者全身乏力、食欲减退、恶心呕吐 4 个月，腹胀、少尿、牙龈出血 1 个月。既往有乙肝病史 10 余年。体格检查：T 37.2℃，P 82 次/分，R 20 次/分，BP 100/80mmHg，消瘦，肝病面容，颈部可见蜘蛛痣，脾肋下 3cm，肝脏未触及，腹部膨隆，移动性浊音阳性，双下肢轻度水肿。血常规：Hb 98g/L，RBC $3.8×10^{12}$/L，WBC $4.0×10^9$/L，PLT $85×10^9$/L。肝功能检查异常。初步诊断：肝硬化失代偿期。

请思考：

1. 什么是肝硬化，肝硬化最危险的并发症是什么？如何避免？
2. 如何为肝硬化患者进行饮食指导？

✏ 教学目标

知识目标：

1. 掌握肝硬化的临床表现及主要护理措施。
2. 熟悉肝硬化的辅助检查和治疗要点。
3. 了解肝硬化病因及发病机制。

能力目标：

学会肝硬化的临床表现及护理措施，能正确实施整体护理，能为肝硬化老年人提供健康指导。

素质目标：

具有关心、尊重、理解老年患者疾苦，主动为其缓解不适的职业意识与态度。

思政目标：

1. 在为老服务过程中，谨记"以老年人为中心"的服务理念。
2. 通过学习，学生能树立科学的饮食观。

肝硬化是一种常见的由不同病因引起的慢性、进行性、弥漫性肝病。病理特点为广泛的肝细胞变性坏死、再生结节形成、结缔组织增生，正常肝小叶结构破坏及假小

叶形成。临床表现代偿期无明显症状，失代偿期以肝功能减退和门静脉高压为主要表现，并常因上消化道大出血、肝性脑病、继发感染等严重并发症而死亡。本病是我国常见病多发病，以青壮年男性多见，35~50岁为发病高峰年龄。

一、病因及发病机制

在我国，引起肝硬化的病因以病毒性肝炎最常见，特别是乙型肝炎病毒感染。西方国家以酒精中毒为主。

（一）病因

1. 病毒性肝炎

病毒性肝炎是我国引起肝硬化的最常见的原因，占60%~80%。主要为乙型肝炎，其次是丙型和丁型肝炎。经过慢性肝炎逐渐发展为肝硬化，为肝炎后肝硬化。乙丙型或乙丁型肝炎病毒的重叠感染可加快病情进展，甲型和戊型肝炎不发展为肝硬化。

2. 酒精

酒精是西方国家引起肝硬化的主要原因，在我国约占15%。长期大量饮酒达5年以上，平均摄入乙醇量，男≥40g/d，女≥20g/d，乙醇及其中间代谢产物（乙醛）的毒性作用，可引起酒精性肝炎，继而发展为肝硬化。

3. 营养障碍

长期营养摄入不足或不均衡、慢性疾病导致的消化吸收不良、肥胖或糖尿病等导致的非酒精性脂肪性肝炎都可发展为肝硬化。

4. 胆汁淤积

持续肝内胆汁淤积或肝外胆管阻塞时，高浓度胆酸及胆红素可作用于肝细胞，引起胆汁性肝硬化。

5. 循环障碍

慢性充血性心力衰竭、缩窄性心包炎、肝静脉阻塞等致肝静脉回流受阻，使肝脏长期淤血，肝细胞缺氧、坏死，结缔组织增生，逐渐发展为淤血性肝硬化。

6. 化学毒物及药物

长期反复接触磷、砷、四氯化碳等化学毒物，或长期服用甲基多巴、异烟肼、双醋酚汀等药物，引起中毒性或药物性肝炎，最终演变为肝硬化。

7. 遗传及代谢障碍

由于遗传或先天性酶缺陷，某些代谢产物沉积于肝，引起肝损害，并逐渐发展为肝硬化，如肝豆状核变性、血色病、α_1-抗胰蛋白酶缺乏症、半乳糖血症等。

8. 免疫紊乱

自身免疫性肝炎可进展为肝硬化。

9. 寄生虫感染

反复或长期感染血吸虫病者，血吸虫的虫卵及毒性产物在肝脏，早期可引起肝脏肿大，晚期引起纤维组织增生，致使肝纤维化和门静脉高压，形成血吸虫性肝硬化。

10. 原因不明

有5%~10%的病例病因难以确定，称为隐源性肝硬化。其中部分病例可能与隐匿性无黄疸型肝炎有关。

（二）发病机制

上述一种或多种病因长期作用于肝，逐渐引起肝硬化，其病理变化演变过程基本相同：广泛的肝细胞变性坏死，正常肝小叶结构破坏，再生结节形成，纤维组织弥漫性增生，形成假小叶。以上病理变化使肝内的血管扭曲、变形、牵拉、管腔狭窄，致门静脉回流受阻。肝动脉与肝内门静脉形成异常吻合，致使肝内血循环障碍，由此构成了门静脉高压的病理解剖基础。血循环障碍同时也加重了肝的营养代谢障碍，促使肝病变的进一步恶化和肝功能的不断下降。

二、临床表现

起病隐匿，病程发展缓慢，可潜伏 3~5 年或更长。少数因短期大片肝坏死，几个月便进展为肝硬化。临床上可分为肝功能代偿期和失代偿期。

（一）代偿期

1. 症状

患者无症状或症状较轻，缺乏特异性。早期以乏力、食欲减退为主要表现，可伴有恶心、厌油腻、腹胀、腹泻、上腹不适等。上述症状常因劳累或伴发病而出现，经休息及治疗可缓解。

2. 体征

肝轻度肿大，脾轻至中度肿大。肝功能检查正常或轻度异常。

（二）失代偿期

主要表现为肝功能减退和门静脉高压症所致的全身多系统症状和体征。

1. 肝功能减退

（1）全身症状和体征：一般情况与营养状况均较差，消瘦、疲倦、乏力，面色晦暗无光（肝病面容）、皮肤巩膜黄染、皮肤干枯粗糙、水肿，有舌炎、口角炎等。部分患者可有不规则低热，常与病情活动或感染有关。

（2）消化系统症状：食欲减退为最常见症状，餐后上腹饱胀不适、恶心、呕吐，稍进油腻饮食可引起腹泻。这些症状主要与门静脉高压导致胃肠道淤血水肿、消化吸收障碍和肠道菌群失调等有关。半数以上患者可出现黄疸，提示肝细胞进行性或广泛性坏死。

（3）出血倾向和贫血：患者表现为牙龈出血、鼻出血、皮肤紫癜和胃肠道出血，女性患者可出现月经过多，与肝合成凝血因子减少、脾功能亢进和毛细血管脆性增加有关。患者常有不同程度贫血，与营养摄入不足（缺乏铁、叶酸和维生素 B_{12} 等）、肠道吸收障碍、胃肠失血和脾功能亢进等有关。

（4）内分泌失调：①肝功能减退时，肝对雌激素的灭活作用减弱，雌激素增多。雌激素的增多又通过负反馈抑制腺垂体的分泌功能，从而影响垂体性腺轴和垂体肾上腺皮质轴的功能，致雄激素和肾上腺糖皮质激素的分泌减少。男性患者可有性欲减退、睾丸萎缩、毛发脱落及乳房发育等，女性患者有月经失调、闭经、不孕等。出现肝掌和蜘蛛痣均与雌激素增多有关。②由于肾上腺皮质功能减退，患者面部（尤其眼眶周围）、皮肤暴露摩擦等处可有皮肤色素沉着。③肝功能减退时，肝对醛固酮、抗利尿激素的灭活作用减退，引起尿量减少，水、钠潴留而致水肿，并对腹水的形成和加重起促进作用。

2. 门静脉高压

门静脉高压的主要表现是脾大、侧支循环的建立和开放、腹水。

（1）脾大：门静脉高压致脾淤血而肿大，多为轻、中度肿大，有时可为巨脾。晚期出现脾功能亢进时，脾对外周血细胞破坏增加，引起白细胞、红细胞、血小板减少。

（2）侧支循环的建立和开放：门静脉高压时，来自消化器官和脾的回心血液流经肝受阻，使门腔静脉交通支扩张开放，血流量增多，侧支循环建立（见图1-4-5）。临床上重要的侧支循环有三支：①食管和胃底静脉曲张：主要是门静脉系的胃冠状静脉和腔静脉系的奇静脉、食管静脉等交通开放。常因恶心、呕吐、咳嗽、憋气等使腹内压突然升高，或因进食粗糙食物时，导致曲张的静脉破裂出血，引发呕血、黑便甚至休克等。②腹壁静脉曲张：门静脉高压时，脐静脉、附脐静脉重新开放和扩张，造成脐周和腹壁静脉曲张，曲张的静脉以脐为中心向上及向下腹延伸，外观似水母头状。③痔静脉曲张：门静脉系的直肠（痔）上静脉与下腔静脉系的直肠（痔）中、下静脉连通，扩张形成痔核。

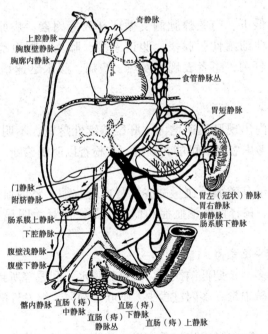

图1-4-5 门静脉高压时侧支循环血流方向示意

（3）腹水：是肝硬化肝功能失代偿期最突出的临床表现。大量腹水使患者腹部膨隆，可发生脐疝，膈肌上抬出现呼吸困难、心悸。部分患者还可伴有胸腔积液。腹水形成的主要原因：①门静脉压力增高：使腹腔脏器毛细血管床静水压增高，组织液重吸收减少而漏入腹腔，是腹水形成的决定性因素。②低蛋白血症：由于肝合成白蛋白的功能减退及蛋白质摄入和吸收障碍，导致血浆白蛋白降低，当白蛋白低于30g/L时，血浆胶体渗透压下降，有效滤过压升高，血管内液体外漏入腹腔。③抗利尿激素和继发性醛固酮增多，钠、水潴留，加剧腹水形成。④有效循环血容量不足：刺激肾交感神经活性增强，激活肾素-血管紧张素-醛固酮系统，肾小球滤过率下降，排钠、排尿量减少。⑤肝淋巴液生成过多：肝静脉回流受阻时，肝内的淋巴液生成增多，大量淋巴液自肝包膜和肝门淋巴管渗出至腹腔。

3. 体征

早期肝增大，表面尚光滑，质地中等硬；晚期肝缩小，表面可触及结节或颗粒，质地坚硬；一般无压痛，但在肝细胞进行性坏死、并发肝炎和肝周围炎时可有压痛与叩击痛。

（三）并发症

1. 上消化道出血

上消化道出血是本病最常见的并发症。表现为突然大量的呕血和黑便，可引起出血性休克，易诱发肝性脑病，病死率较高。

2. 肝性脑病

肝性脑病是本病最严重的并发症，也是最常见的死亡原因。详见模块一课程四单元14肝性脑病的相关内容。

3. 感染

由于患者抵抗力低下、门腔静脉侧支循环开放等因素，病原体入侵的机会增加，易并发感染，如自发性细菌性腹膜炎、胆道感染、肺炎、败血症等。自发性腹膜炎，致病菌多为革兰阴性杆菌，患者表现为发热、腹痛、腹水迅速增长、腹膜刺激征，重者可发生中毒性休克。

4. 原发性肝癌

肝硬化患者短期内出现肝迅速增大、肝区持续性疼痛、不明原因的发热、腹水增加且为血性等，均应考虑癌变的可能，须进一步检查以明确诊断。

5. 肝肾综合征

肝肾综合征是由于有效循环血量减少，肾血管收缩，肾内血流重新分布，导致少尿或无尿、氮质血症、稀释性低钠血症和低尿钠等，但肾无明显器质性病变，又称功能性肾衰竭。

6. 电解质和酸碱平衡紊乱

（1）低钠血症：多因长期低钠饮食、大量放腹水、利尿等所致。

（2）低钾低氯性碱中毒：多因进食少、呕吐、利尿、继发性醛固酮增多引起。

7. 肝肺综合征

严重肝病引起肺血管扩张、肺间质水肿，患者表现为低氧血症和呼吸困难，预后较差。

三、辅助检查

1. 血常规

代偿期多正常，失代偿期常有不同程度的贫血。脾功能亢进时白细胞和血小板也均减少。

2. 尿常规

代偿期正常，失代偿期可出现蛋白尿、血尿和管型尿。黄疸时尿中可出现胆红素，尿胆原增加。

3. 肝功能检查

代偿期肝功能正常或有轻度异常，失代偿期转氨酶轻、中度增高，以 ALT（谷丙转氨酶）增高较明显，但肝细胞严重坏死时则 AST（谷草转氨酶）升高程度超过 ALT。血清总蛋白正常、降低或增高，但白蛋白降低、球蛋白增高，白蛋白/球蛋白比值降低或倒置。重度患者血清胆红素增高，胆固醇降低。凝血酶原时间延长。

4. 腹水检查

一般为漏出液，若并发自发性细菌性腹膜炎、结核性腹膜炎或癌变时，腹水性质发生相应变化。

5. 影像学检查

进行 X 线钡餐检查时，食管静脉曲张者显示虫蚀样或蚯蚓状充盈缺损，胃底静脉曲张者显示菊花样充盈缺损。超声、CT、MRI 检查可显示肝脾大小、肝内门静脉、腹水等。

6. 内镜检查

纤维胃镜检查可观察食管、胃底静脉曲张有无、程度和范围，还能进行止血治疗；腹腔镜检查直接观察肝、脾情况，并在直视下进行肝穿刺活组织检查。

7. 肝穿刺活组织检查

B 超引导下活检，若有假小叶形成，可确诊为肝硬化，是代偿期肝硬化的金标准。活检可有助于鉴别肝硬化、慢性肝炎及原发性肝癌。

四、治疗要点

本病目前尚无特效治疗。重视早期诊断，加强病因预防及相应治疗，以缓解病情，延长代偿期。失代偿期患者主要是对症治疗、改善肝功能及防治并发症。

1. 药物治疗

可服用葡醛内酯、维生素等进行辅助治疗，用秋水仙碱等抗纤维化药、水飞蓟素等保护肝细胞膜的药物及中药，不宜滥用护肝药物，以免加重肝的负担。避免应用对肝有损害的药物。

2. 腹水的治疗

（1）限制钠、水摄入：食盐的摄入量应在 1.2~2.0g/d，水的摄入量应限制在 1000mL/d 左右，如有低钠血症，应限制 500mL 以内。

（2）利尿剂：常用保钾利尿剂有螺内酯和氨苯蝶啶，排钾利尿剂有呋塞米和氢氯噻嗪。目前主张两者联合应用，常用螺内酯联合呋塞米，剂量比例为 100mg：40mg，可增加利尿效果，减少电解质紊乱。利尿剂治疗以每天减轻体重不超过 0.5kg 为宜，剂量不宜过大，利尿速度不宜过猛，以免诱发肝性脑病、肝肾综合征等。

（3）提高血浆胶体渗透压：定期输注白蛋白、血浆。

（4）经颈静脉肝内门体分流术（TIPS）：是采用特殊的介入治疗器械，建立肝内的位于肝静脉及门静脉主要分支之间的人工分流通道，并以金属内支架维持其永久性通畅，从而降低门静脉高压，减少或消除由于门静脉高压所致的腹水，控制和预防食道胃底静脉曲张破裂出血。

（5）放腹水加输注白蛋白：大量腹水可行腹腔穿刺放腹水以减轻症状，单纯放腹水，短期内很快复原，可同时输注白蛋白。一般每放腹水1000mL，输注80g白蛋白。

3. 手术治疗

各种分流、断流术和脾切除术等。如近年开展的经颈静脉肝内门体分流术和介入断流术等，目的是降低门脉系统压力，可治疗和预防食管胃底静脉曲张破裂大出血，减少腹水形成，消除脾功能亢进。

4. 并发症治疗

（1）上消化道出血：详见模块一课程四单元17上消化道大出血护理的相应内容。

（2）肝性脑病：详见模块一课程四单元14肝性脑病护理的相应内容。

（3）自发性细菌性腹膜炎：早期、足量和联合使用抗生素。在腹水（血液）细菌培养报告前，可选用肝毒性小、针对革兰阴性杆菌同时兼顾革兰阳性球菌的抗生素，如头孢曲松钠、头孢他啶或喹诺酮类，用药时间不得少于2周。取得细菌培养结果后可根据培养结果做相应调整。

（4）肝肾综合征：目前无有效治疗方法，在积极改善肝功能的前提下，应避免诱因，如上消化道出血、感染、利尿、大量放腹水等，可输注白蛋白，改善肾血流，避免应用肾毒性药物。

5. 肝移植

是治疗顽固性腹水最有效的方法，也是治疗晚期肝硬化的最佳方法。

五、常见护理诊断/问题

（1）营养失调：低于机体需要量。与肝功能减退、门静脉高压引起食欲减退、消化和吸收障碍有关。

（2）体液过多。与肝功能减退、门静脉高压引起水、钠潴留有关。

（3）有皮肤完整性受损的危险。与水肿、皮肤干燥、瘙痒和长期卧床有关。

（4）有感染的危险。与白细胞减少、机体抵抗力降低、营养障碍等有关。

（5）潜在并发症：上消化道出血、肝性脑病等。

六、护理措施

（一）一般护理

1. 休息与活动

休息可以增加肝肾血流量，有助于肝细胞修复，增加肾小球滤过率，从而改善腹水和水肿症状。代偿期患者可参加轻体力劳动，但应注意活动量，避免劳累。失代偿期患者以卧床休息为主，活动以不感到疲劳、不加重症状为度。

2. 饮食护理

给予高热量、高蛋白质、高维生素、易消化的食物，戒烟忌酒，避免服用对肝脏有损害的药物。

（1）高热量、高蛋白质、高维生素饮食：肝硬化患者（肝性脑病者除外）每日摄入蛋白质1~1.5g/kg。宜选用高生物效价蛋白质，如鸡蛋、牛奶、瘦肉、鱼、豆类等，以利于肝细胞修复和维持血浆白蛋白正常水平；肝功能严重损害、血氨升高或肝性脑病先兆时应限制或禁食蛋白质；每日摄入充足的热量，热量以碳水化合物为主；多吃含维生素 C 丰富的新鲜蔬菜和水果，如柑橘、西红柿等。

（2）限制钠、水摄入：腹水者应低盐或无盐饮食，食盐的摄入量应在 1.2~2.0g/d，进水量限制在 1000mL/d 左右。如有显著低钠血症，应限制在 500mL/d 以内。向患者介绍各种食物的成分，尽量少食高钠食物，如酱菜、咸肉、罐头食品等。

（3）避免进食刺激性强、粗糙和坚硬的食物。食管胃底静脉曲张的患者应给予肉末、菜泥等，进餐时细嚼慢咽，下咽的食团宜小且光滑，以免损伤曲张的静脉导致出血。

（二）病情观察

密切观察腹水和下肢水肿的消长情况，准确记录出入液量，测量腹围和体重；观察呕吐和腹泻的次数、量、颜色、性状，注意有无上消化道出血的发生；观察生命体征、精神状态，尿量，注意有无肝性脑病、肝肾综合征的发生。

（三）腹水护理

1. 休息和体位

轻度腹水取平卧位，大量腹水宜取半坐卧位，使横膈下降，以减轻呼吸困难。避免使腹腔内压突然增高的因素如剧烈咳嗽、打喷嚏、用力排便等。下肢水肿者可抬高下肢。

2. 限水、限钠

限制钠、水摄入：腹水者应低盐或无盐饮食，食盐的摄入量应在 1.2~2.0g/d，进水量限制在 1000mL/d 左右。如有显著低钠血症，应限制在 500mL/d 以内。向患者介绍各种食物的成分，尽量少食高钠食物，如酱菜、咸肉、罐头食品等。

3. 遵医嘱照护

遵医嘱给予利尿剂，输血浆或白蛋白，观察利尿效果和腹水消长情况。定期测量并记录体重、腹围（早餐前取同一体位和同一部位测量），准确记录 24h 出入液量。利尿速度不宜过快，以每天减轻体重不超过 0.5kg 为宜。

4. 腹腔穿刺放腹水护理

术前向患者解释，解除思想顾虑，取得配合。测量生命体征、体重、腹围，排空膀胱；术中注意严格无菌操作，保持引流通畅，放液速度不宜过快，注意观察患者生命体征，有无不良反应；术后应缚紧腹带，防止腹内压骤减。记录抽液量，测量腹围，观察生命体征、意识等有无变化。

（四）皮肤护理

长期卧床患者要预防压疮，保持床铺整洁、干燥，衣物宜宽松、柔软，保持皮肤清洁，防止皮肤受压和破损，定时翻身按摩。黄疸患者易出现皮肤瘙痒，可遵医嘱给予止痒处理，嘱患者不可用手抓搔，以免皮肤破损。注意沐浴时水温不宜过高，不使用有刺激性的皂类和沐浴液，沐浴后使用性质柔和的润肤品，以减轻皮肤干燥和瘙痒。

（五）心理护理

护理员应充分与患者沟通交流，鼓励其说出内心的感受和忧虑，与患者和家属一起讨论可能面对的问题，在精神上给予足够的安慰和支持；注重家庭的支持作用，指导患者家属在情感上关心支持患者，以减轻患者的心理压力；注意观察患者的精神状态，有变化及时发现并进行干预。

七、健康指导

1. 生活方式指导

保证充分的休息和睡眠，根据病情适当活动，增强活动耐力。生活起居有规律，避免劳累。放松心情，注意情绪的调节和稳定。在安排好治疗、身体调理的同时，勿过多考虑病情，遇事豁达开朗，保持愉快心情，树立治病信心。

2. 疾病知识指导

应帮助患者和家属掌握本病的有关知识和自我护理方法。肝硬化是慢性疾病，嘱患者积极配合治疗和护理，争取延缓病情发展甚至控制疾病进展。按医嘱规律用药，以免服药不当加重肝的负担和肝功能损害；向患者详细介绍所用药物的名称、剂量、给药时间和方法，教会其观察药物疗效和不良反应。帮助患者和家属了解常见的并发症，当出现呕血、黑便、发热、患者性格和行为改变时都应及时就诊。嘱患者应定期复诊和检查肝功能。

单元小结

肝硬化是肝细胞大量破坏后，再生结节形成，结缔组织增生，正常肝内结构破坏，导致门静脉分支扭曲而产生门静脉压力升高等，以肝功能减退和门静脉高压为主要临床表现，常并发上消化道大出血、肝性脑病、继发感染等严重并发症而死亡。本病在我国较为常见，患者应保持良好心态，进食软食，避免坚硬食物，预防出血，避免肝功能持续恶化。

单元 14 肝性脑病的护理

案例引入

王爷爷，65 岁，肝炎后肝硬化 8 年，近 5 天来时有嗜睡现象，今晨护士查房发现王爷爷呼之不应，压迫眶上神经有痛苦表情。

请思考：

1. 王爷爷出现了什么情况？
2. 需采取怎样的治疗措施？

教学目标

知识目标：

1. 掌握肝性脑病临床表现及护理措施。

2. 熟悉肝性脑病治疗要点与常见护理诊断问题。

3. 了解肝性脑病病因及发病机制、辅助检查。

能力目标:

学会肝性脑病的临床表现及护理措施,能正确实施整体护理,能为肝性脑病老年人提供健康指导。

素质目标:

具有关心、尊重、理解老年患者疾苦,主动为其缓解不适的职业意识与态度。

思政目标:

1. 在为老服务过程中,谨记"以老年人为中心"的服务理念。

2. 通过学习,学生能树立科学的饮食观。

肝性脑病(HE)又称肝性昏迷,是严重肝病或门-体循环分流引起的以代谢紊乱为基础的中枢神经系统功能失调综合征,主要临床表现有性格改变、行为异常、扑翼样震颤,甚至出现意识障碍、昏迷,最常见于终末期肝硬化。如果肝脏功能衰竭和分流得以纠正,肝性脑病可以逆转,否则易于反复发作。

一、病因及发病机制

(一)病因

各型肝硬化,特别是肝炎后肝硬化是引起肝性脑病常见的病因。各种严重的急性和慢性肝病、妊娠期脂肪肝、原发性肝癌、严重胆道感染等均可导致肝性脑病。

(二)诱因

肝性脑病特别是门-体循环分流性脑病的常见诱因:上消化道出血、高蛋白饮食、继发感染、大量排钾利尿、放腹水、镇静及麻醉药物的使用、便秘、低血糖、饮酒等。

(三)发病机制

肝性脑病的发病机制至今尚未完全明了。目前认为肝性脑病的发生与多种因素共同作用有关。肝性脑病的发生主要是由于肝脏不能清除来源于肠道和体内的一些有害代谢产物,导致这些产物进入体循环,透过血脑屏障,从而引起大脑功能紊乱。肝硬化门静脉高压时,肝细胞功能障碍对氨等毒性物质的解毒功能降低,同时门-体循环分流(即门静脉与腔静脉间侧支循环形成),使大量肠道吸收入血的氨等有毒物质经门静脉,绕过肝脏直接流入体循环并进入脑组织,这是肝硬化引发肝性脑病的主要病理生理特点。关于 HE 发病机制的主要学说有以下几种。

1. 氨中毒学说

该学说认为氨是促发 HE 最主要的神经毒素,氨代谢紊乱引起氨中毒是 HE 的重要发病机制。血氨主要来自肠道、肾和骨骼肌,其中胃肠道是氨进入的主要门户。肠道氨的来源:①谷氨酰胺在肠上皮细胞代谢后产生(谷氨酰胺→NH_3+谷氨酸)。②肠道细菌对含氮物质(摄入蛋白质及分泌的尿素)的分解(尿素→NH_3+CO_2)。氨在肠道吸收主要以 NH_3 弥散入肠黏膜,当结肠内 pH>6 时,NH_3 大量弥散入血;pH<6 时,NH_3 从血液转至肠腔,随粪便排泄。肝功能衰竭时,肝对氨的代谢明显减退,或门-体循环分流存在时,肠道的氨未经肝解毒直接进入体循环,使血氨增加。氨能透过血脑

屏障，干扰脑的能量代谢，使大脑的能量供应不足，以致不能维持正常功能。血氨进入脑组织使星状胶质细胞合成谷氨酰胺增加，导致细胞变性、肿胀及退行性变，引发急性神经认知功能障碍。氨还可直接导致兴奋性和抑制性神经递质比例失调，产生临床症状，并损害颅内血流的自动调节功能。

2. 氨基酸失衡学说和假神经递质学说

神经冲动的传导是通过递质来完成的。神经递质分兴奋和抑制两类，兴奋性递质有儿茶酚胺中的多巴胺和去甲肾上腺素、乙酰胆碱、谷氨酸和门冬氨酸等；抑制性递质有 5-羟色氨、γ-氨基丁酸等。正常时，兴奋性递质与抑制性递质保持生理平衡。肝衰竭时，食物中的芳香族氨基酸如酪氨酸、苯丙氨酸等，在肝内清除发生障碍而进入脑组织形成 β-羟酪胺和苯乙醇胺，此二者的化学结构与正常神经递质去甲肾上腺素相似，但传导神经冲动的能力仅为正常神经递质的 1%，故称为假性神经递质。当假性神经递质被脑细胞摄取而取代正常递质时，神经传导发生障碍，兴奋冲动不能正常地传至大脑皮质而产生抑制，出现意识障碍或昏迷。

3. 其他学说

γ-氨基丁酸/苯二氮（GABA/BZ）复合体学说、锰中毒学说、脑干网状系统功能障碍学说等假说。

二、临床表现

肝性脑病是一个从认知功能正常、意识完整到昏迷的连续性表现。临床表现包括高级神经中枢功能紊乱（如性格改变、行为失常、智力下降、意识障碍等），以及运动和反射异常（如扑翼样震颤、反射亢进、病理反射、肌阵挛）等。根据患者意识障碍程度、神经系统表现和脑电图改变，可将肝性脑病分为五期，见表 1-4-4。

表 1-4-4　　　　　　　　　　　　　肝性脑病的分期

分期	临床表现	扑翼样震颤	脑电图
0 期（潜伏期）	又称轻微肝性脑（MHE），没有能觉察的人格或行为变化	无	正常
Ⅰ 期（前驱期）	轻度的性格改变和行为异常，欣快或焦虑，睡眠倒错	扑翼样震颤可引出	多数正常
Ⅱ 期（昏迷前期）	意识错乱、睡眠障碍、行为异常	扑翼样震颤、腱反射亢进、肌张力增高、锥体束征阳性	有特征性改变
Ⅲ 期（昏睡期）	昏睡、精神错乱	扑翼样震颤仍存在、肌张力增高，锥体束征阳性	明显异常
Ⅳ 期（昏迷期）	浅昏迷、深昏迷	扑翼样震颤不能引出，浅昏迷时腱反射和肌张力增高，深昏迷时各种反射消失	明显异常

HE 各期分界常不清楚，前后期可有重叠，其程度可因病情发展或治疗后好转而变化。轻微肝性脑病患者临床上无肝性脑病的表现，但反应常降低，不宜进行驾车、高空作业等。患者肝功能严重损害时有明显黄疸、出血倾向和肝臭，且易并发各种感染、肝肾综合征和脑水肿等。

三、辅助检查

1. 血氨

慢性肝性脑病特别是门-体循环分流性脑病患者多有血氨增高，急性肝性脑病者，血氨多正常。

2. 脑电图

有诊断价值，对预后判断也有一定意义。典型改变为节律变慢，II、III 期患者出现普遍性每秒 4~7 次 δ 波或三相波；昏迷时表现为高波幅的 δ 波，<4 次/秒。

3. 心理智能测验

对于诊断早期肝性脑病、亚临床肝性脑病最有价值。一般把木块图试验、数字连接试验及数字符号试验联合应用于筛选轻微肝性脑病。这些方法简便无须特殊器材，但结果往往受教育程度、年龄的影响，老年人和教育层次比较低者，在进行测试时较为迟钝，可能影响结果。

4. 影像学检查

慢性肝性脑病患者可发现不同程度的脑萎缩；急性者进行头部 CT 或 MRI 检查可发现脑水肿。

四、治疗要点

本病尚无特效疗法，治疗目的为治疗基础肝病和促进意识恢复，常采用综合治疗措施。治疗要点包括：积极治疗原发肝病，去除肝性脑病的诱因，避免肝功能进一步损伤，治疗氨中毒及调节神经递质。

（一）及早识别及去除肝性脑病发作的诱因

及时止血和清除肠道积血；预防和控制感染；避免快速利尿；慎用镇静药及损伤肝功能的药物；避免高蛋白饮食；避免大量放腹水；缓解便秘；纠正低血糖；积极纠正电解质和酸碱平衡紊乱等。

（二）减少肠内氮源性毒物的生成和吸收

1. 清洁肠道

灌肠或导泻以清除肠内积食、积血或其他含氮物质。可用生理盐水或弱酸性溶液灌肠，口服或鼻饲缓泻剂如乳果糖、乳梨醇、25%硫酸镁导泻。对急性门体分流性脑病昏迷患者首选乳果糖 500mg 加水 500mL 灌肠。

2. 乳果糖或乳梨醇

口服后在小肠不会被分解，到达结肠后分解为乳酸、乙酸，可降低肠道 pH（碱性环境 NH_4^+ 易变为 NH_3），抑制肠道细菌生长，使肠道细菌产氨减少，并可减少氨的吸收，促进血液中的氨从肠道排出。

3. 口服抗生素

常用的有新霉素、甲硝唑、利福昔明等，抑制肠道产尿素酶的细菌生长，促进乳酸杆菌繁殖，减少氨的生成。

4. 益生菌制剂

起到维护肠道正常菌群、抑制有害菌群、减少毒素吸收的作用，如双歧杆菌、乳酸杆菌制剂。

（三）促进体内氨的代谢

临床上常用的降氨药物有 L-鸟氨酸-L-门冬氨酸（LOLA）、谷氨酸钾和谷氨酸钠、精氨酸，但均为经验用药，疗效仍有争议。目前最常用的是 L-鸟氨酸-L-门冬氨酸，其能促进体内的尿素循环（鸟氨酸循环）而降低血氨。

（四）调节神经递质

调节神经递质的药物：GABA/BZ 复合受体拮抗剂如氟马西尼；减少或拮抗假性神经递质药物如支链氨基酸制剂等。

（五）对症治疗

1. 纠正水、电解质和酸碱失衡

入液总量以不超过 2500mL/d 为宜，肝硬化腹水患者入液量为尿量加 1000mL；注意纠正低血钾和碱中毒。

2. 保护脑细胞

高热时使用冰帽降低颅内温度。

3. 防治脑水肿

静脉滴注高渗葡萄糖、甘露醇等脱水剂。

（六）人工肝及肝移植

人工肝有血液透析、血液灌流、分子吸附再循环以及生物人工肝等。生物人工肝近年来研究进展较快，有望在体外代替肝的部分生物功能。

肝移植是治疗各种终末期肝病的一种有效手段，适用于严重和顽固性肝性脑病有肝移植指征者。

五、常见护理诊断/问题

（1）意识障碍。与血氨增高、干扰脑细胞能量代谢和神经传导有关。

（2）营养失调：低于机体需要量。与肝功能减退、消化吸收障碍以及控制蛋白质摄入有关。

（3）有感染的危险。与长期卧床、营养失调、机体抵抗力低下有关。

（4）活动无耐力。与肝功能减退、营养摄入不足有关。

（5）知识缺乏。缺乏预防肝性脑病的有关知识。

六、护理措施

（一）一般护理

1. 休息

患者安置于重症监护病房，绝对卧床休息，以利于肝细胞再生；病室环境安静，温湿度适宜；昏迷者安排专人护理，意识恢复清醒者训练定向力；对躁动的患者应加床栏，必要时可用约束带，防止发生坠床或撞伤等意外。

2. 饮食护理

（1）高热量饮食：保证充足热量，减少蛋白质的分解，每日理想的能量摄入为 35~40Kcal/kg（1Kcal=4.18KJ）。应鼓励患者少食多餐，每日均匀分配小餐，睡前加餐（至少包含复合碳水化合物 50g），白天禁食时间不应超过 3~6h。以糖类为主，因糖类能促使氨转化为谷氨酰胺，有利于血氨降低，可提供蜂蜜、葡萄糖、果汁、面条、稀饭等。

（2）蛋白质的摄入：肝性脑病对营养的要求，重点不在于限制蛋白质的摄入，而在于保持正氮平衡。大多数肝硬化患者存在营养不良，长时间限制蛋白饮食会使营养不良加重，且负氮平衡会增加骨骼肌的动员，反而可使血氨升高。蛋白质摄入的原则：①急性起病数日内禁蛋白质饮食，给予葡萄糖保证能量，昏迷者鼻饲 25% 葡萄糖液。②神志清醒后，蛋白质可从小量（20g/d）逐渐恢复至 1g/（kg·d），植物蛋白（豆制品）和奶制品蛋白优于动物蛋白。植物蛋白含甲硫氨酸、芳香族氨基酸较少，含支链氨基酸较多，可提供非吸收性纤维素，有利于维护结肠的正常菌群及酸化肠道。③慢性肝性脑病患者鼓励少食多餐，掺入蛋白宜个体化，逐渐增加蛋白总量。

（3）其他：脂肪可延缓胃的排空，故尽量少用；不宜用维生素 B_6，因其可使多巴在周围神经处转为多巴胺，影响多巴进入脑组织，减少中枢神经系统的正常传导递质。

3. 预防和控制感染

肝功能失代偿期患者易发生感染，特别是有大量腹水或曲张静脉出血者。当发生感染时，应遵医嘱及时、准确地给予有效抗生素。但防止大量输液，过多液体可引起低血钾、稀释性低钠血症、脑水肿等，加重肝性脑病。

（二）病情观察

严密观察 HE 患者性格和行为、意识和神志、神经精神症状及体征改变；观察患者饮食结构尤其是每日蛋白质摄入量并认真记录出入量，观察大小便、性状、次数；观察生命体征、昏迷患者瞳孔大小变化、对光反射情况、痰液情况；观察静脉输液通路是否通畅、有无外渗、穿刺点及周围皮肤情况等。

（三）用药护理

1. 合理用药

（1）避免使用镇静催眠药、麻醉剂等，此类药物可直接抑制呼吸中枢，导致脑细胞缺氧，降低其对氨的耐受性。若患者狂躁不安或有抽搐时，禁用水合氯醛、吗啡、哌替啶等，必要时遵医嘱减量使用地西泮、东莨菪碱，并减少给药次数。

（2）避免大量放腹水和快速利尿，防止有效循环血容量减少，或发生水、电解质平衡紊乱，加重肝损害。

（3）避免大量输液，过多液体可引起低血钾、稀释性低血钠、脑水肿等，加重肝性脑病。

（4）使用谷氨酸钾、谷氨酸钠时应依据患者血清中钠、钾浓度，如患者出现少尿、无尿应慎用谷氨酸钾，明显水肿、腹水时慎用谷氨酸钠。

（5）注意谷氨酸钾、谷氨酸钠、乳果糖、新霉素、甲硝唑等药物的副作用。

2. 灌肠和导泻

可用生理盐水或弱酸性溶液灌肠，忌用肥皂水等碱性溶液，以免氨的吸收增加。

（四）昏迷患者的护理

（1）患者取仰卧位，头略偏向一侧以防舌后坠阻塞呼吸道。

（2）保持呼吸道通畅，深昏迷患者应切开气管以排痰，保证氧气的供给。

（3）对眼睑闭合不全的患者可用生理盐水纱布覆盖眼部；保持床褥干燥、平整，定时协助患者翻身，按摩受压部位，防止压疮。

（4）尿潴留患者给予留置导尿，并详细记录尿量、颜色、气味。

（5）进行肢体被动运动，防止静脉血栓形成及肌肉萎缩。

（五）心理护理

肝性脑病常发生于各种严重肝病的基础上，因病情重、病程长、久治不愈、医疗费用较高等，给患者和家人带来沉重的心理和经济负担。护理员应注意评估患者的心理状态，鉴别患者是因疾病所产生的心理问题还是出现精神障碍的表现；患者清醒时，告知意识模糊的原因，尊重患者的人格，给予耐心的解释和劝导；重视患者家属的心理护理，讲解病情特点，缓解家属的焦虑，提高治愈率。

七、健康指导

1. 生活方式指导

帮助患者建立健康的生活方式，规律生活，戒烟酒，避免各种感染，避免粗糙、坚硬的食物，保持大便通畅；制订合理的饮食计划，保证能量和适量蛋白质的供给。

2. 疾病知识指导

向患者及家属介绍肝性脑病的有关知识和导致肝性脑病的诱发因素，指导患者及家属积极治疗原发病。指导患者遵医嘱服药，了解药物的不良反应，不滥用镇静剂、麻醉药及对肝脏有损害的药物。注意定期随访。

3. 照顾者指导

指导家属给予患者精神支持，帮助患者树立战胜疾病的信心。照顾者应意识到肝性脑病的严重性，能够识别肝性脑病的早期征象，学会观察患者病情变化，及早就诊。

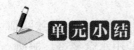

单元小结

肝性脑病是严重肝病或门-体循环分流引起的以代谢紊乱为基础的中枢神经系统功能失调综合征，因此，我们要及时识别，有效预防。

单元 15　胆石症的护理

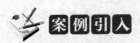

案例引入

孙爷爷，67 岁，1 个月前患脑梗，近日进食油腻性食物后，右侧上腹部疼痛不适，肝胆超声示：胆囊结石。

请思考：

1. 胆石症的发病原因是什么？

2. 胆石症的治疗措施有哪些？

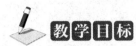 **教学目标**

知识目标：

1. 掌握胆石症的临床表现及护理措施。

2. 熟悉胆石症治疗要点与常见护理诊断问题。

3. 了解胆石症病因及发病机制、辅助检查。

能力目标：

学会胆石症的临床表现及护理措施，能正确实施整体护理，能为胆石症老年人提供健康指导。

素质目标：

具有关心、尊重、理解老年患者疾苦，主动为其缓解不适的职业意识与态度。

思政目标：

1. 在为老服务过程中，谨记"以老年人为中心"的服务理念。

2. 通过学习，学生能树立科学的饮食观。

一、胆石

胆石（胆石症）是指在胆道系统包括胆囊和胆管内发生结石的疾病，是胆道系统的常见病和多发病。在我国，胆石症的发病率已达 10%，女性与男性的比例为 2.57 : 1。随着生活水平提高、饮食习惯改变及卫生条件改善，胆固醇结石的比例已明显高于胆色素结石。

（一）胆石的分类

胆石常分为 3 类。

1. 胆固醇类结石

胆固醇在胆固醇类结石中含量超过 70%，分为胆固醇结石和混合性结石 2 类。

（1）胆固醇结石：外观呈白黄、灰黄或黄色，形状和大小不一，80% 发生于胆囊，X 线检查多不显影。

（2）混合性结石：由胆固醇、胆红素、钙盐等多种成分混合而成，60% 发生在胆囊内，40% 发生在胆管内，X 线常可显影。

2. 胆色素类结石

胆固醇在胆色素类结石中含量应低于 40%，分为胆色素钙结石和黑色素结石 2 类。

（1）胆色素钙结石为游离胆色素与钙等金属离子结合形成，并含有胆汁酸、细菌、糖蛋白等成分，质软易碎，呈棕色或褐色，故又称棕色胆色素结石。常发生在肝内外各级胆管，形状及大小不一，呈粒状或长条形，一般为多发。

（2）黑色素结石不含细菌，质硬，由不溶性黑色胆色素多聚体、各种钙盐和糖蛋白组成，几乎均发生在胆囊内。

3. 其他结石

碳酸钙、磷酸钙或棕榈酸钙为主要成分的结石，较为少见。

（二）胆石的成因

胆石的成因十分复杂，是多因素综合作用的结果。

1. 胆道感染

胆汁瘀滞、细菌或寄生虫入侵等引起胆道感染，细菌产生的 β-葡糖醛酸酶和磷脂酶能水解胆汁中的脂质，使可溶性的结合胆红素水解为非结合胆红素，后者与钙盐结合，成为胆色素钙结石的起源。

2. 胆道异物

蛔虫、华支睾吸虫等虫卵或成虫的尸体可成为结石的核心，促发结石形成。胆道手术后的缝线线结或奥迪括约肌功能紊乱时，食物残渣随肠内容物反流入胆道成为结石形成的核心。

3. 胆道梗阻

胆道梗阻引起胆汁滞留，滞留胆汁中的胆色素在细菌作用下分解为非结合胆红素，形成胆色素钙结石。

4. 代谢因素

胆汁中胆固醇浓度明显增高，胆汁酸盐和卵磷脂含量相对减少，不足以转运胆汁中的胆固醇，使胆汁中的胆固醇呈过饱和状态并析出、沉淀、结晶，从而形成结石。

5. 胆囊功能异常

胆囊收缩功能减退，胆囊内胆汁淤滞亦有利于结石形成。胃大部或全胃切除术后、迷走神经干切断术后、长期禁食或完全肠外营养治疗者，可因胆囊收缩减少、胆汁排空延迟而增加发生结石的可能。

6. 其他

雌激素可促进胆汁中胆固醇过饱和，与胆固醇类结石形成有关；遗传因素亦与胆结石形成有关。

二、胆囊结石

胆囊结石指发生在胆囊内的结石，主要为胆固醇结石或以胆固醇为主的混合性结石，常与急性胆囊炎并存，为常见病和多发病。主要见于成年人，40岁以后发病率随年龄增长呈增高趋势。女性多见。

（一）病因及发病机制

胆囊结石的成因十分复杂，是综合性因素作用的结果，目前认为其基本因素是胆汁的成分和理化性质发生了改变，导致胆汁中的胆固醇呈过饱和状态，易于沉淀析出、结晶而形成结石。

（二）临床表现

20%～40%的结石患者可终身无症状，称为静止性胆囊结石。也可表现为胆绞痛或急、慢性胆囊炎。症状出现与否与结石的大小、部位，是否合并感染、梗阻及胆囊功能有关。胆囊结石嵌顿时可出现下列症状和体征。

1. 症状

（1）上腹隐痛。

多数患者仅在进食后，特别是进油腻食物后，出现上腹部或右上腹部隐痛不适、饱胀，伴嗳气、呃逆等，常被误诊为"胃病"。

（2）胆绞痛。

典型的发作是在饱餐、进油腻食物后或睡眠中突然改变体位时，由于胆囊收缩或结石上移及迷走神经兴奋，结石嵌顿于胆囊颈部，因而胆囊排空受阻、内压增加致胆囊强力收缩而发生绞痛，具体表现为右上腹阵发性绞痛，剧烈难忍，并向右肩胛部和背部放射，伴有恶心、呕吐。

（3）Mirizzi 综合征。

解剖学变异尤其是胆囊管与胆总管平行是发生本病的重要条件，Mirizzi 综合征是特殊类型的胆囊结石，由于胆囊管与肝总管伴行过长或胆囊管与肝总管汇合位置过低，持续嵌顿于胆囊颈部的结石或胆囊管结石压迫肝总管，引起肝总管狭窄；炎症反复发作导致胆囊肝总管瘘，胆囊管消失、结石部分或全部堵塞肝总管。B超可见胆囊增大、肝总管扩张、胆总管正常。

（4）胆囊积液。

胆囊结石长期嵌顿但未合并感染时，胆汁中的胆色素被胆囊黏膜吸收，并分泌黏液性物质而致胆囊积液。胆囊存积的液体呈透明无色，称为"白胆汁"。另外，随胆囊炎症反应程度，患者表现出不同程度的体温升高、脉搏加速等感染征象，严重时可出现感染性中毒症状。

2. 体征

可有右上腹压痛，并有时可触及肿大的胆囊。合并感染时，右上腹可有明显压痛、反跳痛及肌紧张。

（三）辅助检查

1. B超

首选检查项目，对胆囊结石诊断准确率接近100%。

2. 实验室检查

血液白细胞计数和中性粒细胞比例较高。

（四）治疗要点

1. 手术治疗

胆囊切除术是治疗胆囊结石及结石性胆囊炎的最佳选择，最常见的有开腹胆囊切除和腹腔镜胆囊切除两种术式。对于无症状的胆囊结石，一般认为不需积极行胆囊切除，可观察和随访。

（1）适应证：①结石反复发作引起临床症状；②结石嵌顿于胆囊颈部或胆囊管；③慢性胆囊炎；④无症状，但结石已充满整个胆囊。

（2）手术方式：包括腹腔镜胆囊切除术（LC）、开腹胆囊切除术（OC）、小切口胆囊切除术（OM），首选 LC 治疗。LC 具有伤口小、恢复快、瘢痕小等特点，已得到迅速普及。

行胆囊切除术时，若有下列情况应同时行胆总管探查术：①术前病史、临床表现或影像检查证实或高度怀疑胆总管有梗阻者；②术中证实胆总管有病变、胆总管扩张直径超过1cm、胆管壁明显增厚、发现胰腺炎或胰腺肿块、胆管穿刺抽出脓性或血性胆汁或胆汁内有泥沙样胆色素颗粒；③胆囊结石小，有可能通过胆囊管进入胆总管。术中应争取行胆道造影或胆道镜检查，避免盲目的胆道探查。

2. 非手术治疗

包括溶石治疗、体外冲击波碎石治疗、经皮胆囊碎石取石等方法，这些方法危险性大、效果不肯定。

（五）常见护理诊断/问题

（1）疼痛。与胆囊结石突然嵌顿、胆汁排空障碍致胆囊强烈收缩有关。

（2）知识缺乏。缺乏胆石症和腹腔镜手术的相关知识。

（3）潜在并发症：胆瘘。

（六）护理措施

1. 术前护理

（1）疼痛护理。

评估疼痛的程度，观察疼痛的部位、性质、发作时间、诱因及缓解的相关因素，评估疼痛与饮食、体位、睡眠的关系，为进一步治疗和护理提供依据。对诊断明确且剧烈疼痛者，遵医嘱予消炎利胆、解痉镇痛药物，以缓解疼痛。

（2）合理饮食。

进食低脂饮食，以防诱发急性胆囊炎而影响手术治疗。

（3）腹腔镜胆囊切除术（laparoscopic cholecystectomy，LC）。术前的特殊准备：

①皮肤准备。腹腔镜手术进路多在脐部附近，嘱患者用肥皂水清洗脐部，脐部污垢可用松节油或液状石蜡清洁。

②呼吸道准备。LC术中需将CO_2注入腹腔形成气腹，达到术野清晰并保证腹腔镜手术操作所需空间的目的。CO_2弥散入血可致高碳酸血症及呼吸抑制，故术前患者应进行呼吸功能锻炼，避免感冒；戒烟，以减少呼吸道分泌物，利于术后早日康复。

2. 术后护理

（1）体位。

协助患者取舒适体位，有节律地深呼吸，达到放松和减轻疼痛的效果。

（2）LC术后的护理。

①饮食指导：术后禁食6小时。术后24小时内饮食以无脂流质、半流质为主，逐渐过渡至低脂饮食。

②高碳酸血症的护理：高碳酸血症表现为呼吸浅慢、$PaCO_2$升高。为避免其发生，LC术后常规予低流量吸氧，鼓励患者深呼吸，有效咳嗽，促进机体内CO_2排出。

③肩背部酸痛的护理：腹腔中CO_2可聚集在膈下产生碳酸，刺激膈肌及胆囊床创面，引起术后不同程度的腰背部、肩部不适或疼痛等。一般无须特殊处理，休息后可自行缓解。

（3）并发症的观察与护理。

观察生命体征、腹部体征及引流液情况。若患者出现发热、腹胀和腹痛等腹膜炎表现，或腹腔引流液呈黄绿色胆汁样，常提示发生胆瘘。一旦发现，及时报告医师并协助处理。

（七）健康指导

1. 合理饮食

少量多餐，进食低脂、高维生素、富含膳食纤维的食物；少吃含脂肪多的食品，如花生、核桃、芝麻等。

2. 疾病指导

告知患者胆囊切除后出现消化不良、脂肪性腹泻等原因，解除其焦虑情绪；出院后如果出现黄疸、陶土样大便等情况应及时就诊。

3. 定期复查

中年以上未行手术治疗的胆囊结石患者应定期复查或尽早手术治疗，以防结石及炎症的长期刺激诱发胆囊癌。

三、胆管结石

胆管结石为发生在肝内、外胆管的结石。

（一）病因及发病机制

1. 肝外胆管结石分为原发性和继发性胆管结石

继发性胆管结石为胆囊结石排至胆总管内引起，也可因肝内胆管结石排入胆总管引起。原发性胆管结石的成因与胆汁瘀滞、胆道感染、胆道异物、胆管解剖变异等因素有关。

2. 肝内胆管结石病因复杂

主要与胆道感染、胆道寄生虫、胆汁瘀滞、胆道解剖变异、营养不良等有关。肝内胆管结石常见于肝段、肝叶，由于胆管解剖位置的原因，左侧结石比右侧多见，左侧最常见的部位为左外叶，右侧为右后叶，可双侧同时存在，也可多肝段、肝叶分布。

（二）临床表现

1. 肝外胆管结石

平时无症状或仅有上腹不适，当结石阻塞胆道并继发感染时，可表现为典型的Charcot 三联症，即腹痛、寒战与高热、黄疸。

（1）腹痛：发生在剑突下或右上腹部，呈阵发性绞痛或持续性疼痛伴阵发性加剧，疼痛可向右肩背部放射，常伴恶心、呕吐。系结石嵌顿于胆总管下端或壶腹部刺激胆管平滑肌或奥迪括约肌痉挛所致。

（2）寒战、高热：多发生于剧烈腹痛后，体温可高达 39～41℃，呈弛张热。系梗阻胆管继发感染后，脓性胆汁和细菌毒素逆行扩散经门静脉入体循环所致。

（3）黄疸：胆管梗阻后胆红素逆流入血所致。黄疸程度取决于梗阻的程度、部位和是否继发感染。部分梗阻时黄疸较轻，完全性梗阻时黄疸较重；合并胆管炎时胆管黏膜与结石的间隙随炎症的发作及控制而变化，黄疸呈现间歇性和波动性。出现黄疸时，患者可有尿色变黄、大便颜色变浅和皮肤瘙痒等症状。

2. 肝内胆管结石

可多年无症状或仅有上腹部和腰背部胀痛不适。绝大多数患者因寒战、高热和腹痛就诊。梗阻和感染仅发生在某肝叶、肝段、胆管时患者可无黄疸；结石位于肝管汇合处时可出现黄疸。体格检查可有肝肿大、肝区压痛和叩击痛等体征。并发肝脓肿、肝硬化、肝胆管癌时则出现相应的症状和体征。

（三）辅助检查

1. 影像学检查

（1）B超检查：B超是临床中首选的特殊检查，对胆囊结石的诊断准确率高达95%以上；对肝外胆管结石的诊断准确率亦可达到80%左右；根据胆管有无扩张、扩张部位及程度可对黄疸原因进行定位和定性诊断。

（2）PTC、ERCP、CT、MRI或磁共振胆胰管造影（ERCP）检查，可显示结石部位、大小及胆管梗阻的部位、程度。

2. 实验室检查

合并感染时，白细胞计数及中性粒细胞比例明显升高；肝细胞损害时，血清转氨酶及碱性磷酸酶、血清胆红素、尿胆红素升高，尿胆原降低或消失。发生急性梗阻性化脓性胆管炎时，白细胞计数大于$20×10^9$/L，中性粒细胞升高，可见中毒颗粒；血小板计数降低，凝血酶原时间延长。

（四）治疗要点

胆管结石以手术治疗为主。原则为尽量取尽结石，解除胆道梗阻，去除感染病灶，畅通引流胆汁，预防结石复发。

1. 肝外胆管结石的治疗

肝外胆管结石目前以手术治疗为主。常用手术方法：①胆总管切开取石、T管引流术；②胆肠吻合术；③奥迪括约肌成型术；④内镜括约肌切开取石术。

2. 肝内胆管结石的治疗

反复发作胆管炎的肝内胆管结石主要采用手术治疗。无症状、无局限性胆管扩张的3级胆管以上的结石，一般可不做治疗。常用的手术方法：①肝切除术；②胆管切开取石术；③胆肠吻合术；④肝移植术。

（五）常见护理诊断/问题

（1）疼痛。与结石嵌顿胆道致胆道梗阻、感染及奥迪括约肌痉挛有关。

（2）体温过高。与胆管结石导致急性胆管炎有关。

（3）营养失调，低于机体需要量。与疾病消耗、摄入不足及手术创伤有关。

（4）有皮肤完整性受损的危险。与胆汁酸盐淤积于皮下，刺激感觉神经末梢导致皮肤瘙痒有关。

（5）潜在并发症：出血、胆瘘、感染等。

（六）护理措施

1. 术前护理

（1）病情观察。

若患者出现寒战、高热、腹痛、黄疸等情况，应考虑发生急性胆管炎，及时报告医师，积极处理。

（2）缓解疼痛。

观察疼痛的部位、性质、发作的时间、诱因及缓解的相关因素，对诊断明确且剧烈疼痛者，可给予消炎利胆、解痉镇痛药物。禁用吗啡，以免引起奥迪括约肌痉挛。

（3）降低体温。

根据患者的体温情况，采取物理降温和（或）药物降温；遵医嘱应用足量、有效的抗生素，以控制感染，恢复正常温度。

（4）营养支持。

给予低脂、高蛋白、高碳水化合物、高维生素的普通饮食或半流质饮食。禁食、不能经口进食或进食不足者，通过肠外营养途径给予补充。

（5）纠正凝血功能障碍。

肝功能受损者肌内注射维生素 K_1，纠正凝血功能，预防术后出血。

（6）保护皮肤完整性。

指导患者修剪指甲，不可用手抓挠皮肤，防止破损。保持皮肤清洁，用温水擦浴，穿棉质衣裤。瘙痒剧烈者，遵医嘱使用外用药物和（或）其他药物治疗。

2. 术后护理

（1）病情观察。

观察生命体征、腹部体征及引流情况，评估有无出血及胆汁渗漏。对术前有黄疸的，应观察和记录大便颜色并监测血清胆红素变化。

（2）营养支持。

术后禁食期间、胃肠减压期间可通过肠外营养途径补充足够的热量、氨基酸、维生素、水、电解质等，维持患者良好的营养状态。胃管拔除后根据患者胃肠功能恢复情况，由无脂流质逐渐过渡至低脂饮食。

（3）T 管引流的护理。

①妥善固定：将 T 管妥善固定于腹壁，不可固定于床单，以防翻身、活动时牵拉造成管道脱出。

②加强观察：观察并记录 T 管引流出胆汁的颜色、量和性状。正常成人每日分泌胆汁 800~1200mL，呈黄绿色、清亮、无沉渣、有一定黏性。术后 24 小时内引流量 300~500mL，恢复饮食后可增至每日 600~700mL，以后逐渐减少至每日 200mL 左右。如胆汁过多，提示胆道下端有梗阻的可能；如胆汁浑浊，应考虑结石残留或胆管炎症未被控制。

③保持引流通畅：防止引流管扭曲、折叠、受压。引流液中有血凝块、絮状物、泥沙样结石时要经常挤捏，防止管道阻塞。必要时用生理盐水低压冲洗或用 50mL 注射器负压抽吸，用力要适宜，以防引起胆管出血。

④预防感染：长期带管者，定期更换引流袋，更换时严格遵守无菌操作。引流管周围皮肤以无菌纱布覆盖，保持局部干燥，防止胆汁浸润皮肤引起炎症反应。平卧时引流管的远端不可高于腋中线，坐位、站立或行走时不可高于腹部手术切口，以防胆汁逆流引起感染。

⑤拔管：若 T 管引流出的胆汁色泽正常，且引流量逐渐减少，可在术后 10~14 日

试行夹管 1~2 日；夹管期间注意观察病情，若无发热、腹痛、黄疸等症状，可经 T 管行胆道造影术，造影后持续引流 24 小时以上，如胆道通畅无结石或其他病变，再次夹闭 T 管 24~48 小时，患者无不适可以拔管。拔管后，残留窦道用凡士林纱布堵塞，1~2 日内可自行闭合。若胆道造影发现有结石残留，则需保留 T 管 6 周以上，再做取石或其他处理。

（4）并发症的预防和护理。

①出血：可能发生在腹腔或胆管内。腹腔内出血，多发生在术后 24~48 小时内，可能与术中血管结扎线脱落、肝断面渗血及凝血功能障碍有关。胆管内出血，术后早期或后期均可发生，多为结石、炎症引起血管糜烂、溃疡或术中操作不慎引起。胆肠吻合术后早期可发生吻合口出血，与胆管内出血的临床表现相似。

护理措施：a. 严密观察生命体征及腹部体征；b. 一旦发现出血征兆，及时报告医师，防止发生低血容量性休克。

②胆瘘：胆管损伤、胆总管下端梗阻、T 管脱出所致。患者若出现发热、腹胀和腹痛等腹膜炎表现，或腹腔引流液呈黄绿色胆汁样，常提示发生胆瘘。

护理措施：a. 引流胆汁。将漏出的胆汁充分引流至体外是治疗胆瘘最重要的原则。b. 维持水、电解质平衡。长期大量胆瘘者应补液并维持水、电解质平衡。c. 防止胆汁刺激和损伤皮肤。及时更换引流管周围被胆汁浸湿的敷料，给予氧化锌软膏涂敷局部皮肤。

（七）健康指导

1. 饮食指导

注意饮食卫生，定期驱除肠道蛔虫。

2. 定期复查

非手术治疗患者定期复查，出现腹痛、黄疸、发热、厌油等症状时，及时就诊。

3. 带 T 管出院患者的指导

穿宽松柔软的衣服，以防管道受压；淋浴时，可用塑料薄膜覆盖引流管处，以防感染；避免提举重物或过度活动，以免牵拉 T 管导致管道脱出。出现引流异常或管道脱出时，及时就诊。

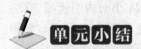

单元小结

胆石症是胆道系统常见病、多发病，高脂肪饮食往往是诱发因素，因此，认识该病的发病因素、临床表现，给予正确的饮食指导至关重要。

单元 16　急性胰腺炎的护理

案例引入

李先生，40 岁，中午参加婚宴，大量饮酒后出现上腹部疼痛，向左肩背部放射，频繁呕吐，呕吐物为少量胃内容物。发病 4 小时后来院就诊。CT 检查示：胰腺广泛水肿。

请思考：

1. 为准确评估病情，还应收集哪些资料？
2. 该患者存在哪些主要护理诊断/问题？

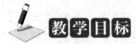

知识目标：

1. 掌握急性胰腺炎的临床表现及护理措施。
2. 熟悉急性胰腺炎治疗要点与常见护理诊断问题。
3. 了解急性胰腺炎病因及发病机制、辅助检查。

能力目标：

学会急性胰腺炎患者的护理知识和技能，能运用护理程序对急性胰腺炎患者实施整体护理。

素质目标：

具有高度的责任感和认真的工作态度，关爱、同情与尊重患者。

思政目标：

通过护理案例讨论，让学生学会与患者共情，主动关爱患者，培养学生的同理心。

急性胰腺炎是指胰腺分泌的消化酶在胰腺内被异常激活，对自身器官产生消化所引起的炎症性疾病。病变程度轻重不等，轻者以胰腺水肿为主，预后良好，临床多见。重者胰腺出血坏死，病情进展迅速，常并发休克，甚至多器官功能衰竭，死亡率高。

一、病因及发病机制

（一）病因

引起急性胰腺炎的病因很多，常见的有胆道疾病、酗酒、暴饮暴食等。

1. 胆道疾病

胆石症、胆道感染、胆道蛔虫等均可引起急性胰腺炎，占我国急性胰腺炎病因的50%以上，其中以胆石症最为常见。由胆道疾病引起的胰腺炎称为胆源性胰腺炎。

2. 酗酒、暴饮暴食

在西方国家，酗酒是急性胰腺炎的主要原因。暴饮暴食可刺激胰液与胆汁大量分泌，短时间内大量食糜进入十二指肠，引起奥迪括约肌痉挛和十二指肠乳头水肿，胰液排出受阻造成急性胰腺炎。

3. 胰管阻塞

胰管结石、肿瘤或蛔虫等均会引起胰管阻塞，胰管内压力增高，导致胰管小分支及胰腺腺泡破裂，胰液与消化酶渗入间质引起急性胰腺炎。

4. 其他

急性传染病，如急性流行性腮腺炎、传染性单核细胞增多症；腹部外伤及腹腔手术；经内镜逆行胰胆管造影（ERCP）检查；噻嗪类利尿剂、糖皮质激素、四环素、磺胺类等药物；内分泌疾病以及高脂血症或高钙血症等代谢异常也可引起急性胰腺炎。

临床上约有 5%~25% 的急性胰腺炎病因不明，称之为特发性胰腺炎。

（二）发病机制

发病机制尚未完全明确，目前在胰腺自身消化理论上达成了共识。正常胰腺分泌的消化酶有两种形式存在：一是具有生物活性的酶，如淀粉酶和脂肪酶；另一种则是以前体或酶原形式存在的不具活性的酶，如胰蛋白酶原、糜蛋白酶原。正常情况下，胰腺分泌的大部分酶是无活性的酶原，胰腺亦具有避免自身消化的生理性防御屏障。当胰液进入十二指肠后，在肠激酶的作用下，胰蛋白酶原被激活，形成胰蛋白酶，后者激活各种胰消化酶原成为有生物活性的消化酶，消化各种食物。急性胰腺炎发生，是在各种病因作用下，一方面胰腺腺泡内酶原激活，发生胰腺自身消化的连锁反应；另一方面胰腺导管内通透性增加，活性胰酶渗入胰腺组织，加重胰腺炎症。两者在急性胰腺炎发病中可能为序贯作用。

近年来研究表明，胰腺组织损伤的过程中可能产生一系列炎性介质，如氧自由基、血小板活化因子、前列腺素等，这些炎性介质与血管活性物质（如血栓素等）导致胰腺血液循环障碍，同时通过血行和淋巴途径，输送到全身引起多脏器功能损害，成为各种并发症发生和患者死亡的原因。

二、临床表现

急性胰腺炎临床表现的轻重与其病因、病理类型和治疗是否及时等因素有关。轻者以胰腺水肿为主，临床多见，病情常呈自限性，预后良好，又称为轻症急性胰腺炎（MAP）。少数重者常继发感染、腹膜炎和休克等多种并发症，病死率高，称为重症急性胰腺炎（SAP）。临床表现介于 MAP 和 SAP，在常规治疗基础上，器官衰竭可于 48 小时内恢复，称为中度重症急性胰腺炎（MSAP）。

（一）症状

1. 腹痛

腹痛是急性胰腺炎的主要和首发症状。腹痛常于饱餐或大量饮酒后突然发生，疼痛剧烈，呈持续性并有阵发性加重，疼痛位于上腹正中或偏左，向腰背部呈带状放射，取弯腰抱膝位可减轻疼痛，一般胃肠解痉药无效。轻症急性胰腺炎腹痛一般 3~5 天后缓解，重症急性胰腺炎腹部剧痛，持续较长，由于渗液扩散可引起全腹痛。极少数年老体弱患者腹痛极微或无腹痛。

2. 恶心、呕吐

发生早而频繁，呕吐物为胃内容物，呕吐后腹痛不缓解为其特点。

3. 发热

轻症可不发热或轻度发热。合并胆道感染者，常伴有寒战、高热，重症急性胰腺炎胰腺坏死伴感染时，可有持续性高热，体温常超过 39℃。

4. 黄疸

结石嵌顿或胰头肿大压迫胆总管可引起黄疸，程度一般较轻。

5. 休克

重症急性胰腺炎可出现休克和脏器功能障碍。早期以低血容量性休克为主，后期合并感染性休克。有的患者以突发休克为主要表现，称为暴发性急性胰腺炎。

6. 多器官功能衰竭

为重症急性胰腺炎主要死亡原因之一。最常见的是肺功能衰竭，其次是肾衰竭、肝衰竭、心力衰竭、消化道出血、弥散性血管内凝血、脑损害等。

（二）体征

1. 腹膜炎体征

轻症急性胰腺炎压痛只限于上腹部，常无明显肌紧张。重症急性胰腺炎压痛明显，并有肌紧张和反跳痛，移动性浊音阳性，肠鸣音减弱或消失。

2. 腹胀

与腹痛同时存在，是重症急性胰腺炎的重要体征之一。由肠管浸泡在含有大量胰液、坏死组织和毒素的血性腹水中而发生麻痹性肠梗阻所致。

3. 皮下出血

少数出血坏死性胰腺炎患者可在腰部出现青紫色斑（格雷·特纳氏征，Grey-Turner征）或脐周围蓝色改变（卡伦征，Cullen征）。主要系外溢的胰液穿过组织间隙渗至皮下，溶解皮下脂肪使毛细血管破裂出血所致。

（三）并发症

主要见于重症急性胰腺炎。

1. 局部并发症

（1）胰腺脓肿：常于发病后2~3周后形成，因胰腺和胰周坏死继发感染形成。

（2）假性囊肿：常于发病后3~4周形成，由胰液和液化的坏死组织在胰腺内及其周围包裹形成。

2. 全身并发症

患者常并发不同程度的多器官功能衰竭，如急性肾衰竭、急性呼吸窘迫综合征、心力衰竭和心律失常、消化道出血、胰性脑病（表现为精神异常、定向力障碍等）、弥散性血管内凝血、败血症和真菌感染、高血糖等，病死率高。

三、辅助检查

1. 实验室检查

（1）淀粉酶测定：淀粉酶是诊断急性胰腺炎最常用的指标，分为血清淀粉酶及尿液淀粉酶。血清淀粉酶超过正常值3倍，即可确诊本病。一般在起病后2~12小时开始升高，48小时开始下降，持续3~5日；其值的高低，不一定反映病情的轻重，如急性重症胰腺炎血清淀粉酶可正常或低于正常。尿淀粉酶升高较晚，约在发病后12~14小时开始升高，下降缓慢，持续1~2周，其值受患者尿量的影响。此外，胰源性胸腔积液、腹水、胰腺假性囊肿中的淀粉酶常明显升高。

（2）血清脂肪酶测定：血清脂肪酶常在发病后24~72小时开始升高，持续7~10日。其对就诊较晚的急性胰腺炎患者有诊断价值，敏感性和特异性均略优于血清淀粉酶。

（3）血钙测定：血钙降低与脂肪组织坏死后释放的脂肪酸与钙离子结合生成脂肪酸钙（皂化斑）有关。若血钙低于2.0mmol/L，常预示病情严重。

（4）其他：白细胞计数增多、血尿素氮或肌酐增高、肝功能异常、血气分析指标异常、血糖升高等。诊断性腹腔穿刺若抽出血性混浊液体，所含淀粉酶明显高于血清淀粉酶有诊断意义。

2. 影像学检查

B 超检查主要用于胆源性急性胰腺炎，了解胆囊、胆道是否有结石存在。CT 检查和 MRI 检查是急性胰腺炎重要的诊断方法，可鉴别是水肿性还是出血坏死性胰腺炎，以及病变的部位和范围，有无胰腺外浸润、浸润范围及程度等。

四、治疗要点

治疗的原则为减轻腹痛、减少胰腺分泌、防治并发症。

1. 减少胰腺分泌

可采用：①禁食及胃肠减压；②抗胆碱能药，如阿托品、山莨菪碱（654-2）等肌注；③生长抑素、降钙素能抑制胰液分泌，尤以生长抑素类药物，奥曲肽疗效较好。

2. 解痉镇痛

阿托品或山莨菪碱肌注，每日 2~3 次。疼痛剧烈者可加用哌替啶 50~100mg 肌注，必要时 6~8 小时可重复使用一次。亦可用吲哚美辛镇痛退热。

3. 抗感染

因多数急性胰腺炎与胆道疾病有关，故多应用抗生素，常选用氧氟沙星、环丙沙星、克林霉素及头孢菌素类等。

4. 抗休克及纠正水、电解质平衡紊乱

积极补充液体和电解质，维持有效循环血容量。重症患者应给予白蛋白、全血及血浆代用品，休克者在扩容的基础上用血管活性药，注意纠正酸碱失衡。

5. 抑制胰酶活性

适用于出血坏死型胰腺炎的早期，常用抑肽酶 20 万~50 万 U/d，分 2 次溶于葡萄糖液静滴。

6. 并发症的处理

对出血坏死型胰腺炎伴腹腔内大量渗液者，或伴急性肾衰竭者，可采用腹膜透析治疗；急性呼吸窘迫综合征除药物治疗外，可做气管切开和应用呼吸机治疗；并发糖尿病者可使用胰岛素。

7. 中医治疗

对急性胰腺炎效果良好。主要有柴胡、黄连、黄芩、枳实、厚朴、木香、白芍、芒硝、大黄（后下）等，根据症状加减用量。

8. 手术治疗

对于急性出血坏死型胰腺炎经内科治疗无效，或胰腺炎并发脓肿、假性囊肿、弥漫性腹膜炎、肠穿孔、肠梗阻及肠麻痹坏死时，需实施外科手术治疗。

五、常见护理诊断/问题

（1）急性疼痛。与胰腺及周围组织炎症、水肿、出血坏死及胆道梗阻有关。

（2）有体液不足的危险。与腹腔渗液、出血、呕吐、禁食等有关。

（3）营养失调：低于机体需要量。与呕吐、禁食、大量消耗等有关。

（4）体温过高。与胰腺坏死和继发感染有关。

（5）潜在并发症。休克、多器官功能衰竭、感染、出血。

六、护理措施

（一）一般护理

1. 休息与活动

绝对卧床休息，保证充足的睡眠，有利于减轻胰腺负担，增加对胰腺组织的供血，降低机体代谢率，促进组织修复与体力恢复，改善病情；提供安静舒适的环境，协助患者取弯腰屈膝侧卧位，以缓解疼痛；对于疼痛剧烈辗转不安者，应保证患者安全，防止坠床，避免周围放置危险物品。

2. 饮食护理

需禁食禁饮 1~3 日，必要时给予胃肠减压，防止食物与胃液进入十二指肠，刺激胰液分泌。若病情严重，则应延长禁食及胃肠减压时间，以减轻呕吐、腹胀与腹痛。禁食或胃肠减压期间，给予全胃肠外营养（TPN）补液 3000mL/d 以上，同时补充电解质，维持水、电解质的平衡。待呕吐和腹痛消失后，进少量低糖流质饮食，再逐步恢复正常饮食，但应避免高脂油腻食物，防止复发。每天进食 25g 左右的优质蛋白食物，以利于胰腺功能恢复。避免酗酒和暴饮暴食。

（二）病情观察

（1）密切观察患者体温、呼吸、脉搏、血压及神志变化，监测血氧情况，以及腹部体征，注意血清淀粉酶、尿淀粉酶、血清电解质、血钙和血糖的变化。

（2）观察呕吐物及胃肠减压引流物的量及性质，准确记录 24 小时出入量，观察尿量变化和皮肤黏膜的弹性及色泽改变，判断是否出现脱水征及失水程度。若患者出现血压下降、神志不清、尿量减少、面色苍白、皮肤湿冷等，考虑低血容量性休克，及时报告医生，并积极配合医生抢救。

（3）重症者转入重症监护病房，及早发现多脏器功能衰竭的征象。若疼痛持续且伴高热，应考虑并发胰腺脓肿；如疼痛剧烈，腹部触诊有腹肌紧张、明显的压痛和反跳痛，提示并发急性腹膜炎，应立即通知医生。

（三）用药护理

使用抗生素时应注意过敏反应。腹痛者遵医嘱给予止痛药，观察疗效及不良反应，如使用阿托品时，注意有无心动过速、口干、尿潴留等表现，哌替啶可致药物成瘾，避免反复使用。禁用吗啡，防止引起奥迪括约肌痉挛，加重病情。

（四）对症护理

禁食期间应每日做好口腔护理，保持口腔清洁、舒适；口渴患者含漱或用水湿润口唇，以缓解不适与口腔干燥；发热患者给予物理降温，必要时遵医嘱使用药物降温，观察降温的效果并做好记录；指导患者应用减轻疼痛的各种方法，如皮肤针刺疗法、松弛疗法等。

（五）心理护理

经常巡视患者，了解并尽量满足患者的需要。耐心倾听患者的感受，向患者及家属解释疼痛的原因，指导缓解疼痛的方法，减轻患者的紧张、焦虑情绪，树立战胜疾病的信心。抢救患者时，应做到有条不紊，减轻患者及家属的恐惧。

七、健康指导

1. 疾病知识指导

向患者及家属详细介绍急性胰腺炎的主要病因、诱因、发生发展过程、治疗方法及预后，指导患者积极预防和治疗各种胆道疾病，如胆石症、胆道感染及胆道蛔虫病等。

2. 生活方式指导

指导患者养成良好的生活方式和规律进食的习惯，注意饮食卫生。出院后半年内，以低脂软食为主，如较稠的稀饭、软面条、馒头等；用植物油炒青菜，限制动物油；进食少量含蛋白食物，如鸡蛋、豆制品、肉松等；餐后进食新鲜水果，每日控制主食量。半年后进普食，避免进食浓茶、咖啡、辣椒等刺激性食物，少吃产气或引起腹胀的食物，如红薯、大豆等；避免进食高脂食物及暴饮暴食，注意劳逸结合，戒烟戒酒，以防本病复发。

单元小结

急性胰腺炎是多种病因导致胰酶在胰腺内被激活，引起胰腺组织的自身消化、水肿、出血甚至坏死的炎症反应。有多种致病危险因素，最常见的是胆道疾病和酗酒。临床以急性腹痛、发热伴恶心、呕吐、血与尿淀粉酶增高为特点，是常见的消化系统急症之一。

急性胰腺炎记忆歌诀：暴饮酗酒危害大，胰腺炎腹痛是首发。弯腰抱膝可减轻，恶心呕吐伴发热。血尿淀粉酶测定，治疗禁食胃减压。吗啡止痛疗效差，禁食禁饮状况佳。

单元 17　上消化道大出血的护理

案例引入

李爷爷，60 岁。饮食不规律，近日常感上腹部隐痛不适，多在餐后 1 小时左右出现疼痛，到医院诊断为消化性溃疡，给予药物口服治疗。昨晚饮酒后一直感觉上腹部不适，恶心，呕血约 1000mL，并出现面色苍白、呼吸急促、烦躁不安，家人急忙送医院进行抢救。

请思考：

1. 针对目前情况，应该为患者立即采取哪些措施？

2. 病情稳定后，如何指导患者避免类似情况的发生？

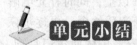

教学目标

知识目标：

1. 掌握上消化道出血的临床表现及护理措施。

2. 熟悉上消化道出血治疗要点与常见护理诊断问题。

3. 了解上消化道出血病因及发病机制、辅助检查。

能力目标：

学会应用护理程序对上消化道大出血患者实施整体护理。

素质目标：

具有关心、尊重、理解老年患者疾苦，主动为其缓解不适的职业意识与态度。

思政目标：

培养了学生医学辩证思维，提升了学生对科学的追求精神、对生命的尊重意识。

上消化道大出血指屈氏（Treitz）韧带以上的消化道，包括食管、胃、十二指肠、胰腺、胆道及胃空肠吻合术后的空肠病变引起的出血，在数小时内其失血量超过 1000mL 或循环血容量的 20%，主要表现为呕血和（或）黑便，常伴有急性周围循环衰竭，甚至引起失血性休克而危及患者生命，是临床上的常见急症。因此，尽早识别出血征象，密切观察病情变化，及时有效的急救措施及认真细致的护理，是抢救患者生命的重要环节。

一、病因及发病机制

消化系统疾病及全身性疾病均可引起上消化道出血，如消化性溃疡、食管胃底静脉曲张破裂、急性胃黏膜损害和胃癌等，约占上消化道出血的 80%~90%，其中消化性溃疡最为常见。

（一）上消化道疾病

1. 食管疾病和损伤

如食管炎（反流性食管炎、食管憩室炎）、食管癌和食管损伤（物理损伤、化学损伤）。

2. 胃、十二指肠疾病和损伤

如消化性溃疡、急性糜烂出血性胃炎、慢性胃炎、胃癌、胃泌素瘤、胃黏膜脱垂、胃扭转、十二指肠憩室炎、胃手术后病变（吻合口溃疡、吻合口或残胃黏膜糜烂、残胃癌）、胃或十二指肠克罗恩病以及诊疗操作引起的损伤等。

3. 空肠疾病

如空肠克罗恩病、胃肠吻合术后空肠溃疡。

（二）门静脉高压引起的食管胃底静脉曲张破裂

（三）上消化道邻近器官或组织的疾病

1. 胰腺疾病累及十二指肠

如胰腺癌、急性胰腺炎并发脓肿破溃。

2. 胆道出血

胆囊或胆管结石、胆道蛔虫病、胆囊或胆管癌等，以及术后胆总管引流管引起的胆道受压坏死，肝癌、肝脓肿或肝动脉瘤破裂出血，由胆道流入十二指肠。

3. 其他

如纵隔肿瘤破入食管，主动脉瘤破入食管、胃或十二指肠。

（四）全身性疾病

1. 血管性疾病

如遗传性出血性毛细血管扩张、过敏性紫癜。

2. 血液病

如血小板减少性紫癜、白血病、血友病、弥散性血管内凝血。

3. 应激性溃疡

使用糖皮质激素、严重感染、大手术、脑血管意外、烧伤、休克等引起的应激状态。

二、临床表现

上消化道出血的临床表现主要取决于出血部位、量、性质及出血速度。

1. 呕血与黑便

是上消化道出血的特征性表现。

（1）上消化道大量出血之后，既有黑便，也有呕血。

①出血部位在幽门以上者，常伴有呕血。

②幽门以下部位若出血量大、出血速度快，因血反流入胃而表现为呕血。

③出血量较少、出血速度慢者，仅见黑便。

（2）呕血与黑便的颜色与性状取决于出血量及血液在胃或肠道内停留的时间。

①若出血量大，在胃内停留的时间短，则呕血颜色呈鲜红色或暗红色。

②若在胃内停留时间长，因血红蛋白和胃酸作用生成酸化正铁血红蛋白，则呕血颜色为棕褐色，呈咖啡渣样。

③上消化道出血时，由于血红蛋白中的铁在肠道内与硫化物作用形成黑色的硫化铁，可使粪便呈黏稠而发亮的柏油样。

④当出血量大时，血液在肠道内停留时间短，粪便可呈暗红或鲜红色。

2. 失血性周围循环衰竭

急性大量失血时，循环血容量迅速减少，导致周围循环衰竭，表现为头晕、乏力、心悸，突然起立可发生晕厥、出汗、四肢厥冷等。严重者呈休克状态，表现为面色苍白、脉搏细速、血压下降、呼吸急促、精神烦躁不安或意识不清等。

3. 氮质血症

上消化道大量出血后，血中尿素氮浓度暂时增高，其原因是大量血液进入肠道后，血液中蛋白质的消化产物在肠道内被吸收，故称其为肠源性氮质血症。一般于大出血后数小时血尿素氮开始上升，24~48 小时达高峰，大多不超出 14.3mmol/L（40mg/dl），3~4 日后降至正常。

4. 发热

上消化道大量出血后，多数患者在 24 小时内出现低热，一般不超过 38.5℃，持续3~5 日。引起发热的原因不明，可能与周围循环衰竭，导致体温调节中枢的功能障碍或出现失血性贫血等因素有关。

5. 血象变化

急性大量出血后均有失血性贫血，在 3~4 小时后出现。

（1）出血早期：红细胞计数、血红蛋白浓度及血细胞比容无明显改变。

（2）急性出血：为正细胞正色素性贫血，出血后骨髓明显代偿性增生，暂呈大细胞性贫血。

（3）慢性失血：为小细胞低色素性贫血。

（4）出血 24 小时内网织红细胞即可增高，随着出血停止，逐渐降至正常。

（5）上消化道大量出血后，白细胞计数出现轻至中度升高，止血后 2~3 日即恢复正常。但肝硬化合并脾功能亢进者，白细胞不增高。

三、辅助检查

1. 实验室检查

红细胞、血红蛋白、网织红细胞、白细胞及血小板计数、肝功能、肾功能、粪便隐血试验、血尿素氮等检查，对估计出血量及动态观察活动性出血、进行病因诊断等有帮助。

2. 内镜检查

是上消化道出血病因诊断的首选检查方法。出血后 24~48 小时内进行急诊内镜检查，可直接观察出血部位，明确出血病因，同时对出血灶进行止血治疗。

3. X 线钡餐造影检查

主要适用于有胃镜检查禁忌者及不愿行胃镜检查者。消化道出血急性期不宜进行钡餐检查。

4. 其他

无阳性发现或不宜做内镜检查者，行选择性动脉造影检查。

四、治疗要点

上消化道出血是临床急症，因病情急、变化快，严重者危及生命，应积极采取抢救措施。迅速补充血容量、纠正水电解质失衡、抗休克、止血治疗等。同时积极进行病因诊断，必要时手术。

1. 一般抢救措施

卧位休息，保持呼吸道通畅，避免呕血时因误吸引起窒息，必要时吸氧。活动性出血期间禁饮食。

2. 积极补充血容量

立即建立有效静脉通道，查血型及配血，迅速补充血容量，先输生理盐水或葡萄糖盐水、右旋糖酐。必要时及早输血，一般输浓缩红细胞；若为严重活动性大出血，则输全血，以尽早恢复血容量。肝硬化患者应输新鲜血，因库存血内氨过多，易诱发肝性脑病。

3. 止血措施

（1）药物止血：①消化性溃疡及急性胃黏膜损害引起出血者，给予 H_2 受体拮抗剂或质子泵抑制剂，减少胃酸分泌。②食管胃底静脉曲张破裂出血者，使用垂体后叶素，但冠心病、高血压、妊娠者禁用。生长抑素及其类似物，如奥曲肽等，止血效果较好，且短期内使用无严重不良反应，因此，该类药物为临床治疗食管胃底静脉曲张破裂出血的常用药物。

（2）内镜直视下止血：在进行内镜检查的过程中，若见活动性出血或暴露血管的溃疡，可行内镜直视下止血，方法有高频电灼、热探头、微波、激光、注射疗法等。食管胃底静脉曲张破裂出血者，在进行急诊内镜检查的同时，可注射硬化剂或组织黏合剂至曲张静脉，或用皮圈套扎曲张静脉，既能达到止血目的，还可有效预防再出血。

（3）气囊压迫止血：适用于食管胃底静脉曲张破裂出血。一般能获得良好的止血效果，但目前仅限于药物不能控制出血时使用，为暂时的止血措施。

（4）手术治疗：大量出血内科治疗无效且危及生命时，行外科手术。

（5）介入治疗：既无法行内镜治疗，又不能耐受手术者，行血管栓塞治疗。

五、常见护理诊断/问题

（1）体液不足。与上消化道大出血有关。

（2）活动无耐力。与上消化道大出血引起失血性周围循环衰竭有关。

（3）有窒息的危险。与血液反流入气管有关。

（4）恐惧。与突然发生上消化道大出血及害怕其对生命有威胁有关。

（5）潜在并发症：休克。

六、护理措施

（一）一般护理

1. 休息与体位

大出血时应绝对卧床休息，取去枕平卧位，下肢略抬高，保证脑部供血，休克时取仰卧中凹位；呕血时头偏向一侧，避免误吸或窒息，床边备吸引器，及时清除气道内的血液及呕吐物，保持呼吸道通畅，必要时给予吸氧。

2. 饮食护理

大量出血者暂禁食；少量出血、无呕吐者，给予温凉流质饮食，待出血停止24~48小时后，进食营养丰富、易消化的半流质饮食或软食，注意少量多餐，逐步过渡到正常饮食。嘱患者定时、定量进餐，避免食用生、冷、硬、粗糙、刺激性的食物，劝其戒烟戒酒。食管胃底静脉曲张破裂出血者，止血后限制摄入钠和蛋白质食物，以免加重腹水及诱发肝性脑病。

（二）病情观察

1. 观察生命体征

密切观察患者生命体征、神志、尿量、皮肤颜色及肢端温度的变化，准确记录24小时液体出入量，若患者出现烦躁不安、血压下降、心率加快、脉搏细数、面色苍白、出冷汗、皮肤湿冷等，提示微循环血流灌注不足，应及时通知医生，并配合抢救。

2. 出血量估计

详细询问并观察呕血及黑便的颜色、性状、量及次数，正确估计出血量和速度。成人粪便隐血试验阳性提示出血量>10mL/d；出血量达50~100mL/d出现黑便；胃内积血量在250~300mL以上引起呕血。一次出血量<400mL时，不会引起全身症状；若出血量>400mL，可出现头晕、心慌、乏力等全身症状；若短时间内出血量>1000mL，可出现急性周围循环衰竭表现，甚至引起失血性休克。

3. 判断有无活动性出血或再次出血

以下表现提示有活动性出血或再次出血：

（1）反复呕血，呕吐物颜色由咖啡色转为鲜红色。

（2）黑便次数及量增加，色泽转为暗红，甚至鲜红，伴肠鸣音亢进。

（3）经积极补液、输血后，周围循环衰竭表现仍无改善，或好转后又恶化，血压、脉搏不稳定，中心静脉压仍在下降。

（4）红细胞计数、血红蛋白量、血细胞比容继续下降，而网织红细胞计数持续增高。

（5）在补充足够液体、尿量正常的前提下，血尿素氮持续或再次升高。

（6）原有门静脉高压脾大患者，出血后脾暂时缩小，若不见脾恢复肿大，则提示出血未止。

4. 原发病观察

观察消化性溃疡患者腹部疼痛情况，以及肝硬化并发上消化道大量出血患者有无出现肝性脑病。

（三）用药护理

1. 补充血容量

迅速建立静脉通道，及时、准确补充血容量。输液开始时应快，必要时根据中心静脉压的测定结果，调整输液量和速度，避免发生肺水肿，尤其是老年患者及心肺功能不全者。

2. 止血药护理

遵医嘱给予止血药物，观察药物疗效及不良反应。垂体后叶素可出现面色苍白、恶心、头痛、心悸、腹痛等不良反应，应减慢输液速度，因其引起冠状动脉及子宫平滑肌收缩，故高血压、冠心病、妊娠者禁用。

（四）对症护理

迅速建立静脉通道，保证输液通畅，遵医嘱输液、输血和应用止血药，以促进止血、维持有效血容量。应用双气囊三腔管压迫止血。呕血停止后帮助患者漱口，清洁口腔。

（五）心理护理

经常与患者及家属沟通，关心安慰患者，了解并尽量满足患者需要。向患者及家属解释发病的原因、各种检查和治疗护理的目的，减轻其紧张、焦虑情绪。经常巡视患者，处理不适症状，使其有安全感。及时清除血迹和污物，减少对患者的不良刺激。抢救过程中应做到有条不紊，缓解患者及家属的恐惧心理。

七、健康指导

1. 疾病知识指导

向患者及家属详细介绍引起消化道出血的主要病因、诱因、治疗及预后，减少再次出血的危险。鼓励患者积极治疗原发病，如消化性溃疡患者应遵医嘱抗溃疡治疗，避免服用对胃黏膜有刺激的药物（阿司匹林、激素类药物等）；食管胃底静脉曲张破裂出血患者应遵医嘱进行降门脉压力治疗。教会患者及家属早期识别出血征象及紧急处理方法。

2. 饮食指导

（1）消化性溃疡引起出血者：饮食应规律、卫生，多进食营养丰富、易消化的食物，避免过饱及进食粗纤维、坚硬、刺激性食物及饮料，如浓鸡汤、肉汤、咖啡、浓茶、酸辣及油煎食物等，以及过冷、过热、产气多的食物，忌烟酒。

（2）食管胃底静脉曲张破裂出血者：给予高热量、高蛋白质、高维生素、低脂肪、低盐、易消化、无刺激性的半流质饮食或软食，如鱼、虾、蛋、奶、肉末、豆制品、新鲜蔬菜、水果等。忌食煎、炸、炒食物和油腻食物；各种含铅、添加剂的食品和不洁食物；产气食物及刺激性调味品；以及粗糙、生硬食物和粗纤维多的食物，如芹菜、韭菜、黄豆芽、花生、瓜子、带骨刺食物、核桃、苹果等；禁饮酒。

 单元小结

上消化道大出血指屈氏韧带以上的消化道引起的出血，主要表现为呕血和（或）黑便，常伴有急性周围循环衰竭，甚至引起失血性休克而危及患者生命，是临床上的常见急症。因此，尽早识别出血征象，密切观察病情变化，施行及时有效的急救措施及进行认真细致的护理，是抢救患者生命的重要环节。

单元 18　贫血的护理

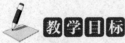

李奶奶，70 岁，退休工人，因"晕倒15 分钟"急诊入院。患者15 分钟前在买菜途中突然晕倒，路人扶起后清醒，120 急救来院。自诉近半月来感乏力、头晕、心悸、嗜睡，上腹隐痛，食欲下降，未曾就医。半年前有慢性胃炎病史。体检：神志清，精神尚可，T 37.2℃，P 72 次/分，R 16 次/分，BP 118/80mmHg，血常规：血红蛋白（HB）72g/L，红细胞压积（HCT）27.3%，平均血红蛋白含量（MCH）18pg，平均血红蛋白浓度（MCHC）286 g/L。拟"缺铁性贫血"收入院。

请思考：

1. 患者目前存在的主要护理问题有哪些？
2. 应采取哪些护理措施对患者实施护理？

教学目标

知识目标：

1. 掌握缺铁性贫血的临床表现及护理措施。
2. 熟悉缺铁性贫血的定义、病因、治疗。
3. 了解铁的代谢。

能力目标：

学生运用所学知识，对缺铁性贫血患者实施整体护理。

素质目标：

培养学生的职业认同感及职业修养。

思政目标:

强调职业认同感和价值观，积极引导学生树立良好的认知。

贫血是指多种原因或疾病引起的外周血液中单位容积内血红蛋白浓度（Hb）、红细胞计数（RBC）和血细胞比容（HCT）低于相同性别、年龄和地区正常值低限的一种病理状态，其中以血红蛋白浓度的降低最重要。

缺铁性贫血是体内用来制造血红蛋白的贮存铁缺乏，造成血红蛋白合成量减少而引起的一种小细胞低色素性贫血。是贫血中最常见的类型。

一、病因及发病机制

铁是人体生理过程中不可缺少的微量元素，正常情况下，体内铁的吸收和排泄维持动态平衡，人体一般不会缺铁，贮存铁很少被动用。只有在铁的需要量增加、铁的摄入不足及丢失过多的情况下，才会导致缺铁。

（一）病因

1. 铁的需要量增加而摄入不足

正常成人每天铁的需要量为 $1 \sim 2mg$，育龄妇女、婴幼儿、青少年铁的需要量增加，尤其是早产儿、新生儿，其体内贮存铁量明显不足更易缺铁。铁主要来源于食物，如长期食物中铁的含量不足，则使体内贮存铁缺乏而引起缺铁性贫血。

2. 铁的吸收不良

胃大部切除或胃全切术后、萎缩性胃炎、小肠黏膜病变、肠道功能紊乱、服用抗酸药以及 H_2 受体拮抗剂等，均可影响铁的吸收。

3. 慢性失血

是缺铁性贫血最常见的原因。消化道慢性失血如消化性溃疡、消化道肿瘤、食管胃底静脉曲张出血、钩虫病、痔出血等是引起缺铁性贫血的常见病因，而女性则以月经过多为常见。反复多次小量出血可丧失大量的铁，使体内贮存铁逐渐消耗。

（二）发病机制

铁是主要的造血原料，红细胞合成血红蛋白需要铁及原卟啉和珠蛋白，当体内贮存铁缺乏时，可因血红蛋白合成减少而致小细胞低色素性贫血。除了参与血红蛋白的合成，铁还参与体内的一些生物化学过程，包括细胞线粒体的电子传递、儿茶酚胺的代谢及合成。因此缺铁时，除有贫血的症状外，还会造成其他方面的功能紊乱，如严重缺铁时，细胞含铁酶及铁依赖酶的活性降低，可影响人的精神、行为及免疫功能，幼儿期可影响智力发育。

二、临床表现

缺铁性贫血多数起病缓慢，其临床表现与贫血的程度、病程进展的速度有关，主要表现为原发病的表现、贫血及组织缺铁的表现。

1. 贫血的原发病表现

如消化性溃疡、肿瘤、痔疮等导致的黑便或鲜血便、腹部不适；肠道寄生虫感染所致的腹部疼痛、大便性状改变；月经过多；血管内溶血导致的血红蛋白尿等。

2. 一般贫血共有的表现

主要有皮肤黏膜苍白、头晕、乏力、眼花、耳鸣、心悸、活动后气促等，长期严重贫血可引起贫血性心脏病，出现心脏增大甚至心力衰竭。伴有冠状动脉硬化者可促发心绞痛，女性患者可有月经不调、闭经、不孕等。

3. 组织铁缺乏的表现

因为铁与指甲、毛发、黏膜等的营养有关，缺铁时，组织含铁酶及铁依赖酶的活性降低，组织营养障碍，可出现一系列表现。

（1）皮肤、毛发营养缺乏：皮肤干燥、角化、萎缩、无光泽，毛发干枯易脱落，指（趾）甲扁平、不光整、有条纹、脆薄易裂，甚至呈匙状甲（亦称反甲）。

（2）黏膜损害：表现为口角炎、舌炎、舌乳头萎缩，严重时引起吞咽困难（称为Plummer-Vinson综合征），其特点为吞咽时感觉有食物黏附在咽部。

（3）精神、神经异常：容易兴奋、注意力不集中、烦躁易怒或淡漠。儿童、青少年可出现生长发育迟缓，体力及耐力下降，智商低。少数患者有异食癖，喜食生米、泥土、石子等。约1/3患者出现神经痛、末梢神经炎等。

三、辅助检查

1. 血象

缺铁性贫血典型血象为小细胞低色素性贫血，血红蛋白降低比红细胞减少更明显。血涂片可见红细胞体积较正常小，大小不等，形态不一，染色浅淡，中心淡染区扩大。网织红细胞计数正常或略增多，白细胞计数正常或略减少，血小板计数高低不一。

2. 骨髓象

骨髓增生活跃，以红系增生为主，中幼和晚幼红细胞数量增多，体积较小，核染色质致密，胞浆少且呈蓝色，边缘不整齐，呈"核老浆幼"现象。粒细胞系和巨核细胞系无明显变化。骨髓铁粒幼细胞减少或消失，为缺铁的可靠诊断依据。

3. 铁代谢的生化检查

血清铁降低，常$<8.95\mu mol/L$；血清总铁结合力增高，通常$>64.44pmol/L$；血清转铁蛋白饱和度降低，常$<15\%$；血清铁蛋白降低，常$<12\mu g/L$。以上为反映缺铁的较灵敏指标。

四、治疗要点

1. 治疗病因

积极寻找和治疗病因是纠正缺铁性贫血、防止复发的关键措施。如患有慢性胃炎、消化性溃疡者，规律服用抑酸剂和抗菌药物；寄生虫感染者，进行驱虫治疗；月经过多者，调理月经；铁摄入不足或铁需求量增加的人群，增加摄入富含铁的食物等。

2. 补充铁剂

补充铁剂是缺铁性贫血的重要治疗措施，足量铁的补充可使血红蛋白恢复正常并补足体内贮存铁量。常用铁剂有口服和注射两种。

（1）口服铁剂：铁剂的补充以口服铁剂为首选，因缺铁时肠黏膜对铁的吸收增加，口服给药安全方便，疗效满意。常用制剂为硫酸亚铁，0.9g/d，分次服用；也可选用富马酸亚铁、葡萄糖酸亚铁、10%枸橼酸铁胺、多糖铁复合物、琥珀酸亚铁等口服。一般需要治疗 2 个月左右，血红蛋白才可恢复正常。血红蛋白正常后，仍应继续服用小剂量铁剂 3~6 个月，以补充铁储备，防止复发。

（2）注射铁剂：对使用口服铁剂后胃肠反应严重无法耐受、严重消化道疾病致铁剂吸收不良、急需迅速纠正缺铁如妊娠晚期的患者等，可考虑选择注射铁剂。常选用右旋糖酐铁或山梨醇铁肌内注射。

因注射铁剂不通过肠黏膜屏障而直接入血，所以必须精确计算注射剂量，以免过量导致铁中毒。首次给药须做皮试，以观察有无过敏，常用 0.5mL 作为试验剂量，1小时后无过敏者，给足量治疗。第 1 天 50~100mg 深部肌内注射，以后每日或隔日注射100mg，直至完成总量。有严重肝、肾疾病及对铁过敏者禁用。

3. 其他疗法

中药治疗，严重贫血者可适当输血。

五、常见护理诊断/问题

（1）活动无耐力。与贫血及组织缺铁有关。

（2）营养失调：低于机体需要量。与铁的需要量增加而摄入不足、铁吸收不良或丢失过多有关。

（3）潜在并发症：贫血性心脏病。

六、护理措施

（一）一般护理

1. 休息与活动

充分的休息可减少氧的消耗，减轻活动无耐力的情况。对轻、中度贫血患者活动量以不感到疲劳、不加重症状为度，待病情好转后逐渐增加活动量。重度贫血伴显著缺氧患者应卧床休息，要协助患者取舒适卧位，妥善安排各种护理计划及治疗时间，使患者能充分休息，减少疲劳与体力消耗。指导患者学会在活动中自测脉搏，当脉搏超过 100 次/分时，应停止活动。

2. 饮食护理

（1）应给予高铁、高热量、高蛋白、高维生素、易消化饮食：由于食物是人体内铁的主要来源，因此补充含铁丰富的食物对纠正缺铁性贫血尤其重要。含铁量丰富的食物主要有瘦肉、动物血、动物肝、蛋黄、鱼、豆类及其制品、海带、木耳、香菇、紫菜、芝麻酱、韭菜、芹菜、香蕉、核桃、红枣等。食物中含铁量与铁的吸收率并不一定成正比，如蛋黄中含铁量较高，但吸收率低；母乳中含铁量虽低，但铁的吸收率高。动物性食物和大豆不仅含铁量高，而且铁的吸收率也高。

（2）嘱患者养成均衡饮食的习惯：荤素搭配，不挑食、不偏食，注意烹饪方法，减少对营养素的破坏。

（3）特殊情况饮食要求：消化不良者应少量多餐，口腔炎或舌炎者，避免进食过热或辛辣刺激性食物。

（二）病情观察

主要监测患者原发病是否控制，缺铁的病因是否去除；有无心悸、气促加重及心脏增大、心力衰竭等并发症出现；补铁后自觉症状是否减轻，面色、口唇、甲床等颜色有无改善，铁剂治疗有无严重不良反应、能否耐受等。

（三）对症护理

1. 给氧

对严重贫血缺氧患者，应给予 2~4L/min 间断吸氧，以改善组织缺氧。

2. 输血

对重度贫血或急性大失血患者应做好输血准备，遵医嘱输注浓缩红细胞或全血，缓解机体缺氧和减轻贫血症状。输血过程中加强监测，对长期输血患者，注意铁超负荷的表现。

（四）用药护理

1. 口服铁剂治疗的护理

（1）正确指导服用铁剂：

①要正确选择服用铁剂的时间，一般情况下空腹时服用铁剂吸收较好，但有消化道疾病或有胃肠道反应者应于进餐时或餐后服用。②为减少铁剂对胃黏膜的刺激反应，可从小剂量开始服用。③为避免染黑牙齿，口服液体铁剂时需用吸管。④避免铁剂与牛奶、茶水、钙盐及镁盐同服，以免影响铁的吸收。⑤为增加铁剂的吸收，可口服维生素 C。

（2）观察口服铁剂的反应：

①口服铁剂对胃肠道黏膜有刺激性，易引起恶心、呕吐、腹痛、腹泻或便秘。②由于铁与肠道内硫化氢作用生成黑色的硫化铁，口服铁剂期间大便可呈黑色，要告知患者属正常现象，以消除患者的顾虑。

（3）判断铁剂的疗效：铁剂治疗有效最早的临床表现是患者自觉症状好转，最早的血象改变是网织红细胞上升。口服铁剂 3~4 天后，网织红细胞计数开始上升，10 天左右达高峰；随后血红蛋白开始上升，2 个月左右恢复正常。在此期间，应注意观察患者皮肤黏膜苍白有无改善，询问自觉症状有无好转，定期检测血象、血清铁等，以判断药物的疗效。如治疗 3 周未见疗效，应及时反馈给主管医生，并考虑病因是否去除、是否按医嘱用药、护理是否得当等。

2. 注射铁剂治疗的护理

（1）严格掌握注射剂量：遵照医嘱严格掌握注射剂量，以免剂量过大致铁中毒。

（2）正确选择注射部位和注射方法：注射铁剂时宜深部肌内注射，经常更换注射部位，以促进吸收，避免硬结形成。有硬结形成时可进行局部热敷。由于药液溢出可引起皮肤染色，注射时应避免药液外溢，并注意不要在皮肤暴露部位注射。

（3）观察处理注射铁剂的不良反应：主要不良反应有局部肿痛、面色潮红、恶心、头痛、腹痛、肌肉痛、荨麻疹、低血压等，严重者可发生过敏性休克，注射时应备好肾上腺素以便急救。少数可出现尿频、尿急，应嘱患者多饮水。

（五）心理护理

了解患者发病原因、心理问题、家庭和社会支持情况，针对患者不同心理问题予以解释。向患者说明缺铁性贫血大多预后良好，去除病因及补充铁剂后多较快恢复正常，以消除患者的思想顾虑。

七、健康指导

1. 疾病知识指导

告知患者及其家属能引起缺铁性贫血的病因，及时根治各种慢性出血性疾病。帮助患者及家属掌握本病的有关知识和护理方法，增强自我保健和家庭护理的有效性。

2. 休息与饮食指导

注意休息与营养，合理膳食，避免偏食；尤其对妊娠、哺乳期妇女和生长发育期儿童更应强调增加营养，多进食含铁丰富的食物；妊娠及哺乳期妇女可适当补充铁剂。

3. 用药指导

说明坚持用药的重要性，使其主动配合，遵医嘱规律用药，服药时避免同时食用影响铁剂吸收的食物。

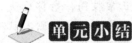

缺铁性贫血是体内贮存铁缺乏，使血红蛋白合成减少，导致红细胞生成障碍所引起的一种小细胞低色素性贫血。主要表现为贫血、皮肤黏膜苍白、头晕、乏力及组织缺铁等症状。监测引起贫血的原因，告知患者及家属注意多补充含铁丰富的饮食，必要时补充铁剂。但要遵医嘱规律用药，服药时避免同时食用影响铁剂吸收的食物。

思政课堂

思维导图

模块二　排泄照护

课程一　排尿护理

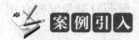

李奶奶，73岁，患有高血压、类风湿性关节炎，每天遵医嘱正常服药，老伴已去世，目前与儿子一起生活。李奶奶生活大部分需要照顾，长时间坐下后再站起需人搀扶。儿子工作忙，无法照顾李奶奶，为其申请了日间照护服务。某日，你作为护理员为李奶奶提供照护服务，李奶奶向你表达了希望你协助排尿的愿望。作为护理员，你该如何应对？

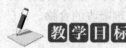

知识目标：

1. 掌握老年人排尿护理。

2. 对老年人正常排尿有正确的认识。

能力目标：

1. 能根据具体情况协助老年人正常排尿。

2. 能识别老年人排尿异常的类型并协助护理。

素质目标：

1. 具有严谨求实的工作态度和崇高的职业道德，操作规范、方法正确。

2. 具备维护老年人及家属的尊严和权利的职业理念。

思政目标：

培养学生关爱老年人的观念。

一、尿液的产生

肾脏是机体的主要排泄器官，体内的代谢产物和某些有害物质（如药物）等，大部分通过肾脏滤过，以尿的形式经肾盂、输尿管流入膀胱储存，然后经尿道排出体外。正常尿液澄清无泡沫，颜色呈淡黄色。正常尿量每日1500~2000mL，每次尿量250~300mL。当肾脏、输尿管或膀胱发生病变时，尿的质和量就会出现异常变化，出现多尿、少尿、血尿、蛋白尿等情况。

通过对老年人排尿的照护及尿液性状的观察，可了解老年人的泌尿功能，协助疾病的诊断，满足老年人的基本生理需要。

二、保证正常排尿的日常要求

1. 每日须保证充足的液体摄入

老年人每日摄入的水分应为 1500mL 左右，当老年人有额外水分丧失如发热、大量出汗、呕吐、腹泻及液体引流时，则应增加液体的摄入量。

2. 每日需保证一定的活动量

活动可以增加腹部和会阴部肌肉的张力，有助于正常排尿。

3. 如果老年人活动受限，则应做局部肌肉的锻炼

指导老年人有节律地做会阴部肌肉的收缩与放松活动，以增加会阴部肌肉的张力。协助排尿时需根据不同老年人的情况采取不同的方式，如卧床老年人需要协助床上便盆或尿壶排尿。

4. 提供隐蔽宽松舒适的排尿环境

隐蔽宽松舒适的排尿环境可以让老年人缓解紧张的情绪，促进其正常排尿。

5. 正常的排尿姿势有助于正常排尿

正常的排尿姿势应该是能利用重力的作用，当老年人卧床，无法采取蹲位、坐位或站位排尿时，应协助摇高床头 30°~50°，以促进老年人正常排尿。

三、照护老人正常排尿的注意事项

1. 环境方面

（1）卫生间最好设置坐便器并安装扶手，以保证老年人能坐位排尿。对老年人而言，保持蹲位时间过久容易造成血压改变，由蹲位变为站立位时容易发生危险，因此老人使用的卫生间最好安装坐便装置并安装扶手，保障老年人安全。

（2）老年人如厕时，要保证卫生间的地面干燥，防止老人滑倒；老年人如厕结束，应及时清理卫生间，做到整洁无异味。

（3）老年人排尿时，注意保护老年人隐私，必要时回避，为老年人营造隐蔽、宽松的排尿环境。

（4）卫生纸应放在老年人方便拿取的位置。

2. 与老年人沟通方面

照护老年人排尿时，应与老年人充分沟通，具体情况具体分析，注意老年人有哪些实际需要的帮助，对不同情况的老年人采取相对应的协助排尿方式。老年人能自己排尿时，尽量让其自己排尿，锻炼老年人的自理功能。

3. 观察

照护老年人排尿时，应注意观察老年人排尿规律、排尿时间、尿液性状有无异常，若有排尿异常情况出现，及时与老年人家属、医生和护理员联系，进行对症处理。

四、老年人常见排尿异常的类型

1. 尿潴留

尿潴留是指由排尿功能障碍导致的尿液停留在膀胱内而不能自动排出。老人表现为

下腹疼痛、胀满，不能排出尿。用手触摸尿潴留老年人下腹部，可感觉膨隆，有囊样包块，叩诊为浊音。造成老年人尿潴留的常见原因有前列腺肥大、尿道梗阻和心理因素等。

2. 尿失禁

尿失禁是由于膀胱括约肌损伤或神经功能障碍，而丧失了排尿控制能力，尿会不自主地经尿道流出。随着老年人年龄的增长，泌尿系统的功能逐渐减弱，膀胱括约肌的收缩力不断下降，大脑皮层对排尿的控制能力衰退，从而发生尿失禁。还有部分老年人是因为瘫痪、脑部疾患导致意识障碍而发生尿失禁，这种情况比较常见。

3. 尿量异常

少尿：每日尿量长期少于 400mL；无尿：24 小时尿量少于 100mL；多尿：每日尿量保持在 2500mL 以上；尿崩：24 小时尿量在 5000mL 以上。

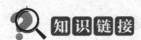

尿失禁

国际尿控协会将尿失禁定义为客观上可观察到有不自主的漏尿现象，而且造成社交上及卫生习惯上的困扰。尿失禁不是疾病，它是一个征象、一个症状和一个状况。包括以下几种类型：

1. 压力性尿失禁：指身体用力腹压增加时，不自主地漏尿或渗尿，如咳嗽、打喷嚏、搬重物等。严重一点翻身就会漏尿，比较轻微的是严重咳嗽才会漏尿。其严重程度的等级可归类为以下四级。

第一级（轻度）：严重咳嗽、打喷嚏、搬重物、提重物、跳跃等。

第二级（中度）：稍微咳嗽、大笑、跑步或快步走、爬楼梯、拖地等。

第三级（重度）：走路、做家事（如洗碗、扫地）、改变姿势（如由站到蹲或坐）。

第四级（极严重）：休息状态，如床上翻身等。

2. 急迫性尿失禁：因强烈尿意感而发生急性漏尿的现象，患者主诉尿频、尿急感、急性漏尿、夜尿等。常伴中风、多发性硬化症、老年性痴呆等疾病。行动不便、穿着的衣物不易穿脱、厕所太远、焦虑不安等，都会加重其症状。

3. 混合性尿失禁：同时有压力性尿失禁和急迫性尿失禁。

4. 充溢性尿失禁：膀胱装满了小便，达到其膀胱的最大容量而满出来的不自主渗漏尿。

5. 功能性尿失禁：因身体功能受损或认知上的问题而导致不自主渗漏尿，常伴随老年性痴呆、谵妄、忧郁、不活动等。照顾上，可于床边放置尿桶、穿着易穿脱的衣服，以减少漏尿的发生，也可以由照顾者定时提醒如厕。

单元小结

作为维持生命的必要条件，排尿是将机体新陈代谢的产物排出体外的生理过程。人体只有通过排尿才能维持体内环境的平衡。老年人由于自理能力下降、生理机能减弱以及一些老年疾病的原因，可能会发生排尿功能障碍的情况。因此，护理员就需要在工作中耐心细心，根据不同老年人的身体状况，帮助其完成排泄的过程，减轻他们在排泄时可能发生的不便或痛苦。

思政课堂

思维导图

课程二　排便护理

扫码查看课程资源

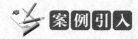

白爷爷，80岁，瘫痪多年，平时卧床，意识清醒，饮食规律，二便正常，但饮食起居均需他人协助。家人为其申请了日间照护服务。你作为护理员为白爷爷提供照护服务，白爷爷向你表达了需要排便的愿望。作为护理员，你该如何应对？

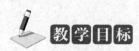

知识目标：

1. 掌握老年人排便护理。

2. 对老年人正常排便有正确的认识。

能力目标：

1. 能根据具体情况协助老年人正常排便。

2. 能识别老年人排便异常的类型并协助护理。

素质目标：

1. 具有严谨求实的工作态度和崇高的职业道德，操作规范、方法正确。

2. 具备维护老年人及家属的尊严和权利的职业理念。

思政目标：

培养学生关爱老人，耐心细致的观念。

一、粪便的产生

胃肠道有消化、吸收和排泄的功能，食物通过小肠后，消化和吸收过程基本完成，余下的食物残渣进入大肠，水分在大肠被吸收，形成粪便，经肛门排出体外。机体排便行为的产生要经过排便反射的生理过程，当粪便充满直肠时，会刺激直肠壁内的感受器，将冲动传入初级排便中枢，进而上传至大脑皮层而产生便意。在环境合适的情况下大脑皮层发出指令使排便中枢兴奋增强，产生排便反射，促使乙状结肠和直肠收缩，肛门括约肌舒张，与此同时，肌体需有意识地深吸气，增加胸腔压力，膈肌下降、腹肌收缩，腹内压力增大，迫使粪便通过肛门排出体外。

正常情况下，排便次数应为 1~2 次/日，粪便性状为成形软便，颜色为黄色或褐色。通过对老年人排便的照护及粪便性状的观察，可了解老年人的消化道功能，协助疾病的诊断，满足老年人的基本生理需要。

二、保证正常排便的日常要求

1. 规律的排便时间

符合生理要求的排便时间应该在早起或早餐后。经过一夜的消化吸收，食物变成粪便储存在乙状结肠，早上起床后轻微活动容易产生排便反射。此外，吃早餐后，可以促进胃肠蠕动，从而促进排便。因此，应帮助老年人养成早起或早餐后规律排便的习惯。

2. 安置合适的排便环境

与排尿照护时一样，要为老年人创造一个独立、隐蔽、宽松的排便环境。能够行走和乘轮椅的老人，应尽量搀扶老年人入卫生间排便，并在老年人排便时掩好卫生间的门，这样能减轻老年人在排便时的心理压力。对需要在床上排便的老年人，则应尽量用屏风遮挡，老年人便后要及时清理环境，为老年人盖好衣被、开窗通风，保证老年人居室环境清洁、空气清新、无异味。

3. 采取舒适的排便姿势

蹲位排便是最好的排便姿势，在下蹲时腹部肌肉受压使腹腔压力增加，可促进粪便排出。但老年人不宜采用蹲位的排便姿势，尤其是对于下肢关节活动不便，或患有高血压、心脏病的老年人，老年人下蹲时间过久易导致血压改变或加重心脏负担而发生意外。坐位排便是比较适合能自理老年人的排便方式。对于卧位的老年人，则需要使用便盆，情况允许可使老年人处于半卧位（30°~50°）排便。

三、照护老年人正常排便的注意事项

（1）卫生间最好设置坐便器并安装扶手，以保证老年人能坐位排便。对老年人而言，保持蹲位时间过久容易造成血压改变，由蹲位变为站立位时容易发生危险，因此老年人使用的卫生间最好安装坐便装置并安装扶手，保障老年人安全。

（2）老年人如厕时，要保证卫生间的地面干燥，防止老年人滑倒；老年人如厕结束，应及时清理卫生间，做到整洁无异味。

（3）便盆使用前要检查是否洁净和完好，使用后要及时倾倒并清洗消毒，以免污渍附着。

（4）观察。护理员应注意观察老年人的粪便性状有无异常，如发现异常要及时报告医生和护士。

四、老年人常见排便异常的类型

1. 便秘

便秘是指排便频率减少，7天内排便次数少于2次，排便困难，粪便干结。触诊腹部较硬，且腹部紧张，有时可触及包块，肛诊时可触及粪块。粪块长时间停留在肠道内可引起腹胀及下腹部疼痛，在直肠停留过久，可产生下坠感和排便不尽感。便秘时粪便过于坚硬，排便时可引起肛门疼痛，严重时会导致肛裂。

2. 腹泻

腹泻是指排便次数增多，粪便稀薄，水分增加，每日排便在3次以上，呈持续或反复出现。腹泻时还可能会伴随腹痛、肠痉挛、恶心、呕吐、肠鸣等症状，机体会有急于排便的需要和难以控制便意的感觉。

3. 便失禁

便失禁是指肛门括约肌失去控制，排便不受意识支配，粪便不自主排出的现象。

 单元小结

作为维持生命的必要条件，排便是将机体新陈代谢的产物排出体外的生理过程。老年人由于自理能力下降、生理机能减弱以及一些老年疾病的原因，可能会发生排便功能障碍的情况。同时排便照护涉及老年人隐私，因此，护理员就需要在工作中关心体贴老年人，根据不同老年人的身体状况，帮助其完成排泄的过程，做好老年人的护理，促进其身心健康。

思政课堂   思维导图

课程三 老年人泌尿系统的变化和常见疾病的护理

扫码查看课程资源

单元1 老年人泌尿系统解剖结构及生理功能改变

案例引入

杜爷爷，70岁，近期出现尿频、尿急、尿痛、尿不尽等症状，B超显示前列腺体积增大。

请思考：

1. 杜爷爷出现这些症状的原因是什么？

2. 前列腺随年龄增长会出现什么样的变化？

教学目标

知识目标：

1. 掌握老年人泌尿系统解剖结构及生理功能改变。

2. 熟悉泌尿系统的正常解剖结构。

3. 了解泌尿系统的正常生理功能。

能力目标：

能够识别老年人是否存在泌尿系统的解剖结构及生理功能改变。

素质目标：

1. 具有严谨求实的工作态度和崇高的职业道德，操作规范、方法正确。

2. 具备维护老年人及家属的尊严和权利的职业理念。

思政目标：

培养学生关爱老人，耐心细致的观念。

泌尿系统是由肾、输尿管、膀胱和尿道组成。其主要功能是排出机体新陈代谢过程中产生的废物和多余的水，保持机体内环境的平衡和稳定。肾生成尿液，输尿管输送尿液至膀胱，膀胱为储存尿液的器官，尿液经尿道排出体外。男性泌尿生殖系统全貌见图2-3-1。

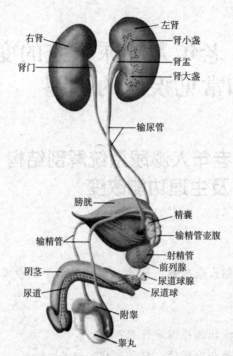

右肾 左肾
肾小盏
肾门 肾盂
肾大盏

输尿管

膀胱 精囊
输精管壶腹
输精管
射精管
前列腺
阴茎 尿道球腺
尿道 尿道球

附睾

睾丸

图 2-3-1　男性泌尿生殖系统全貌

老年人泌尿系统的退行性改变与排泄关系密切。泌尿系统的改变可引起一系列健康问题和疾病。加之老年人心理上往往不愿接受泌尿生殖系统的检查，容易延误早期发现和治疗的时间，严重影响其身心健康。

一、肾脏

（一）肾的形态

肾为实质性器官，呈暗红色，左、右各一，位于腹后壁，形似蚕豆。每侧肾可分为上、下两端，前、后两面和内、外两侧缘。内侧缘中部凹陷称肾门，是肾的血管、神经、淋巴管及肾盂等出入之处。出入肾门的结构被结缔组织包裹，称肾蒂。肾门向肾内凹陷形成的腔隙，称肾窦。肾窦内容纳肾小盏、肾大盏、肾盂、肾动脉的分支、肾静脉的属支、淋巴管、神经和脂肪组织等。肾与输尿管（前面）见图 2-3-2。

（二）肾的位置和毗邻

肾位于脊柱两侧，腹膜后方，为腹膜外位器官。左肾上端平第 11 胸椎体下缘，下端平第 2 腰椎体下缘。右肾因受肝的影响比左肾低半个椎体，故右肾上端平第 12 胸椎体上缘，下端平第 3 腰椎体上缘。第 12 肋分别斜过左肾后面的中部和右肾后面的上部。肾门约在第 1 腰椎体平面，在腰背部肾门的体表投影在竖脊肌外侧缘与第 12 肋围成的夹角内，此处称肾区（肋脊角）。肾出现某些疾患时，触压或叩击肾区可引起疼痛。

肾的毗邻：肾的上方隔疏松结缔组织与肾上腺相邻。左肾前上部与胃底后面毗邻，中部与胰尾和脾血管接触，下部邻接空肠和结肠左曲。右肾前上部与肝毗邻，下部与结肠右曲相接触，内侧缘与十二指肠降部相邻。两肾后面的上 1/3 与膈相邻，下部自内侧向外侧分别与腰大肌、腰方肌及腹横肌相邻（见图 2-3-3）。

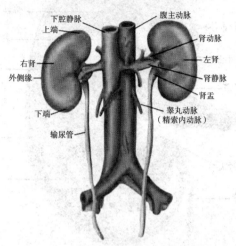

图 2-3-2 肾与输尿管（前面）

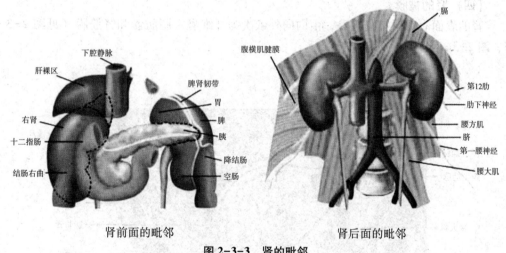

肾前面的毗邻   肾后面的毗邻

图 2-3-3 肾的毗邻

（三）肾的剖面构造

在冠状面上，肾实质可分为浅层的肾皮质和深部的肾髓质。肾皮质厚约 1~1.5cm，血管丰富，呈红褐色，并可见许多红色点状细小颗粒，由肾小体和肾小管组成。部分肾皮质深入肾髓质内，称肾柱。肾髓质色泽较浅，约占肾实质厚度的 2/3，由 15~20 个呈圆锥形的肾锥体构成。肾锥体的底朝向皮质，尖端朝向肾窦，称肾乳头。肾乳头尖端有许多小孔，称乳头孔。肾乳头周围有呈漏斗状的肾小盏包绕。2~3 个肾小盏汇合成 1 个肾大盏，每侧肾有 2~3 个肾大盏，肾大盏最后汇合成漏斗形的肾盂。肾盂出肾门移行为输尿管（见图 2-3-4）。

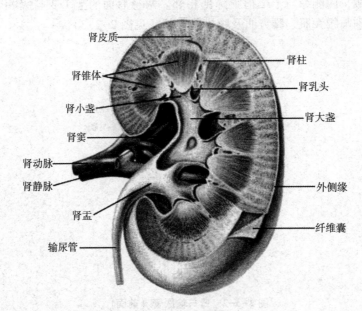

图 2-3-4　肾的剖面结构

（四）肾的被膜

肾的表面有 3 层被膜包裹，由内向外依次为纤维囊、脂肪囊和肾筋膜（见图 2-3-5、图 2-3-6）。

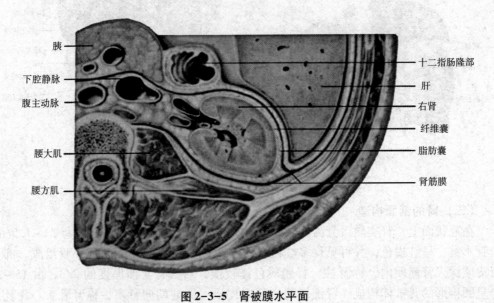

图 2-3-5　肾被膜水平面

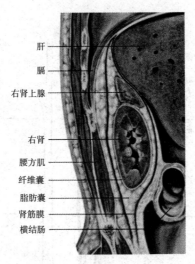

肝

膈

右肾上腺

右肾

腰方肌

纤维囊

脂肪囊

肾筋膜

横结肠

图 2-3-6　肾被膜矢状面

1. **纤维囊**

包裹在肾实质表面，为一层薄而坚韧的致密结缔组织膜。

2. **脂肪囊**

位于纤维囊外面，较厚，为包裹肾的脂肪层。临床上做肾囊封闭，即将药物注入此囊内。

3. **肾筋膜**

分为前、后两层。在肾上腺上方和肾外侧缘，两层互相融合；在肾的下方，两层分开形成间隙，输尿管通过其中。肾的正常位置的维持，除肾的被膜外，肾血管、邻近的器官、腹内压及腹膜等对肾也有固定作用。肾的固定结构不健全时，可引起肾下垂或游走肾。

（五）肾的微细结构

肾实质主要由大量的泌尿小管组成。泌尿小管包括肾单位和集合管两部分（见图 2-3-7）。

1. **肾单位**

是肾结构和功能的基本单位。每侧肾有 100 万个以上的肾单位，每个肾单位都有单独生成尿液的功能，它与集合管共同完成尿的生成过程。

肾不能再生新的肾单位。在肾脏损伤、疾病或正常衰老情况下，肾单位的数量将逐渐减少。40 岁后，功能性肾单位的数量每 10 年大约减少 10%。但在正常情况下剩余的肾单位足以完成正常的泌尿功能。每个肾单位由肾小体和肾小管组成。肾小体位于皮质浅部的称浅表肾单位，体积小，约占总数的 85%，在尿液的形成中起重要作用。肾小体位于皮质深部的称髓旁肾单位，体积大，约占总数的 15%，在尿液的浓缩中起重要作用。

（1）肾小体：由肾小球和肾小囊组成。肾小球为一团盘曲的毛细血管襻，由入球微动脉进入肾小体反复分支而形成，最后汇集成出球微动脉离开肾小体。肾小球外侧被肾小囊所包裹，肾小囊的脏层和壁层之间的间隙称为肾小囊腔。从肾小球滤过的液

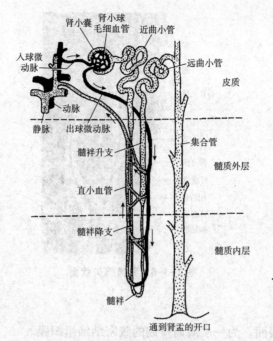

图 2-3-7 肾单位及集合管

体进入肾小囊中。

（2）肾小管：肾小囊延续即为肾小管，肾小管为弯曲的上皮性管道。分近端小管、细段和远端小管3部分。

①近端小管：与肾小囊外层相续，其起始部分在肾小体附近纡曲蟠行，称曲部，继而变直走向髓质，称直部。近端小管由单层立方细胞组成。上皮细胞游离面有密集排列的微绒毛构成的刷状缘，扩大了细胞的表面积，有利于近端小管对水和其他物质的重吸收。

②细段：主要位于肾锥体内，由单层扁平上皮细胞组成，管壁薄，有利于水和电解质的透过。

③远端小管：与细段相续，也分直部和曲部。直部与细段相续。直部由髓质行向皮质，盘曲在肾小体附近称曲部。远端小管仍由单层立方上皮组成，细胞游离面的微绒毛稀少，不形成刷状缘。其功能活动受醛固酮和加压素的调节，吸收钠而排出钾，促进细胞对水的重吸收，使尿液浓缩，尿量减少。

2. 集合管

集合管不属于肾单位。每条集合管都与多条远曲小管相连，收集其转运过来的尿液，最后经过肾乳头顶部进入肾盏、肾盂和输尿管后进入膀胱。每个肾脏大约有250个很大的集合管，每个大的集合管收集大约4000个肾单位的尿液。集合管在尿液浓缩过程中起重要作用。

3. 球旁复合体

又称近球小体，包括球旁细胞和致密斑等结构。

（1）球旁细胞：入球微动脉在接近肾小体处，其管壁的平滑肌细胞变为上皮样细胞，呈立方形，称球旁细胞，该细胞能分泌肾素。肾素在体内经过一系列复杂的生化反应后，能引起血压升高。

（2）致密斑：是远端小管起始部接近肾小体血管极一侧的上皮细胞分化而成的椭圆形结构。上皮细胞呈高柱状，排列紧密。致密斑是钠离子感受器，能感受远端小管尿液中钠离子浓度的变化。当钠离子浓度降低时，把信息传递给球旁细胞，促使后者分泌肾素，间接增强了远端小管与集合管吸收钠和排出钾的作用。

老年期肾脏实质逐渐萎缩，皮质变薄，重量减轻，从成年期到80岁时约减少1/4，肾小球数量减少，并可出现生理性肾小球硬化。肾动脉粥样硬化，肾血流量减少。故肾脏功能在老年期迅速下降，肾小球滤过功能、肾小管的重吸收与排泄功能、尿液的浓缩稀释与酸化功能以及肾脏内分泌功能均减退，产生一系列健康问题如夜尿增多、代谢性酸中毒、水钠潴留、药物蓄积中毒甚至肾衰竭。

二、输尿管

（一）输尿管的位置、行程和分段

输尿管是输送尿液的肌性管道，位于腹膜后方，细长而弯曲。输尿管全长20～30cm，管径5～7mm。起于肾盂，沿腰大肌前面下行，在经小骨盆的入口处跨越髂血管入盆腔。先沿骨盆侧壁向后下，再转向前内至膀胱底，斜穿膀胱壁，开口于膀胱底内面的输尿管口。按其行程，输尿管全长可分为腹部、盆部和壁内部。腹部为小骨盆入口以上的部分；盆部为小骨盆入口至斜穿膀胱壁前的部分；壁内部为斜穿膀胱壁的部分。当膀胱充盈时，输尿管的壁内部被压扁而闭合，以阻止膀胱内的尿液向输尿管逆流。

（二）输尿管的狭窄

输尿管全长有3处生理性狭窄：第1处狭窄，在与肾盂移行处，管径约2mm；第2处狭窄，在小骨盆入口处，与髂血管交叉，管径约3mm；第3处狭窄，在壁内部，为输尿管最狭窄处。肾结石下行时，常在输尿管的这些狭窄部位滞留、嵌顿，引起输尿管绞痛，甚至肾积水。

随着年龄的增长，输尿管肌层变薄，支配肌肉活动的神经细胞减少，输尿管张力减弱，尿液进入膀胱流速减慢，易产生反流而引起逆行感染。

三、膀胱

膀胱是储存尿液的肌性囊状器官，伸缩性大，其形状、大小、位置和壁的厚度可随年龄、性别和尿液的充盈程度而发生改变。正常成年人的膀胱容积一般情况下为300～500mL，最大容积可达800mL。老年人因膀胱肌张力下降，故容量增大。

（一）膀胱的位置、行程和分段

成年人膀胱空虚时呈锥体形，可分为尖、体、底、颈4部分，各部之间无明显界限。膀胱尖朝向前上方；膀胱底朝向后下方；膀胱尖与膀胱输尿管底之间的部分称膀胱体。膀胱最下部称膀胱颈，其下端的开口即尿道内口，通尿道。膀胱充盈时，其形态呈卵圆形。膀胱侧面观见图2-3-8。

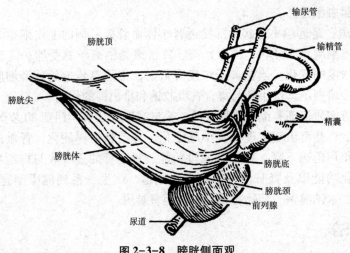

图 2-3-8　膀胱侧面观

（二）膀胱的位置与毗邻

成年人膀胱位于小骨盆腔内，居耻骨联合后方。空虚时，膀胱尖一般不超过耻骨联合上缘，充盈时超过此上缘。随着膀胱的充盈，腹前壁下部的腹膜可随膀胱的上升而被推移向上，腹前壁与膀胱前壁直接相贴。此时经耻骨联合上缘行膀胱穿刺或膀胱手术，可不经腹膜腔而直达膀胱内，可避免腹膜的损伤和感染。膀胱的毗邻男女不同。男性的膀胱底与精囊、输精管壶腹和直肠相邻，在女性则与子宫和阴道相邻。膀胱颈在男性与前列腺相邻，在女性则与尿生殖膈相接。

（三）膀胱壁的构造

膀胱壁由黏膜、肌层和外膜构成。肌层为平滑肌，统称逼尿肌，排列为内纵行、中环行和外纵行 3 层。环行肌在尿道内口周围增厚，形成膀胱括约肌。其黏膜在膀胱空虚时，形成许多皱襞。在膀胱充盈时，皱襞减少或消失。在膀胱底的内面，位于 2 个输尿管口和尿道内口之间有一三角形区域，无论是在膀胱充盈还是膀胱空虚时，黏膜始终平滑无皱襞，称膀胱三角。膀胱三角是膀胱结核和肿瘤的好发部位，也是膀胱镜检查时的定位标志。左、右输尿管口之间的黏膜形成一横行皱襞，称输尿管间襞。膀胱镜检查时，可见此皱襞颜色较为苍白，可作为寻找输尿管口的标志。

随着年龄的增长，膀胱肌肉萎缩，肌层变薄，纤维组织增生。膀胱括约肌收缩无力，使膀胱不能充满，也不能排空，容易出现尿外溢、尿频、夜尿增多、残余尿等；纤维组织增生，可造成膀胱流出道梗阻，造影可见小梁和憩室形成；老年女性可因盆底肌松弛，膀胱出口处漏斗样膨出，易发生压力性尿失禁。此外，老年人饮水较少，尿液中的代谢产物易在膀胱内积聚形成结石，并易造成泌尿道感染甚至诱发膀胱癌。

四、尿道

尿道为排尿的管道，男性尿道还兼有排精的功能。女性尿道起于膀胱的尿道内口，穿过尿生殖膈，终于阴道前庭的尿道外口。女性尿道较男性尿道短、宽、直，仅有排尿功能，全长 3~5cm。在穿过尿生殖膈时，尿道和阴道周围有尿道阴道括约肌环绕，此肌受意识控制，对尿道有明显的括约作用。由于女性尿道短、宽、直，且开口于阴道前庭，距阴道口和肛门较近，故逆行性尿道感染以女性较多见。

老年人随着年龄的增长，尿道肌肉萎缩、纤维化，括约肌松弛，尿道黏膜出现皱褶或致尿道狭窄等，使尿液流出速度减慢、排尿无力或排尿困难。老年女性因尿道腺体分泌黏液减少，抗菌能力减弱，泌尿系统感染的发生率增高；老年男性因前列腺增生、体积变大，压迫尿道，可引起尿路梗阻。

五、尿的生成和排出

尿的生成与排出是由泌尿系统完成的。泌尿系统由肾脏、输尿管、膀胱、尿道等组成。肾脏是机体最重要的排泄器官，其除具有排泄功能外，还具有维持酸碱平衡和调节水盐代谢，保持内环境的相对稳定以及内分泌的功能。机体将新陈代谢过程中产生的代谢终产物以及过剩的或不需要的物质，经血液循环由排泄器官排出体外的过程，称为排泄。

（一）尿的生成过程

尿生成的过程包括 3 个基本步骤：①肾小球的滤过作用。②肾小管和集合管的重吸收作用。③肾小管和集合管的分泌与排泄作用。

1. 肾小球的滤过作用

肾小球的滤过作用是尿生成的第一步。由于肾小球毛细血管网的压力高，有利于肾小球的滤过，当血液流经肾小球毛细血管网时，血浆中的水与小分子物质通过滤膜进入肾小囊内形成滤液（原尿）。滤液中除蛋白质外，其他成分及各种成分的浓度，渗透压与酸碱度都与血浆非常接近。由于血细胞和大分子血浆蛋白不能通过滤过膜，故原尿是血浆的超滤液。

（1）影响肾小球滤过的因素。

肾小球的滤过作用取决于两个方面的因素，即滤过膜和有效滤过压。

①滤过的结构基础——滤过膜。

滤过膜由毛细血管内皮细胞、基膜与肾小囊上皮细胞 3 层结构组成。血浆经肾小球滤过膜时，依次由内向外通过这 3 层结构才能滤入肾小囊内。3 层结构均有小孔，正常情况下，相对分子质量在 70000 以下的物质可以通过（相对分子质量小于 15000 的小分子物质自由经过，15000~70000 的物质可部分经过）。滤过膜形成肾小球滤过的机械屏障。

近年来有研究发现，滤过膜的通透性还与滤过膜所带电荷性质有关，滤过膜上有一层带负电荷的涎液蛋白，它对血浆中刚能通过滤过孔道带负电荷的大分子物质，如血浆蛋白起选择性阻挡作用，形成肾小球滤过的电学屏障。

②滤过的动力——有效滤过压。

促使肾小球滤过的动力是有效滤过压。因滤液中的蛋白质含量极微，滤液中的胶体渗透压可忽略不计。

肾小球有效滤过压＝肾小球毛细血管压-（血浆胶体渗透压+肾小囊内压）。

（2）肾小球滤过率。

单位时间内两肾生成的滤液量，称为肾小球滤过率。正常成人为 125mL/min 左右。肾小球滤过率与肾血浆流量的比值称滤过分数。若以肾血浆流量 660mL/min 计算，则滤过分数为 125/660×100%≈19%。这就说明流经肾小球毛细血管网的血浆有近 1/5 经滤过膜滤入肾小囊内形成原尿。肾小球滤过率与滤过分数均是衡量肾功能的指标。

成人每 24h 原尿的生成量可达 180L，但每日排出的尿量仅为 1.5~2.5L，由此可见原尿流经肾小管和集合管时，有 99% 的水与原尿中某些成分被重吸收回血液，从成分比较，终尿与原尿有很大的区别，如原尿含葡萄糖，而终尿则无，说明原尿必须通过肾小管与集合管的作用，才能生成终尿。

2. 肾小管和集合管的重吸收作用

近曲小管的重吸收量最大，原尿中绝大部分的葡萄糖、氨基酸、蛋白质、维生素、钾、钠、钙、水、无机磷等都在近曲小管被重吸收，而代谢废物（如肌酐等）、毒物及药物不被重吸收，随尿液排出体外。

3. 肾小管和集合管的分泌和排泄作用

肾小管和集合管可将血液内或被重吸收的某些物质（如 K^+、H^+、NH_3 等）排到尿中，借此调节人体电解质代谢和酸碱平衡。

（二）尿液及其排放

1. 尿量及其理化特征

（1）尿量。

人每昼夜排出的尿量 1.5~2.5L，尿的多少受每日摄入水量和通过其他途径排出水量多少的影响。若每昼夜尿量持续保持在 2.5L 以上，称为多尿；每昼夜尿量少于 400mL，称为少尿；每昼夜尿量少于 100mL，称为无尿。每昼夜尿量少于 400mL 则不能将体内排泄物与毒性物质排出体外，破坏内环境稳态，影响机体正常生命活动；无尿则可引起尿毒症等。

（2）尿液的理化特性。

①颜色：尿液的颜色呈淡黄色，透明，其颜色主要来自胆红素的代谢产物，并受一些食物与药物的影响，病理情况下可出现血尿等。

②比重：尿的比重通常是 1.015~1.025，如出现尿量增多而比重不降低，或尿比重不增高而尿量减少，均属异常。检查尿的比重和渗透压可反映肾浓缩与稀释尿的功能。

③pH：尿液一般为酸性，pH 一般为 5.0~7.0，并受食物成分的影响，喜食荤者，其 pH 下降，尿液呈酸性。素食者，尿液中酸性产物较少，碱基排出较多，尿液呈碱性。

④尿中水占 95%~97%，其余是溶解于尿中的固体物质。固体物质以尿素与电解质为主。此外，尿液中还含有微量的糖、蛋白质、胆色素、酮体等。但常规临床检查方法不能测出，故一般认为正常尿不含上述物质。

2. 膀胱与尿道的神经支配

膀胱受盆神经与腹下神经支配，尿道还受阴部神经支配。

（1）盆神经：由骶髓 2~4 节侧角发出的传出神经纤维，属副交感神经。兴奋时膀胱逼尿肌收缩，尿道内括约肌舒张，促进排尿。

（2）腹下神经：由胸髓11~腰髓2节侧角发出的传出神经纤维，属交感神经。兴奋时膀胱逼尿肌舒张，尿道内括约肌收缩，抑制排尿，但在排尿活动中此神经的作用较弱。

（3）阴部神经：由骶髓2~4节前角发出的传出纤维，属躯体运动神经。兴奋时尿道外括约肌收缩。

3. 排尿反射

肾连续不断地生成尿液，终尿生成后进入肾盂，在压力差与肾盂收缩的作用下进入输尿管，经输尿管周期性蠕动被送入膀胱，暂时储存于膀胱内，当膀胱内尿量达到一定容量时，才会引起排尿反射。

膀胱具有暂时储存尿液与排尿功能。膀胱内尿量达0.4~0.5L时，膀胱内压迅速上升，可达1.47kPa（15mmHg），膀胱壁牵张感受器受刺激发生兴奋，冲动沿盆神经传至骶髓排尿的初级中枢，同时上传至大脑皮质排尿反射的高级中枢，并产生尿意。如环境条件不允许排尿，初级中枢的活动便受到大脑皮质高级中枢的抑制。待环境条件允许时，抑制解除，排尿中枢发出的冲动沿盆神经传出，导致膀胱逼尿肌收缩，尿道内括约肌舒张，尿液进入后尿道，刺激后尿道感受器，冲动经盆神经传入排尿初级中枢，一方面进一步加强膀胱逼尿肌收缩，另一方面反射性地抑制阴部神经的活动，使尿道外括约肌舒张，尿液便排出体外。

在病理情况下可出现排尿异常。膀胱有炎症或受到机械性刺激（如膀胱结石）时，膀胱壁牵张感受器在炎症或机械性刺激的作用下频繁出现尿意，排尿次数将过多，称为尿频；骶部脊髓损伤可使排尿初级中枢活动发生障碍，或排尿反射的反射弧其他部分受损时，膀胱内充满尿液却不能排出，称为尿潴留；当脊髓横断等损伤时，使排尿反射的初级中枢与大脑皮质之间失去联系时，虽排尿反射存在，但失去意识控制，出现尿失禁。

单元小结

泌尿系统由肾、输尿管、膀胱和尿道组成。其主要功能是排出机体新陈代谢过程中产生的废物和多余的水，保持机体内环境的平衡和稳定。老年人随着年龄的增长，泌尿系统解剖结构会出现老化，生理功能也会随着下降。因此，当老年人出现泌尿系统疾病时，应正确识别是疾病导致的还是正常老化引起的。

单元2 老年人泌尿系统疾病常用的评估方法

案例引入

王爷爷，67岁，近一周出现腰部疼痛、血尿、蛋白尿，现护理员对其进行肾脏评估。

请思考：
如何进行肾脏的触诊和叩诊？

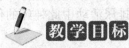

知识目标：
1. 掌握泌尿系统脏器评估的内容、方法、步骤。
2. 熟悉泌尿系统脏器评估的注意事项及临床意义。

能力目标：
能规范、标准地为老年人进行泌尿系统脏器评估。

素质目标：
1. 具有严谨求实的工作态度和崇高的职业道德，操作规范、方法正确。
2. 能系统、全面地看待老年人的腹部问题。

思政目标：
培养学生敬畏生命、尊重生命的观念。

在对老年人泌尿系统疾病进行诊断、治疗和护理前需对其实施全面、系统的评估，老年人泌尿系统疾病常用的评估方法包括问诊、体格检查以及直肠指诊、尿道压力测试等其他检查方法。

一、问诊

（1）询问老年人疾病的起始时间，偶发还是经常，如尿失禁时流出的尿量及失禁时有无尿意，是否有尿急、尿频、夜尿、突然出现的排尿急迫感、排尿困难、尿滴沥等情况。

（2）了解可能引起老年人疾病的因素，如居住环境、活动和体力、液体摄入、服药史、疾病等。

（3）询问是否有夜间加重或白天加重的诱因，如咳嗽、打喷嚏等。

二、体格检查

（一）视诊
见模块一 课程四 单元2 老年人消化系统疾病常用的评估方法。

（二）听诊
见模块一 课程四 单元2 老年人消化系统疾病常用的评估方法。

（三）叩诊

1. 肋脊角叩击痛

受检者取坐位或侧卧位，检查者左手掌平置于受检者肋脊角处（肾区），右手握拳以由轻到中等力量叩击左手背。正常人肋脊角处无叩击痛。肾炎、肾盂肾炎、肾结石及肾周围脓肿者可出现肋脊角叩击痛。

2. 膀胱叩诊

在耻骨联合上方叩诊膀胱区，以判断膀胱充盈的程度。当膀胱空虚时，小肠位于耻骨上方遮盖膀胱，此时叩诊音为鼓音，叩不出膀胱的轮廓。当膀胱充盈时，耻骨上方叩诊呈圆形浊音区。妊娠的子宫、卵巢囊肿或子宫肌瘤等也可以使该区出现浊音。若排尿或导尿后，该浊音区转为鼓音，提示为膀胱充盈所致，借此可与之相鉴别。

（四）触诊

1. 肾脏触诊

触诊肾脏一般采用双手触诊法，亦可采用单手触诊法。如卧位未触及肾脏，可采用立体触诊。

双手触诊法：如触诊右肾时，患者仰卧，两腿稍屈起，检查者位于患者右侧，右手掌放在患者右季肋部肋弓的下方，左手掌顶住右后腰部。随着呼吸运动将右手逐渐压向腹腔深部，同时用左手将后腹壁顶向前方，当两手相互配合触诊时即可触及肾脏。如未触及，让患者深吸气，使肾脏下降，如果肾脏大部分能被触知，则可以将其在两手间夹住。

正常情况下很少能触及肾脏，有时可触及右肾下极。无力体型者、肾下垂、游走肾或肾脏代偿性增大时，肾脏较易触及。深吸气时能触及1/2以上的肾脏称为肾下垂，如肾下垂明显并能在腹腔各个方向移动时称为游走肾。

肾脏肿大见于：①肾盂积水、肾盂脓肿。肿大肾脏的质地柔软而富有弹性，且有波动感。②多囊肾。一侧或两侧肾脏不规则增大，超出耻骨联合上缘时才能触及。

2. 膀胱触诊

受检者仰卧，双下肢屈曲，检查者采用单手滑动触诊法，以右手自脐开始向耻骨联合方向触摸。正常膀胱空虚时隐于盆腔内，不易触及。当膀胱因过多尿液积聚，充盈胀大，超出耻骨联合上缘时，方可在下腹部触及。触诊特点为增大的膀胱呈扁圆形或圆形，触之囊性感，不能用手推动，按压时受检者感到憋胀，有尿意。极度充盈时，触之质硬，但光滑。膀胱增大最常见的原因为尿道梗阻、脊髓病所致的尿潴留。若膀胱增大为积尿所致，其形状呈扁圆形或圆形、囊性、较固定。按压时有尿意，排尿后或导尿后缩小或消失，借此可与妊娠期子宫、卵巢囊肿及直肠肿块相鉴别。

三、其他检查

1. 直肠指诊

了解肛门括约肌张力、球海绵体肌反射、前列腺的大小和质地、有无粪便嵌顿。

2. 尿道压力测试

压力性尿失禁的诊断。当老年人膀胱内充满尿液时，于站立位时咳嗽或举起重物，观察是否有漏尿现象。

3. 尿垫试验

在老年人内裤里放置一块已称重的卫生垫后让其运动，运动后再称卫生垫重量，以了解漏尿的程度。

4. 其他检查

尿常规、尿细菌培养，了解有无泌尿系感染；肝肾功能检查，提示有多尿现象时应进行血糖、血钙和清蛋白等检查。

四、评估时的注意事项

1. 注意观察

对老年人泌尿系统进行评估，需要在见到老年人及其家属时就对待评估老年人进行观察。观察要点包括老年人活动情况、意识状态、双手精细活动能力等，比如注意查看老年人行动时的方式，行走是独立步行，还是他人搀扶，或是需借助轮椅、拐杖等辅助器具；行动时步态稳健，还是步态蹒跚，这涉及护理员选择什么样的方式协助老年人排尿。对于意识状态不正常，比如患有老年痴呆症的老年人，排尿时护理员应密切看护以免老年人出现异常行为。手指的灵巧程度关系到老年人是否能够顺利解开和整理衣裤，当老年人在手指的精细活动方面有困难时，护理员应在这方面予以协助。

2. 多方面了解老年人的健康史和生活习惯

获取老年人相关资料，除了从老年人本人处了解信息外，我们还能够询问其家属或其他照护者；除了用眼观察、用嘴询问的方式以外，我们还可以用鼻子闻、查阅文本材料的方式。

当对老年人进行评估时，多数情况下家属也会在场。因此，在收集老年人健康相关资料时，除了询问老年人本人外，还可以向其家属了解情况。少数家属未细致护理尿失禁老年人，因此有的老年人身上可能会有异味，通过这个信息，我们初步判断老年人的排尿情况是否正常。另外，查看老年人健康档案或既往护理病历也可以快速掌握大量有用的信息。具体到如厕排尿能力评估的项目上，护理员应注意了解老年人泌尿系统是否有过疾病（既往史），老年人排尿习惯或规律、排尿次数和每次排尿所用时间、尿液性状、颜色、饮水习惯等，这些资料有助于护理员对老年人的排尿情况有一个综合的了解，快速找出老年人在排尿方面可能存在的问题，以为之后提供更合理、周到的照护。

单元小结

老年人随着泌尿系统的退行性改变，可引起一系列健康问题和疾病。加之老年人心理上不愿接受泌尿生殖系统的检查，常常贻误病情，严重影响其身心健康。因此，老年人照护者就需要在工作中观察细致、耐心细心，根据不同老年人的身体状况，准确评估老年人泌尿系统问题，真正做到细照护、巧评估。

单元3　泌尿系统常见症状体征

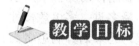案例引入

李爷爷，65岁，右侧腰痛伴血尿3个月。3个月前，右侧腰部胀痛，持续性活动后出现血尿并伴轻度尿急、尿频、尿痛。去医院就诊，反复化验尿中有较多红细胞、白细胞，给予抗炎治疗。

请思考：

1. 李爷爷存在哪些泌尿系统的症状体征？
2. 存在这些症状体征的原因是什么？

教学目标

知识目标：

1. 熟悉泌尿系统常见症状、体征的概念及常见病因。
2. 掌握泌尿系统常见症状、体征的临床表现。

能力目标：

能够识别老年人是否存在泌尿系统常见的症状体征。

素质目标：

具有"健康第一，生命至上"的意识。

思政目标：

树立"大卫生，大健康"理念。

泌尿系统常见症状及体征有肾性水肿、肾性高血压、尿异常、尿路刺激征及肾区疼痛。

一、肾性水肿

肾性水肿是由肾脏疾病引起的机体皮下或组织间隙有过多的液体积聚而导致的组织肿胀，是肾脏疾病最常见的症状。

（一）病因

肾性水肿按发生机制可以分为肾炎性水肿和肾病性水肿。

1. 肾炎性水肿

是由于肾小球滤过率下降，肾小管重吸收功能正常，引起"球-管失衡"，导致水、钠潴留而产生水肿，肾炎性水肿组织间隙蛋白含量高，水肿多从眼睑、颜面部开始，指压凹陷不明显。由于水、钠潴留，血容量扩张，血压常可升高，而高血压、毛细血管通透性增加等因素又导致水肿持续和加重。

2. 肾病性水肿

是因为长期大量蛋白尿导致低蛋白血症，血浆胶体渗透压降低，液体从血管内进

入组织间隙而引起的水肿，常见于肾病综合征。此外继发性有效血容量不足可激活肾素-血管紧张素-醛固酮系统（RAAS），使抗利尿激素分泌增加，从而进一步加重钠、水潴留，加重水肿。肾病性水肿一般较严重，多从下肢部位开始，常为全身性、体位性和凹陷性，可无高血压的表现。

（二）临床特点

见于各型肾炎。主要是由多种因素引起肾排泄水钠减少，导致水、钠潴留，细胞外液增多，毛细血管静水压增高所致。肾性水肿的特点是疾病早期晨间起床时有眼睑与颜面水肿，以后发展为全身水肿。肾病综合征患者水肿显著，常伴胸水和腹水，指压有明显凹陷，伴小便异常。

二、肾性高血压

肾性高血压是由于肾脏疾病引起的高血压，是最常见的继发性高血压。按病因分为肾血管性、肾实质性两类。①肾血管性：较少见，常由单侧或双侧肾动脉狭窄所引起，高血压程度较重，容易发展为急进性高血压。②肾实质性：最多见，多由急慢性肾小球肾炎、慢性肾盂肾炎、慢性肾衰竭等肾实质性疾病所引起，终末期肾病患者高血压的发生率超过10%。

肾性高血压按发生机制可分为容量依赖型和肾素依赖型。①容量依赖型高血压：高血压的发生与水、钠潴留引起的血容量扩张有关，多见于急、慢性肾炎和大多数肾功能不全患者，通过限制水、钠摄入或增加水、钠排泄可降低血压。②肾素依赖型高血压：是肾素-血管紧张素-醛固酮系统被激活，体内使血管收缩的血管活性物质增多，而扩张血管物质活性降低引起的，一般降压效果差，限制水、钠或使用利尿剂后，反而会加重病情，可以应用血管紧张素转换酶抑制剂、血管紧张素Ⅱ受体拮抗剂与钙通道阻滞剂降压。多见于肾血管性疾病及慢性肾衰竭终末期患者。肾实质性高血压中80%以上为容量依赖型，10%左右为肾素依赖型，部分患者两种类型同时存在。

三、尿异常

尿异常是指尿量异常和/或尿液成分异常。尿量异常包括多尿、少尿和无尿。尿液成分异常包括蛋白尿、血尿、白细胞尿、脓尿、菌尿和管型尿等。

1. 尿量异常

正常成人每天尿量为1500~2500mL，尿量的多少主要取决于肾小球滤过率和肾小管重吸收量。尿量异常包括多尿、少尿、无尿、夜尿增多。

（1）多尿：每天的尿量超过2500mL。多尿分为肾性和非肾性多尿，前者见于各种原因引起的肾小管功能不全，后者多见于糖尿病、尿崩症和溶质性利尿等。

（2）少尿：每天尿量少于400mL，如果每天尿量少于100mL称为无尿。少尿可分为肾前性、肾性和肾后性，肾前性少尿见于血容量不足或肾血管狭窄、痉挛等如休克、肾动脉狭窄等；肾性少尿见于各种肾实质性损害如各种肾小球肾炎、急/慢性肾衰竭；肾后性少尿常见于尿路梗阻如输尿管结石、前列腺增生等疾病。

（3）夜尿增多：夜间尿量超过白天尿量或夜间尿量超过750mL。持续夜尿增多，并且尿比重下降且固定，提示肾小管浓缩功能减退。

2. 尿质异常

（1）蛋白尿：成人24小时尿中蛋白质定量超过150mg/d或蛋白质定性试验阳性称为蛋白尿。持续超过3.5g/d称为大量蛋白尿。蛋白尿见于肾小球病变、肾小管病变、肾外疾病及功能性因素等，其中以肾小球疾病引起者最多见。微量白蛋白尿指尿中微量白蛋白排泄率为20～200μg/min，在糖尿病肾病的早期诊断中有重要意义。

（2）血尿：新鲜尿沉渣每高倍视野红细胞>3个或1小时尿红细胞计数超过10万，称为镜下血尿；尿外观呈血样或洗肉水样称为肉眼血尿。血尿可由泌尿系统疾病如肾小球肾炎、肾盂肾炎、泌尿系结石、结核、肿瘤等引起，也可由全身系统疾病如血液病、感染性疾病等引起。此外剧烈运动也可发生功能性血尿。

（3）白细胞尿、脓尿和菌尿：新鲜离心尿液每高倍视野白细胞>5个，或1小时新鲜尿液白细胞计数超过40万个，称为白细胞尿或脓尿。尿中白细胞明显增多见于泌尿系统感染，肾小球肾炎也可出现轻度白细胞尿。中段尿涂片镜检，每个高倍镜视野均可见细菌，或尿培养细菌菌落计数超过$10^5/mL$称为菌尿，仅见于泌尿系统感染。

（4）管型尿：尿中管型是由蛋白质、细胞或其碎片在肾小管内凝聚而成，包括细胞管型、颗粒管型、透明管型等。正常人尿液中偶见透明及颗粒管型。白细胞管型见于活动性肾盂肾炎，上皮细胞管型见于急性肾小管坏死，红细胞管型见于急性肾小球肾炎，蜡样管型见于慢性肾衰竭。

四、尿路刺激征

尿路刺激征是膀胱颈与膀胱三角区受到炎症或机械刺激引起的尿频、尿急、尿痛，常伴有排尿不尽感及下腹坠痛。

（一）病因

1. 炎症

急性膀胱炎、尿道炎，特别是膀胱三角区和后尿道炎症。

2. 结石和异物

膀胱和尿道结石或异物刺激黏膜。

3. 肿瘤

膀胱癌和前列腺癌。

4. 神经源性

精神因素和神经源性膀胱。

（二）临床特点

膀胱刺激征常同时出现，但是程度不同。尿频时表现为患者单位时间内排尿次数增多，尿量可多可少。同时患者伴有排尿时感觉耻骨上区，会阴部和尿道内疼痛或烧灼感。尿急则是患者一有尿意即迫不及待需要排尿，难以控制。

五、肾区疼痛

肾区疼痛是由肾盂、输尿管内张力增高或包膜受牵拉所致，表现为肾区胀痛或隐痛、压痛和叩击痛。多见于肾脏或附近组织炎症、肾肿瘤等。

输尿管内结石、血块移行等常引起肾绞痛。疼痛常突然发作，向下腹、外阴及大腿内侧部位放射。

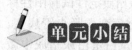 单元小结

泌尿系统疾病在老年人群体中患病率较高，熟练掌握泌尿系统疾病常见症状体征的临床特点，正确识别泌尿系统常见症状体征的病因对预防老年人泌尿系统疾病至关重要。

单元4　肾小球疾病的护理

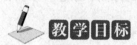 案例引入

张爷爷，68岁，发现颜面浮肿、蛋白尿、乏力3年。3天前因上呼吸道感染使症状加重，伴头昏、剧烈头痛、视物模糊。查体：T 36.8℃，P 85 次/分，R 18 次/分，BP 150/100mmHg，面色苍白，双下肢凹陷性水肿。尿检：尿蛋白＋＋＋、红细胞＋＋＋；血常规：血红蛋白90g/L。

请思考：

1. 张爷爷可能患有什么疾病？
2. 应该采取哪些护理措施？

教学目标

知识目标：

1. 掌握肾小球疾病的临床表现和主要护理措施。
2. 熟悉肾小球疾病的辅助检查和治疗要点。
3. 了解肾小球疾病的病因。

能力目标：

能够为患有肾小球疾病的老年人进行健康指导。

素质目标：

具有"健康第一，生命至上"的意识。

思政目标：

树立"大卫生，大健康"理念。

一、概述

肾小球疾病是一组病变主要累及双侧肾小球，具有相似临床表现，如血尿、蛋白尿、水肿、高血压和不同程度的肾功能损害等表现的疾病。其病因、发病机制、病理改变、病程和预后不尽相同。可分为原发性、继发性及遗传性。原发性肾小球疾病多数病因不明；继发性肾小球疾病指由系统性疾病如系统性红斑狼疮、糖尿病等引起的肾小球损害；遗传性肾小

球疾病为遗传变异基因所引起的肾小球病，如 Alport 综合征等。本节主要叙述原发性肾小球疾病，它占肾小球疾病的大多数，是我国引起慢性肾衰竭的最主要的原因。

（一）原发性肾小球病的分类

1. 临床分型

原发性肾小球疾病分为急性肾小球肾炎、急进性肾小球肾炎、慢性肾小球肾炎、无症状性血尿或（和）蛋白尿（过去也称作隐匿性肾小球肾炎）、肾病综合征。

2. 病理分型

依据世界卫生组织（WHO）1995 年制定的标准可分为：轻微肾小球病变、局灶节段性病变、弥漫性肾小球肾炎、未分类的肾小球肾炎。其中弥漫性肾小球肾炎又分为膜性肾小球肾炎、增生性肾炎、硬化性肾小球肾炎。增生性肾炎又可分为系膜增生性肾小球肾炎、毛细血管内增生性肾小球肾炎、膜增生性肾小球肾炎、新月体性和坏死性肾小球肾炎。

（二）发病机制

多数肾小球疾病是免疫介导性炎症疾病。一般认为免疫机制是肾小球疾病的始发机制，同时又有炎症介质的参与，最后导致肾小球损伤并出现临床症状。在疾病慢性进展过程中也有非免疫、非炎症机制的参与。

1. 免疫反应

体液免疫通过在血液循环中形成循环免疫复合物和在肾脏局部形成原位免疫复合物而致病。近年来的肾炎动物模型证实了细胞免疫在肾小球肾炎发病中的重要作用。

2. 炎症反应

免疫反应可引起炎症反应导致肾小球损伤，炎症反应需要炎症细胞及炎症介质的参与。炎症细胞包括单核-巨噬细胞、中性粒细胞、嗜酸性粒细胞等；炎症介质介导包括血管活性胺、补体、凝血及纤溶系统因子、细胞黏附因子等。

二、慢性肾小球肾炎

慢性肾小球肾炎（CGN）简称慢性肾炎，是指起病方式不同，病情迁延，病变缓慢进展，最终可发展成为慢性肾衰竭的一组肾小球疾病。临床表现为蛋白尿、血尿、水肿、高血压、不同程度肾功能减退等。本组疾病病理类型及病期不同，临床表现各不相同，疾病表现呈多样化。

（一）病因及发病机制

慢性肾炎的致病原因仍不甚清楚，少数是由急性肾炎发展而来，大多数起病即为慢性肾炎。一般认为本病的起始因素多为免疫介导炎症，多数病例肾小球内有免疫复合物沉积。在病程慢性化的机制中，非免疫、非炎症因素也具有重要作用。

（二）临床表现

慢性肾炎可发生于任何年龄，以中青年为主，男性多见。多数起病缓慢、隐匿，临床表现呈多样性，个体差异较大。早期患者可无任何症状，或有乏力、疲倦、腰部疼痛、纳差等表现。基本临床表现主要为蛋白尿、血尿、高血压和水肿，可有不同程度的肾功能减退，病情时轻时重、慢性迁延，可逐渐进展为慢性肾衰竭。

1. 蛋白尿

是慢性肾炎必有的临床表现，多为轻度蛋白尿，尿蛋白量常在 1~3g/L，部分患者可出现大量蛋白尿。

2. 血尿

多为镜下血尿，部分患者出现肉眼血尿。

3. 水肿

轻、中度水肿，早期可有可无，多为晨起眼睑、颜面水肿，晚期患者水肿持续存在。

4. 高血压

血压可正常或轻度升高，部分患者血压（特别是舒张压）持续性中等以上程度升高，这类患者如血压控制不好，肾功能恶化较快，预后较差。

5. 肾功能减退

早期肾功能正常或轻度受损，可持续数年至数十年，肾功能逐渐恶化并出现相应的临床表现（如贫血、血压增高等），最后进入终末期肾衰竭，部分患者可因感染、劳累、血压升高或肾毒性药物而肾功能急骤恶化，去除诱因和经适当治疗可在一定程度上缓解。

（三）辅助检查

1. 尿液检查

多数尿蛋白+~+++，尿蛋白定量常在1~3g/d，尿沉渣镜检红细胞增多，可见颗粒管型。

2. 血常规检查

早期血常规检查多正常或轻度贫血。晚期红细胞计数及血红蛋白下降。

3. 肾功能检查

早期肾功能可正常或轻度受损，晚期血肌酐和血尿素氮明显增高，内生肌酐清除率下降。

4. 超声检查

晚期可见双肾缩小，肾皮质变薄。

5. 肾活检

可以确定病理类型，指导治疗并有助于判断预后。

（四）治疗要点

本病的治疗目的是防止和延缓肾功能进行性恶化，改善或缓解临床症状及防治心脑血管并发症。可采用下列综合治疗措施。

1. 一般治疗

（1）避免加重肾损害的因素，如感染、劳累、妊娠及肾毒性药物（如氨基糖苷类抗生素）等。

（2）肾功能不全患者限制食物中蛋白质及磷的摄入量，采用优质低蛋白饮食即蛋白质<0.6g/（kg·d）。

2. 对症治疗

主要是控制高血压和减少尿蛋白。力争把血压控制在 130/80mmHg 以内，蛋白尿减少至<1g/d。蛋白尿≥1g/d 者，血压应控制在 125/75mmHg 以下。高血压患者应限盐（<3g/d），有明显水、钠潴留引起的容量依赖性高血压患者可选用噻嗪类利尿剂，如氢氯噻嗪 12.5~25mg/d。慢性肾炎高血压首选血管紧张素转化酶抑制剂（ACEI）和血管

紧张素Ⅱ受体拮抗剂（ARB），因其除具有降压作用，还有保护肾脏、减少蛋白尿、延缓肾功能恶化的作用。肾功能不全患者慎用 ACEI 和 ARB，防止出现高血钾。

3. 糖皮质激素和细胞毒性药物

一般不主张积极应用，如患者肾功能正常或轻度受损，病理类型较轻，且尿蛋白较多，无禁忌证者可试用，无效者应及时逐步撤去。

（五）常见护理诊断/问题

（1）体液过多。与肾小球滤过率下降导致水、钠潴留等有关。

（2）营养失调：低于机体需要量。与慢性病程消耗过多、尿中丢失及限制蛋白质摄入有关。

（3）焦虑。与病程长、花费高及治疗效果不理想有关。

（4）潜在并发症。感染、心衰、血栓形成、慢性肾衰竭。

（六）护理措施

1. 一般护理

（1）休息与活动。

保证充足的睡眠和休息，适度活动，可减轻肾脏负担，减少蛋白尿和水肿。避免剧烈运动和重体力劳动。

（2）饮食护理。

应给予低盐、低蛋白、低磷、丰富维生素的饮食。肾功能不全者应限制蛋白质摄入量。①蛋白质的摄入量为 $0.6 \sim 0.8g/（kg \cdot d）$，60%以上为优质蛋白质（含必需氨基酸的蛋白质，如鸡蛋、牛奶、肉、鱼等）。②饱和脂肪酸和非饱和脂肪酸之比为 1：1，其余热量由糖供给。③盐的摄入量为 $1 \sim 3g/d$，并补充多种维生素。

2. 病情观察

观察高血压、水肿及贫血的程度，中度以上高血压如控制不佳，可出现肾功能恶化，预后较差；观察尿液改变及肾功能减退程度；观察有无心脏损害的征象，如心悸、心律失常或心衰现象；观察有无高血压脑病的征象，如剧烈头痛、呕吐、黑矇和抽搐现象，须定时测血压。

3. 用药护理

指导患者遵循医嘱坚持长期用药；使用利尿剂应注意有无电解质紊乱、酸碱平衡失调，如低钾血症、低钠血症等；使用降压药不宜降压过快、过低，肾功能不全患者在应用 ACEI 降压时要防止高血钾，另外观察有无干咳等不良反应；避免应用肾毒性药物。

4. 心理护理

本病病程长，病情反复，控制不佳可持续进展，患者易产生悲观、恐惧等不良情绪反应。所以应多关心患者，随时注意患者的情绪变化和精神需要，使患者能以良好的心态面对现实，愉快、乐观地接受治疗。

（七）健康指导

1. 疾病知识指导

（1）帮助患者及家属认识慢性肾炎的病因及发病机制。

（2）避免各种加重肾功能损害的因素。

（3）定期门诊随访，患者如感到水肿明显加重或呼吸困难、剧烈头疼提示病情变化或加重，需及时就医诊治。

2. 生活方式指导

严格遵照饮食计划进餐，劳逸结合，生活规律，保持情绪稳定，注意个人卫生，防止感染。

3. 用药指导

指导患者利尿药及降压药等的使用方法，注意观察疗效和不良反应；禁用对肾功能有害的药物，如氨基糖苷类抗生素等。

4. 心理指导

教会患者调节心理的方法，乐观向上，积极配合治疗。

三、肾病综合征

肾病综合征（NS）是以大量蛋白尿（尿蛋白>3.5g/d）、低白蛋白血症（血浆白蛋白<30g/L）、高脂血症、水肿为临床表现的一组综合征。其中前两项是诊断必需。肾病综合征是多种肾病的共同表现，不是独立疾病。

（一）病因及发病机制

肾病综合征按病因分为原发性和继发性。原发性肾病综合征是原发于肾脏本身的肾小球疾病（如急性肾炎、急进性肾炎、慢性肾炎等），其发病机制为免疫介导炎症所致的肾损伤；继发性肾病综合征常继发于全身性疾病或先天遗传性疾病，如糖尿病肾病、肾淀粉样变性、狼疮性肾炎、过敏性紫癜肾炎、多发性骨髓瘤、感染等。本节重点介绍原发性肾病综合征。

（二）病理生理

1. 大量蛋白尿

是肾病综合征最根本和最重要的病理生理改变。由于肾小球滤过膜通透性增加，大量血浆蛋白漏出，因此原尿中蛋白含量增多，超过近曲小管重吸收能力时，就形成大量蛋白尿。另外高血压、高蛋白饮食或大量输注血浆蛋白等因素也会加重尿蛋白的排出。

2. 低白蛋白血症

由于大量白蛋白从尿中丢失，如肝白蛋白合成增加不足以克服丢失和分解，则出现低白蛋白血症。同时，肾病综合征患者因胃肠黏膜水肿导致食欲减退、蛋白摄入不足、吸收不良也会加重低白蛋白血症。除血浆白蛋白减少外，某些免疫球蛋白和补体、抗凝及纤溶因子、金属结合蛋白及内分泌素结合蛋白也可减少，尤其是出现大量蛋白尿和非选择性蛋白尿时。患者易产生感染、高凝、微量元素缺乏、内分泌紊乱和免疫力低下等并发症。

3. 高脂血症

高胆固醇、高甘油三酯血症，血清中低密度脂蛋白和极低密度脂蛋白浓度增高，常与低蛋白血症并存。与肝脏合成脂蛋白增加和脂蛋白分解减少有关。患者发生动脉硬化的风险增加。

4. 水肿

低白蛋白血症和血浆胶体渗透压的降低，使水分从血管内进入组织间隙，这是造成水肿的基本原因。肾脏灌注不足会激活肾素-血管紧张素-醛固酮系统，促进水、钠潴留。另外，某些原发于肾脏的水、钠潴留等因素在水肿机制中也起一定作用。

（三）临床表现

主要表现为"三高一低"即大量蛋白尿、高脂血症、水肿和低白蛋白血症。

1. 大量蛋白尿

是肾病综合征最基本的特征，尿蛋白以白蛋白为主，定量>3.5g/d。

2. 水肿

是本病最常见的表现，且较重。水肿多从下肢开始，呈可凹陷性、对称性。严重时遍及全身并出现体腔积液（如腹水、胸腔积液、心包积液等）。

3. 高脂血症

血清中胆固醇、甘油三酯等均增高，其中以高胆固醇血症最为常见。

4. 低蛋白血症

血浆白蛋白低于30g/L，主要为大量白蛋白从尿中丢失所致。

5. 其他

面色苍白、疲乏无力、头晕，站立时或体位由卧位改为站立时容易发生晕厥，与低蛋白血症引起的血容量不足和低血压有关。

6. 并发症

（1）感染：是常见的并发症，患者常发生呼吸道、泌尿道、皮肤感染。主要与蛋白质营养不良，大量免疫球蛋白从尿中丢失、低蛋白血症使抗体生成减少引起免疫功能紊乱，大量使用糖皮质激素等有关。

（2）血栓及栓塞：多数肾病综合征患者血液呈现高凝状态，常可形成自发性血栓，肾静脉血栓最常见，血栓也可发生于肺血管、下肢静脉、冠状血管、脑血管等。

（3）急性肾损伤：由于有效血容量不足导致肾血流量下降，从而诱发肾前性氮质血症，少数病例表现为少尿甚至无尿。

（4）蛋白质及脂质代谢紊乱：长期低蛋白血症可引起营养不良、小儿生长发育迟缓；免疫球蛋白减少可致机体免疫力下降，容易感染；金属结合蛋白丢失可引起微量元素（铜、铁、锌等）缺乏；内分泌激素结合蛋白不足可诱发内分泌紊乱；高脂血症可引起血液黏稠，促进血栓、栓塞发生，并可增加心血管系统并发症的发生。

（四）辅助检查

1. 尿检查

尿蛋白定性（+++）～（++++），24h尿蛋白定量>3.5g，尿沉渣可见颗粒管型及红细胞。

2. 血液检查

人血白蛋白<30g/L，血清胆固醇、甘油三酯、低密度脂蛋白与极低密度脂蛋白增高。

3. 肾功能检查

肌酐清除率正常或降低，肾衰竭时血尿素氮、肌酐升高。

4. 肾活检

可明确病理类型，对指导治疗及判断预后具有重要意义。

（五）治疗要点

1. 一般治疗

严重水肿、低蛋白血症者需卧床休息。长期卧床会增加血栓形成风险，应保持适度床上及床旁活动。水肿消失，一般情况好转后，可起床活动，逐步增加活动量。饮食方面给予高热量、低脂、高维生素、低盐及富含可溶性纤维的食物。

2. 对症治疗

（1）利尿消肿。

水肿患者可采用利尿治疗，治疗原则是利尿不宜过快、过猛，以免造成有效循环血容量不足、加重血液高黏倾向，诱发血栓、栓塞并发症。常用噻嗪类利尿剂与保钾利尿剂，两者可合用以增强利尿效果，减少钾代谢紊乱的发生。上述治疗无效，可用渗透性利尿剂（如低分子右旋糖酐、706代血浆）合并袢利尿剂（如呋塞米），可获得良好利尿效果。静脉输注血浆或白蛋白可提高血浆胶体渗透压并利尿，但要严格掌握适应证，避免过多、过频使用，心衰患者应慎用。

（2）减少尿蛋白。

减少尿蛋白可有效延缓肾功能的恶化。血管紧张素转换酶抑制剂（ACEI）和血管紧张素Ⅱ受体拮抗剂（ARB）不但有控制高血压，还有减少尿蛋白，并延缓肾功能损害的作用。

3. 抑制免疫与炎症反应

（1）糖皮质激素。

糖皮质激素是治疗NS的首选药物，糖皮质激素可抑制免疫与炎症反应，减少醛固酮和抗利尿激素的分泌，影响肾小球基底膜通透性从而发挥其利尿和消除尿蛋白的作用。使用原则：①起始剂量要足。常用药物为泼尼松1mg/（kg·d），口服8周，必要时延长至12周。②缓慢减药。足量治疗后每2~3周减少原用量的10%，当减至20mg/d左右时病情易复发，应更加缓慢减量。③长期维持。以最小有效量（10mg/d）再维持半年左右。

（2）细胞毒性药物。

可用于"激素依赖型"或"激素抵抗型"的患者，协同激素治疗，若没有激素禁忌，一般不作为首选或单独治疗。目前最常使用的细胞毒性药物是环磷酰胺。

（3）环孢素。

已经作为二线药物用于治疗激素及细胞毒性药物无效的难治性肾病综合征。此类药物有环孢素A和他克莫司等。

4. 中医中药治疗

雷公藤总苷10~20mg、每日3次口服有降低尿蛋白作用，可配合激素应用。但其毒副作用较大，甚至可以引起急性肾损伤，应用时要小心监护。

5. 并发症的防治

肾病综合征的并发症是影响患者长期预后的重要因素，因此应该积极防治。

（1）感染。

用激素治疗时，不需要预防性使用抗生素，因其可诱发真菌双重感染。一旦出现感染，应及时选用对致病菌敏感、强效、无肾毒性的抗生素积极治疗。

（2）血栓及栓塞。

当血浆白蛋白低于 20g/L 时，提示高凝状态，开始应给予抗凝剂预防性治疗，常用药物有肝素钠或低分子量肝素钙，抗凝同时辅以抗血小板药如双嘧达莫（潘生丁）、阿司匹林等。发生血栓及栓塞时，应及早用尿激酶溶栓治疗。

（3）急性肾损伤。

急性肾衰竭少尿或无尿时可采用利尿药（如呋塞米），利尿无效可行血液透析，同时积极治疗原发病。

（六）常见护理诊断/问题

（1）体液过多。与血浆白蛋白下降致血浆胶体渗透压下降有关。

（2）营养失调：低于机体需要量。与大量尿蛋白丢失、食欲下降有关。

（3）有感染的危险。与机体抵抗力下降及使用激素及免疫抑制剂有关。

（4）有皮肤完整性受损的危险。与皮肤高度水肿有关。

（七）护理措施

1. 一般护理

（1）休息与活动。

水肿严重、伴有体腔积液时须卧床休息，当水肿减轻后可进行适量室内活动，恢复期患者应在其体能适应范围内适当活动，避免剧烈运动。

（2）饮食护理。

肾病综合征患者给予高热量、低脂、高维生素、低盐及富含可溶性纤维的食物。原则如下：①热量摄入要充分，保证每天每公斤体重不低于 30~35kcal 热量。②给予正常量 0.8~1.0g/（kg·d）的优质蛋白（富含必需氨基酸的动物蛋白如鸡蛋、牛奶等）饮食。尽管肾病综合征患者存在低蛋白血症，目前不主张高蛋白饮食，因为会增加肾脏负担，加重肾损害。③水肿时应低盐（<3g/d）饮食。④为减轻高脂血症应多食富含多聚不饱和脂肪酸（如植物油、鱼油）的饮食，而少摄入含饱和脂肪酸（动物油脂）的饮食，脂肪供能占 30%~40%，其余热量由糖供给。⑤多食富含可溶性纤维（如燕麦、米糠和豆类）的饮食。

2. 病情观察

监测患者生命体征，注意有无体温升高；观察有无咳嗽、咳痰、肺部干湿性啰音、皮肤红肿、尿路刺激征等感染征象。

3. 感染的预防及护理

保持患者水肿部位皮肤清洁、干燥，协助患者加强全身皮肤、口腔黏膜、会阴部的护理；定时进行开窗换气、定期进行空气消毒，保持室内适宜温、湿度；尽量减少病区的探访人次，限制上呼吸道感染者探视；患者应注意保暖，指导其加强营养和休息，增强身体抵抗力。

4. 用药护理

（1）激素或细胞毒性药物。

长期应用糖皮质激素患者可出现感染、药物性糖尿病、骨质疏松等副作用，少数病例还可发生股骨头无菌性缺血性坏死，要加强监测，及时处理。激素可采用全日量顿服或在维持用药期间两日量隔日一次顿服，以减轻激素副作用。环磷酰胺应注意其副作用，主要为骨髓抑制和肝脏损害，并可出现脱发、胃肠道反应及出血性膀胱炎。环孢素副作用有肝肾毒性、高尿酸血症、高血压、多毛及牙龈增生等。

（2）雷公藤制剂。

应注意监测有无性腺抑制、肝肾功能损害及外周血白细胞减少等。

（3）抗凝药。

避免药物过量引起出血，注意观察有无出血倾向，一旦发生出血应及时减药并给予对症处理，必要时停药。

5. 心理护理

本病病程长，表现复杂，病情反复，患者易产生悲观、恐惧等不良情绪。所以应多关心患者，对患者的表现给予理解，帮助患者消除消极的情绪积极配合治疗。

（八）健康指导

1. 疾病知识指导

向患者及其家属介绍本病的特点，讲解常见并发症及预防措施。

2. 生活方式指导

指导患者合理饮食，注意休息，避免劳累并适当活动，避免受凉，预防感染，心情舒畅，积极配合治疗。

3. 用药指导及病情监测指导

患者正确用药，并注意观察药物的不良反应，不可自行减量或停用激素。指导患者学会对自身病情进行监测，定期随访，不适时及时就诊。

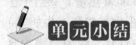

原发性肾小球疾病占肾小球疾病的大多数，是我国引起慢性肾衰竭的最主要原因，因此做好原发性肾小球疾病的治疗和护理工作对预防老年人慢性肾衰竭至关重要。

单元5　尿路感染的护理

案例引入

辛奶奶，55岁，一周前出现腹泻，今晨起床后感觉乏力、头痛，下午出现畏寒、继而发热、腰痛伴尿路刺激征。体检：急性病容，体温39.5℃，脉搏110次/分钟，血压110/75mmHg，右肾区叩击痛。血常规：WBC $16.5×10^9$/L，N 88%。尿常规：白细胞（++++），红细胞少许。

请思考：

1. 患者可能患什么病？

2. 确诊须做哪些检查？

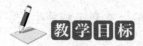

教学目标

知识目标：

1. 掌握尿路感染的临床表现和主要护理措施。

2. 熟悉尿路感染的辅助检查和治疗要点。

3. 了解尿路感染的病因。

能力目标：

能够为患有尿路感染的老人进行健康指导。

素质目标：

具有"健康第一，生命至上"的意识。

思政目标：

树立"大卫生，大健康"理念。

尿路感染简称尿感，是指各种病原微生物在尿路中生长、繁殖而引起的尿路炎症性疾病。本病多见于育龄期女性、老年人、免疫力低下及尿路畸形者。老年男性和老年女性多为无症状性细菌尿，有症状的尿感仍以育龄期的已婚女性多见。根据感染发生的部位可分为上尿路感染和下尿路感染，上尿路感染主要指肾盂肾炎，下尿路感染主要指膀胱炎。根据有无尿路结构或功能的异常又可分为复杂性和非复杂性尿感。复杂性尿感是指伴有尿路引流不畅、结石、畸形、膀胱输尿管反流等结构或功能异常，或在慢性肾实质性疾病基础上发生的尿路感染。非复杂性尿路感染则无上述情况。根据发病急缓可分为急性和慢性两种。

一、病因及发病机制

（一）病因

本病多为革兰氏阴性杆菌感染所致，其中以大肠埃希菌最常见，约占全部尿路感染的85%以上，其次为克雷伯杆菌、变形杆菌、葡萄球菌、铜绿假单胞菌、粪链球菌等，偶见厌氧菌、衣原体、真菌、原虫及病毒等感染。本节重点叙述细菌感染引起的尿路感染。

（二）发病机制

1. 感染途径

上行感染最常见，约占尿路感染的95%，多为细菌沿尿道上行至膀胱、输尿管、肾盂。正常情况下前尿道和尿道口周围有少量细菌定居，这些细菌并不致病。当机体抵抗力下降或尿道黏膜有损伤时（如性生活、尿路梗阻、医源性操作等）或细菌毒力大时，细菌可沿尿路上行引起感染。此外还可见血行感染、淋巴管感染和直接感染等，但比较少见。

2. 机体防御能力

正常情况下，细菌进入膀胱很快被清除并不会引起尿感。这主要与排尿的冲刷作用、尿路和膀胱黏膜具有抗菌能力、尿液中有高浓度尿素、渗透压高、pH值低、男性前列腺分泌物含抗菌成分及膀胱输尿管连接处的活瓣可以阻止细菌进入输尿管等因素有关。

3. 易感因素

（1）尿路梗阻：如结石、肿瘤等引起尿路梗阻，使尿流不畅，有利于细菌生长、繁殖，是最重要的易感因素。

（2）机体抵抗力降低：如糖尿病、长期卧床、严重慢性病、艾滋病或长期应用免疫抑制剂的患者等。

（3）性别：女性尿道宽、短、直，且距离肛门较近，女性月经期、妊娠期、绝经期内分泌等因素改变更容易发病。

（4）泌尿系统局部损伤与防御机制破坏：如手术、外伤、导尿等致黏膜损伤，细菌进入深部组织而发病。

（5）尿道口周围或盆腔有炎症。

（6）妊娠。

4. 细菌的致病力

细菌进入膀胱能否引起尿感与其致病力有很大关系。如大肠埃希菌，只有少数具有特殊致病力的菌株能引起症状性尿感。细菌的致病力取决于其对尿路上皮细胞的吸附能力。

二、临床表现

（一）膀胱炎

约占尿路感染的60%以上，主要表现为尿频、尿急、尿痛、排尿不适和下腹部疼痛等。一般无全身感染症状，少数患者出现发热，但体温常不超过38℃，致病菌多为大肠埃希菌，约占75%以上。

（二）肾盂肾炎

1. 急性肾盂肾炎

育龄女性最多见，临床表现与感染程度有关，通常起病较急。

（1）全身症状：发热、寒战、头痛、全身酸痛、恶心、呕吐，体温多高于38℃，多为弛张热，也可表现为稽留热或间歇热。部分患者出现败血症。

（2）泌尿系统表现：有尿频、尿急、尿痛、下腹部不适、腰痛、肾区叩痛、脊肋角压痛，腰痛的程度不一，多为钝痛或酸痛。部分患者尿路刺激征不典型或缺如。

2. 慢性肾盂肾炎

半数以上有急性肾盂肾炎病史，病情迁延不愈常反复发作，后出现不同程度低热、间歇性尿频、排尿不适、腰部酸痛及肾小管受损的表现，如夜尿增多、低比重尿等。病情持续发展最终可发生慢性肾衰竭。急性发作时类似急性肾盂肾炎。

（三）无症状细菌尿

无症状细菌尿又称隐匿型尿感，指患者尿培养有真性细菌尿但无尿路感染的症状。20~40岁女性发病率低于5%，老年女性及老年男性发病率为40%~50%。

（四）并发症

1. 肾乳头坏死

肾乳头坏死指肾乳头及其邻近肾髓质缺血性坏死，常发生于伴有糖尿病或尿路梗阻的肾盂肾炎，主要变现为寒战、高热、剧烈腰痛或腹痛和血尿等。当有坏死组织从尿中排出而堵塞输尿管时可有肾绞痛。

2. 肾周围脓肿

由严重的肾盂肾炎直接扩展所致，多有糖尿病、尿路结石等易感因素。除原有肾盂肾炎症状加重外，常出现明显的单侧腰痛，向健侧弯腰时疼痛加剧。

三、辅助检查

1. 尿常规

尿液常浑浊，可有少量蛋白尿、白细胞尿、血尿。尿沉渣镜检白细胞>5 个/HP，对尿路感染诊断意义较大。部分患者可出现镜下血尿，肉眼血尿少见。部分肾盂肾炎患者可见白细胞管型。

2. 尿细菌学检查

清洁中段尿沉渣涂片，每个高倍镜视野下可见 1 个或多个细菌，提示尿路感染。清洁中段尿、导尿及膀胱穿刺尿细菌培养，如清洁中段尿细菌定量培养≥10^5/mL，称为真性菌尿，可确诊尿路感染；$10^4 \sim 10^5$/mL，为可疑阳性，须复查；<10^4/mL，可能为污染。

3. 血液检查

急性肾盂肾炎时白细胞增高，中性粒细胞增多，核左移。血沉可增快。

4. 肾功能检查

慢性期可出现肾小管浓缩功能减退，如夜尿增多、尿渗透浓度下降；肌酐清除率降低，血尿素氮、肌酐增高等。

5. 影像学检查

如 X 线腹部平片、超声、静脉肾盂造影、逆行性肾盂造影等，可了解尿路情况，发现有无尿路结石、梗阻、畸形、反流等易感因素。

四、治疗要点

治疗目的是去除易感因素，采取合理有效药物杀灭细菌，辅以全身支持疗法。

（一）急性膀胱炎

1. 初诊用药

常用 3 日疗法，可用甲氧苄啶，或复方磺胺甲唑，或氧氟沙星。

2. 复诊处理

停用抗生素 7 天后，须进行尿细菌定量培养。如结果阴性表示已治愈；如仍有真性细菌尿，应继续给予 2 周抗菌药物治疗。

（二）急性肾盂肾炎

1. 病情较轻者

应口服有效抗菌药物治疗，疗程 10~14 日。常用药物有喹诺酮类、半合成青霉素类、头孢菌素类等。两周后 90% 可治愈。如尿菌仍阳性，应继续应用有效抗生素 4~6 周。

2. 严重感染者

须静脉输注肾毒性小、敏感的抗菌药物，必要时联合用药。用药至热退 3 日后再改为口服抗菌药物，完成2周疗程。治疗72小时无好转，应按药敏结果更换抗菌药物，疗程不少于2周。经此治疗仍持续发热者，应注意肾盂肾炎并发症。

3. 碱化尿液

口服碳酸氢钠片，以碱化尿液，增强药物抗菌活性，减轻尿路刺激症状，避免尿路结晶形成。

（三）慢性肾盂肾炎

积极寻找并去除易感因素，急性发作时按急性肾盂肾炎治疗。

五、常见护理诊断/问题

（1）疼痛：腰痛。与肾炎症致肾被膜牵拉有关。

（2）体温过高。与细菌感染有关。

（3）排尿异常。与膀胱炎症刺激有关。

（4）焦虑。与膀胱刺激征引起的不适、疾病反复发作及担心预后有关。

（5）潜在并发症：肾乳头坏死、肾周脓肿。

六、护理措施

（一）一般护理

1. 休息与活动

增加休息与睡眠，急性肾盂肾炎第1周应卧床休息，慢性肾盂肾炎不宜从事重体力活动，可进行适当的有氧锻炼。

2. 饮食护理

急性期进食清淡、营养丰富、易消化的食物，补充多种维生素，避免刺激性食物及饮酒或咖啡。多饮水，勤排尿，一般每天饮水量2000mL以上，以增加尿量，达到冲洗尿路、促进细菌和炎性代谢产物排出的目的。

3. 皮肤护理

急性期患者体温升高，大量出汗，应注意保持皮肤清洁干燥，勤更换衣裤，保持床单位清洁。

（二）病情观察

监测生命体征尤其是体温的变化，对高热患者注意做好物理降温和口腔护理，同时观察腰痛的部位、性质、程度及变化。注意患者有无肾乳头坏死、肾周围脓肿、中毒性休克等并发症的发生。

（三）尿细菌学检查的护理

向患者解释检查的意义和方法。尽量取清晨第一次（须在膀胱内停留6~8小时以上）清洁、新鲜的中段尿送检。为确保检查的准确性，应做到：①在应用抗生素之前或停用抗生素5天之后留取。②取尿液前用肥皂水清洗外阴，不宜使用消毒剂，指导患者留取中段尿置于无菌容器，标本需要在1小时内送检，避免杂菌生长。③尿液标本中勿混入消毒药液，女性患者应注意勿混入月经或白带。

（四）用药护理

遵医嘱给予抗菌药物，向患者解释相关药物的作用、用法、强调坚持疗程的重要性及注意事项，不可自行停药、换药，同时应避免使用对肾有损害的药物。如口服复方磺胺甲唑期间应多饮水，服用碳酸氢钠，以增强疗效，减少磺胺结晶的生成。

（五）心理护理

症状轻者，耐心做好解释工作，提高患者对疾病的重视，坚持用药治疗；症状重者，要主动关心患者，分散其注意力，减轻不适感，指导患者勤排尿，缓解尿路刺激症状。指导患者家属给予理解关心和支持患者，使其积极配合治疗。

七、健康指导

1. 疾病知识指导

向患者及家属讲解有关尿感的病因、发病机制、主要表现及治疗方法。

2. 生活方式指导

避免过度劳累，注意个人卫生，每天清洗会阴部，局部有炎症时要及时诊治。日常多饮水，勤排尿（每2~3小时排尿一次），少憋尿。

3. 预防指导

尽量避免使用尿路器械，如必须使用，要严格执行无菌操作并防止损伤；与性生活有关的尿感，性交后即排尿，并按常用量服用一次抗菌药物以预防；有膀胱、输尿管反流者，养成"二次排尿"的习惯，即每一次排尿后数分钟再排尿一次。

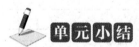 单元小结

尿路感染是老年女性的常见病、高发病，尿路感染最常见的感染途径是上行感染，注意个人卫生、每天清洗会阴部是预防尿路感染的重要方式。

单元6 慢性肾衰竭的护理

案例引入

王奶奶，69岁。患慢性肾炎10年，伴高血压3年。近1个月来食欲下降，恶心呕吐，精神萎靡，失眠，头晕疲乏，皮肤干燥、瘙痒。体检：T 36.8℃，P 95次/分，R 30次/分，BP 158/95mmHg，神志清楚，呼吸深大，面色苍白晦暗、轻度水肿，口腔有尿臭味。双肺底闻及湿啰音。血液检查：Hb 80g/L，血钾6.5mmol/L，血钙1.95mmol/L，血磷2.14mmol/L；肾功能检查：Ccr 8mL/min，尿素氮25.8mmol/L，肌酐790μmol/L。

请思考：

1. 该患者为慢性肾衰的哪一期？
2. 该患者的饮食护理有哪些？

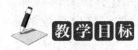

教学目标

知识目标：

1. 掌握慢性肾衰竭的临床表现和主要护理措施。
2. 熟悉慢性肾衰竭的辅助检查和治疗要点。
3. 了解慢性肾衰竭的病因。

能力目标：

能够为患有慢性肾衰竭的老人进行健康指导。

素质目标：

具有"健康第一，生命至上"的意识。

思政目标：

树立"大卫生，大健康"理念。

慢性肾衰竭（CRF）是各种慢性肾脏疾病持续进展引起肾功能损害和肾小球滤过率下降，由此出现代谢产物潴留，水、电解质及酸碱代谢失衡和全身各系统症状的一种临床综合征。我国依据肾功能损害程度将慢性肾衰竭分为 4 期（见表 2-3-1）。

表 2-3-1　　　　　　　　　我国慢性肾衰竭分期

分期	肌酐清除率（Ccr）（mL/min）	血肌酐（Scr）（μmol/L）	临床症状
肾功能代偿期	50～80	133～177	一般无症状
肾功能失代偿期	20～50	178～450	轻度贫血、乏力、夜尿增多
肾衰竭期	10～25	451～707	明显贫血、胃肠道症状、夜尿增多，以及轻度水、电解质、酸碱平衡失调
尿毒症期	<10	≥707	各种尿毒症症状

一、病因及发病机制

（一）病因

各种原发性、继发性或遗传性的肾脏损害均可导致慢性肾衰竭的发生。其病因主要有肾小球肾炎、糖尿病肾病、高血压肾小动脉硬化、肾小管间质疾病、肾血管疾病、遗传性肾病等。在我国主要病因是原发性肾小球肾炎、糖尿病肾病、高血压肾病等。国外主要病因是糖尿病肾病、高血压肾小动脉硬化。

（二）发病机制

慢性肾衰竭进展的机制尚未完全阐明，目前认为可能与下列因素有关。

1. 慢性肾衰竭进展机制

（1）肾单位高滤过高灌注：慢性肾衰竭时残余肾单位肾小球出现高滤过和高灌注状态是导致残余肾单位进一步丧失和肾小球硬化的重要原因。高滤过和高灌注状态可刺激肾小球系膜细胞增殖及基质增多，损伤内皮细胞从而增加血小板聚集，形成微动脉瘤，引起炎症细胞浸润，导致系膜细胞凋亡增加等。这些因素使肾小球硬化不断进展，肾单位进行性丧失。

（2）肾单位高代谢：高代谢引起肾小管氧耗增加及氧自由基增多，造成肾小管-间质损伤。

（3）肾组织上皮细胞表型转化的作用：在炎症因子等的诱导下，肾小管上皮细胞、肾小球上皮细胞等转化为肌成纤维细胞，在肾小球硬化和肾间质纤维化过程中起重要作用。

（4）细胞因子和生长因子的作用：肾组织内的一些细胞因子和生长因子（如 IL-1、血管紧张素 II 等）参与了肾小管间质和肾小球的损伤过程，在肾小球硬化和肾间质纤维化过程中也发挥重要作用。

（5）其他：肾脏固有细胞凋亡增多，醛固酮增多也参与慢性肾衰竭的进程。

2. 尿毒症症状机制

（1）肾脏排泄和代谢的功能下降，导致水、电解质、酸碱平衡失调。

（2）尿毒症毒素的毒性作用。

（3）肾脏的内分泌功能障碍，如促红细胞生成素减少导致肾性贫血、α-羟化酶分泌不足引起肾性骨病发生。

二、临床表现

慢性肾衰竭不同时期其临床表现各异。早期患者可没有任何症状，或仅有乏力、腰部酸痛、夜尿增多等轻度不适；少数患者可以出现食欲减退、代谢性酸中毒及轻度贫血等表现。进入肾衰竭期以后以上症状更加明显。尿毒症期，患者可出现急性左心衰竭、严重高钾血症、消化道出血、中枢神经系统障碍等，甚至会有生命危险。

1. 水、电解质和酸碱平衡失调

以代谢性酸中毒和水、钠平衡紊乱最为常见。水、钠平衡紊乱主要表现为水、钠潴留，可表现为皮下水肿和体腔积液，患者容易出现左心衰、血压升高和脑水肿。还可发生钾、钙、磷、镁的代谢紊乱，如高钾血症、低血钙、高磷血症、高镁血症等。严重高钾血症（$K^+ > 6.5mmol/L$）需及时抢救治疗。低钙血症、高磷血症、活性维生素 D_3 缺乏可以引起继发性甲状旁腺功能亢进和肾性骨营养不良。

2. 糖、脂肪、蛋白质代谢障碍

可表现为糖耐量降低、低血糖、高脂血症、蛋白质代谢产物蓄积（氮质血症）、白蛋白和必需氨基酸水平降低等。

3. 各系统表现

（1）消化系统：消化系统相关症状是最早出现、最常见的症状。主要表现为食欲不振、恶心、呕吐、口腔有尿味，消化道出血也比较常见。

（2）心血管系统：心血管病变是最常见的并发症和慢性肾衰竭的主要死因。

①高血压和左心室肥厚：大部分患者有不同程度的高血压，与水、钠潴留、肾素-血管紧张素增高或某些舒张血管的因子不足有关。高血压可导致动脉硬化、左心室肥厚、心力衰竭。

②心力衰竭：是尿毒症患者最常见的死亡原因，与水、钠潴留、高血压及尿毒症心肌病变有关。

③尿毒症性心肌病：可能与代谢毒素蓄积和贫血等因素有关。

④心包病变：心包积液比较常见，与心衰、尿毒症毒素蓄积和低蛋白血症等有关，还可发生心包炎，分为尿毒症性和透析相关性的。

⑤动脉粥样硬化：与脂质代谢紊乱、高磷血症、钙分布异常等因素有关，动脉粥样硬化常发展迅速，是主要的死亡原因之一。

（3）呼吸系统：酸中毒和体液过多时可引起气短、气促，严重酸中毒时可出现深而长的呼吸。体液过多和心功能不全可引起肺水肿和胸腔积液。

（4）血液系统：主要为肾性贫血和出血倾向。

①贫血：多为轻、中度贫血，为正细胞正色素性贫血。主要原因是肾脏产生促红细胞生成素（EPO）减少；缺铁、营养不良、出血等会加重贫血。

②出血倾向：晚期慢性肾衰竭患者会有出血倾向，常有皮肤黏膜出血点、瘀斑、鼻出血，月经量过多，严重时可有消化道出血和脑出血等，出血倾向与血小板功能障碍以及凝血因子缺乏等有关。

（5）神经系统：早期常有疲乏、失眠及注意力不集中等症状，后期会出现性格改变、抑郁、判断力下降、记忆力减退等。尿毒症患者可出现反应淡漠、谵妄、幻觉、昏迷、精神异常等。晚期患者常有周围神经病变，以感觉功能障碍最多见。患者有肢体麻木、烧灼或疼痛感，以及肢端"袜套样"分布的感觉丧失，也可有肌肉震颤、肌肉萎缩和肌无力等表现。

（6）骨骼系统：慢性肾衰竭可引起肾性骨营养不良症，又称肾性骨病。包括纤维囊性骨炎、肾性骨软化症、骨质疏松症及肾性骨硬化症。肾性骨病的发生与钙磷代谢异常及内分泌功能紊乱有关。

（7）皮肤表现：常见皮肤瘙痒、干燥伴脱屑，瘙痒是慢性肾衰竭最常见症状之一，与尿素随汗液在皮肤排出形成尿素霜刺激皮肤及继发性甲状旁腺机能亢进有关。尿毒症患者因贫血出现面色苍白或色素沉着异常呈黄褐色，为尿毒症患者特征性面容。

（8）内分泌：性激素紊乱，女性患者出现月经紊乱、闭经、不孕，男性患者出现阳痿、不育。甲状腺功能减退引起基础代谢率下降。

（9）感染：与机体免疫功能低下、白细胞功能异常、淋巴细胞功能障碍等有关，肺部、尿路及皮肤感染多见。感染是慢性肾衰竭主要死因之一。

三、辅助检查

1. 血液检查

血常规：红细胞计数减少，血红蛋白含量降低，白细胞计数可升高或降低。血生化：血浆清蛋白、血钙下降，血磷增高，血清钾、钠浓度可正常、降低或增高，可有代谢性酸中毒等。肾功能：血肌酐、血尿素氮增高，内生肌酐清除率降低。

2. 尿液检查

夜尿增多，尿比重低。尿液中可有红细胞、蛋白及颗粒管型、蜡样管型。蜡样管型对慢性肾衰竭有诊断意义。

3. 影像学检查

B型超声或X线平片、CT检查显示双肾缩小。

四、治疗要点

慢性肾衰竭应重视原发疾病的治疗，去除各种导致肾功能恶化的危险因素，减少并发症，并根据疾病分期所处的不同阶段，采取不同的防治策略。

1. 治疗原发病和纠正加重慢性肾衰竭的因素

治疗高血压、糖尿病、狼疮性肾炎等原发病，纠正某些可逆因素，如循环血容量不足、水电解质紊乱和酸碱平衡失调、使用肾毒性药物、尿路梗阻、感染、高血压、心力衰竭等，以延缓或防止肾功能减退，保护残存的肾单位。

2. 营养治疗

（1）饮食疗法：饮食治疗可以延缓肾单位的破坏速度，缓解尿毒症的症状。应密切监测营养指标，避免发生营养不良，给予优质低蛋白质饮食时应考虑个体化。

（2）必需氨基酸或 α-酮酸疗法：适当补充必需氨基酸或 α-酮酸可以避免负氮平衡，减轻尿毒症毒素蓄积和改善蛋白质营养。

3. 控制血压和（或）肾小球内高压力

控制血压和（或）肾小球内高压力是延缓肾衰竭进展、减少心血管并发症的重要措施之一。首选血管紧张素转化酶抑制剂（ACEI）和血管紧张素 II 受体拮抗剂（ARB），尽量将血压控制在 130/80mmHg 以下。

4. 纠正水、电解质和酸碱平衡失调

（1）水、钠平衡失调：水肿者应限制水和盐的摄入。有明显水肿和高血压时可使用利尿剂，已透析者加强超滤。严重水、钠潴留、急性左心衰竭者，应尽早进行透析治疗。

（2）高血钾：尿毒症患者易发生高钾血症，应定期监测血钾。对严重高钾血症（$K^+ > 6.5mmol/L$），需及时进行血液透析治疗

（3）钙、磷失调：若血磷高、血钙低时限制磷的摄入，应用磷结合剂，如碳酸钙、醋酸钙、司维拉姆、碳酸镧等。活性维生素 D_3（骨化三醇）有助于治疗低血钙和改善继发性甲状旁腺功能亢进。

（4）代谢性酸中毒：一般口服碳酸氢钠，酸中毒明显者应静脉补碱。在补碱纠正酸中毒时应同时补钙，防止低钙引起手足抽搐。若补碱仍不能纠正，要及时透析。

5. 贫血的治疗

常用重组人促红细胞生成素（rHuEPO），治疗目标为血红蛋白上升至 110~120g/L，用法为每次 2000~3000U，皮下注射，每周 2~3 次，同时补充铁剂如琥珀酸亚铁、右旋糖酐铁、蔗糖铁等。严重贫血者输入新鲜血。

6. 控制感染

应使用无肾毒性或肾毒性低的抗生素治疗，并根据肾小球滤过率来调整药物剂量。

7. 其他对症治疗

促进肠道清除尿毒症毒素：口服氧化淀粉或活性炭促进毒素排出；皮肤瘙痒者给予外用炉甘石洗剂或乳化油剂涂抹，口服抗组胺药、控制磷的摄入及强化透析对部分瘙痒患者有效；高脂血症者给予他汀类或贝特类药物降血脂治疗。

8. 替代治疗

当 GFR<10mL/min 并有明显尿毒症表现，即应进行肾脏替代疗法。糖尿病肾病可

适当提前至 GFR10~15mL/min 时替代治疗。

（1）透析疗法：可以替代肾排泄功能。尿毒症患者应及早行透析治疗。透析方法有血液透析和腹膜透析，两者疗效相近，各有优缺点，临床上可互为补充。但透析疗法不能代替肾脏的内分泌和代谢功能。

（2）肾移植：肾移植是目前治疗终末期肾衰竭最有效的方法。成功的肾移植可恢复正常肾功能（内分泌和代谢功能），但排斥反应可导致肾移植失败。

9. 中医中药治疗

在西医的基础上，进行中医辨证施治，加用冬虫夏草、川芎、黄芪等中药有助于保护残存肾功能、延缓病情的进展。

五、常见护理诊断/问题

（1）营养失调：低于机体需要量。与食欲减退、长期限制蛋白质摄入、透析等因素有关。

（2）体液过多。与肾小球滤过功能下降导致水、钠潴留或补液不当等有关。

（3）活动无耐力。与心脏病变，贫血，水、电解质和酸碱平衡失调有关。

（4）有感染的危险。与营养不良、贫血、机体抵抗力下降等有关。

（5）潜在并发症。水、电解质、酸碱平衡失调。

六、护理措施

（一）一般护理

1. 休息与活动

患者应以休息为主，避免劳累。能起床活动的患者，要鼓励其适当活动，避免劳累和受凉。活动时要有人陪伴，以不出现疲劳、心慌、气喘为度。一旦有不适症状要暂停活动，卧床休息。病情较重或心力衰竭者，须绝对卧床休息，协助患者做好各项生活护理。贫血严重者应卧床休息，告诉患者坐起和下床时动作要缓慢，出血倾向者活动时要注意安全，避免皮肤受损。对长期卧床者，应指导或帮助其进行适当床上活动，指导家属对患者进行被动肢体活动，避免发生压疮、肌肉萎缩或静脉血栓。

2. 饮食护理

给予高热量、高维生素、优质低蛋白、低盐、低磷、高钙易消化饮食。

（1）蛋白质：限制蛋白饮食是治疗的重要环节，能减轻症状，甚至延缓病情的进展。蛋白质约 50% 以上为高生物效价蛋白，如蛋、奶、瘦肉、鱼等，尽量减少植物蛋白（如花生、豆类及其制品）的摄入，主食最好采用麦淀粉。非糖尿病患者代偿期蛋白质 0.8g/（kg·d），从失代偿期就应开始低蛋白饮食，蛋白质 0.6g/（kg·d）。糖尿病肾病患者应该从出现显性蛋白尿时就限制蛋白摄入，蛋白入量 0.8g/（kg·d）。一旦出现 GFR 下降蛋白入量要降至 0.6g/（kg·d）以下。有条件的，在低蛋白饮食 0.6g/（kg·d）的基础上，可以同时适当补充 0.1~0.2g/（kg·d）的必需氨基酸和（或）α-酮酸。

（2）热量：每天要摄入足够的热量，一般为 30~35kal/（kg·d），主要由碳水化合物和脂肪供给。可选用热量高蛋白质含量低的食物，如藕粉、麦淀粉、薯类、粉丝等。

（3）盐的摄入：为防止出现水、钠潴留要适当限制钠盐摄入，应<6g/d，有明显高

血压、水肿者应<3g/d。

（4）注意补充 B 族维生素、维生素 C 及叶酸等，控制钾、磷的摄入。磷摄入量<600~800mg/d，高磷血症者，还应给予磷结合剂。

（5）改善患者的食欲：加强口腔护理，适当增加活动量，提供整洁、舒适的进食环境，提供色香味俱全的食物，烹饪时可加醋、番茄汁、柠檬等调料以增加患者食欲，少量多餐。

（二）病情观察

观察症状和体征的变化；监测血白蛋白和血红蛋白水平、体重变化、血肌酐、血尿素氮等，以了解肾功能和营养状况；观察有无高血压脑病、心力衰竭、尿毒症肺炎及电解质紊乱和酸碱平衡失调等并发症的表现。观察有无感染的征象（如体温升高、寒战、疲乏、咳嗽、咳脓痰、尿路刺激征、白细胞增高等）。

（三）用药护理

按医嘱用药，注意观察药物的疗效及不良反应。应用促红细胞生成素时，每次皮下注射应更换注射部位，治疗期间严格控制血压，观察有无不良反应，如头痛、高血压、癫痫等；使用骨化三醇治疗肾性骨病时，要监测血钙、磷的浓度；ACEI 和 ARB 可引起血钾升高，应严密监测；静脉输入必需氨基酸时应注意输液速度，如果有恶心、呕吐应给止吐剂，减慢输液速度，切勿在氨基酸内加入其他药物，以免引起不良反应。

（四）皮肤及口腔护理

避免皮肤过于干燥，用中性肥皂或沐浴露清洁皮肤，洗后涂上润肤剂，防止皮肤瘙痒。指导患者修剪指甲。皮肤瘙痒者遵医嘱给予抗组胺药物和止痒剂，如炉甘石洗剂，避免搔抓，以免感染。加强口腔护理，保持口腔清洁，防止感染。

（五）心理护理

要鼓励患者参与力所能及的社会活动，帮助患者适应特殊治疗要求，培养自我护理能力。

七、健康指导

1. 疾病知识指导

向患者及家属讲解慢性肾衰竭的基本知识，使其坚持积极治疗。指导患者进行活动锻炼，增加机体抵抗力，注意防寒保暖，注意个人卫生，预防感冒。指导家属关心、照料患者。

2. 预防指导

早发现、早治疗各种可能导致肾损害的疾病。消除引起慢性肾衰竭的危险因素，如肥胖、高血脂等。

3. 饮食指导

指导患者严格遵从慢性肾衰竭的饮食原则，强调合理饮食的重要性。

4. 用药指导

遵医嘱用药，避免应用肾毒性药物，如氨基糖苷类抗生素等。

5. 透析指导

指导透析者，应保护好动静脉瘘和腹膜透析管道。

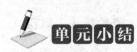

单元小结

慢性肾衰竭是严重的肾脏疾病，当出现慢性肾衰竭时患者可出现代谢产物潴留、水电解质及酸碱平衡失调和全身各系统的症状。当老年人出现慢性肾衰竭时应根据疾病分期所处的不同阶段给予不同的防治措施。

单元 7　良性前列腺增生的护理

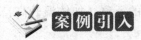

肖爷爷，76 岁，1 年前无明显诱因出现尿频、尿痛、尿不尽现象。1 天前出现下腹部胀痛不适，6 小时未排尿，现前来就诊。查体：发育正常，生命体征正常，下腹部稍膨隆，下腹部轻压痛，肛门指检前列腺 I 度肿大，表面光滑，无压痛，质硬，中央沟消失，直肠壁光滑。彩色超声示：前列腺肥大。初步诊断：前列腺增生。

请思考：

1. 什么是前列腺增生，肖爷爷发生前列腺增生的病因是什么？

2. 如何为肖爷爷进行健康指导？

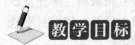

知识目标：

1. 掌握前列腺增生的临床表现及护理措施。

2. 熟悉前列腺增生的治疗要点与常见护理诊断问题。

3. 了解前列腺增生的病因及发病机制，辅助检查。

能力目标：

学会前列腺增生老年人的护理方法和膀胱冲洗的方法，能正确地为前列腺增生老年人实施整体护理，能为前列腺增生老年人提供健康指导。

素质目标：

关心、尊重、爱护老年人，具有高度的责任感，具有主动为其缓解不适的职业意识与态度。

思政目标：

1. 在为老服务过程中，谨记"以老年人为中心"的服务理念。

2. 通过学习，学生能养成科学的生活习惯。

良性前列腺增生（BPH）简称前列腺增生，亦称前列腺肥大，是老年男性排尿障碍原因中最常见的一种良性疾病。

一、病因及发病机制

一般男性自 45 岁以后，前列腺均有不同程度的增生，多在 50 岁以后出现临床症状。现病因尚不完全清楚，目前公认老龄和有功能的睾丸是发病的 2 个重要因素，两者缺一不可。发病率随年龄的增长而增加。随年龄增长，睾酮、双氢睾酮以及雌激素的改变和失去平衡可能是前列腺增生的重要病因。

二、临床表现

（一）症状

1. 尿频

尿频是前列腺增生老年人最常见的早期症状，夜间较明显。

2. 排尿困难

进行性排尿困难是前列腺增生最主要的症状，病情发展缓慢。典型的表现是排尿迟缓、断续、尿流细而无力、射程短、终末滴沥、排尿时间延长。严重者需用力并增加腹压以帮助排尿，常有排尿不尽感。

3. 尿潴留

梗阻严重者可发生尿潴留，并可出现充盈性尿失禁。可因受凉、劳累、饮酒等诱发引起急性尿潴留。

4. 其他症状

（1）增生的腺体表面黏膜血管破裂时，可发生无痛性肉眼血尿。

（2）若合并感染或结石，可有膀胱刺激症状。

（3）少数老年人晚期可有肾积水和肾功能不全表现。

（4）长期排尿困难导致腹压增高，还可引起腹股沟疝、内痔或脱肛等。

（二）体征

下腹部膨隆，下腹部压痛，直肠指诊可触到增大的前列腺，中间沟变浅或消失。

三、辅助检查

1. B 超检查

可测量前列腺体积、增生腺体是否突入膀胱，检查内部结构。还可测量膀胱残余尿量。

2. 尿流率检查

可确定前列腺增生老年人排尿的梗阻程度。如需进一步评估逼尿肌功能，应行尿流动力学检查。检查时要求排尿量在 150~200mL，最大尿流率<15mL/s 表示排尿不畅，最大尿流率<10mL/s 则提示梗阻严重，常为手术指征之一。

3. 血清前列腺特异抗原（PSA）

测定前列腺体积较大、有结节或较硬时，应测定血清 PSA，以排除合并前列腺癌的可能性。

四、治疗要点

前列腺增生的治疗包括药物治疗、经典外科手术治疗、激光治疗以及其他治疗。未引起梗阻者一般无须处理，梗阻较轻或难以耐受手术治疗者可采用非手术治疗或姑息性手术。前列腺增生梗阻严重、膀胱残余尿量较多、症状明显而药物治疗效果不好、身体状况能耐受手术者，应考虑手术治疗。

（一）非手术治疗

1. 观察等待

若症状较轻，不影响生活与睡眠，一般无须治疗，可等待观察，但需门诊随访。

2. 药物治疗

适用于梗阻症状轻、残余尿量<50mL 者。常用药物有 α_1-受体阻滞剂、5α 还原酶抑制剂和植物类药物等。

（二）手术治疗

最大尿流率<10mL/s、残余尿量>50mL 或曾有过急性尿潴留者，具有中重度下尿路症状并已明显影响生活质量的前列腺增生患者可选择外科手术治疗；尤其是药物治疗效果不佳或拒绝接受药物治疗的患者。

经典外科手术方法有经尿道前列腺电切术（TURP）、经尿道前列腺切开术（TU-IP）以及开放性前列腺摘除术。目前 TURP 仍是前列腺增生治疗的"金标准"。经尿道前列腺激光手术出血相对较少及无前列腺电切综合征，尤其适合于高危因素的患者。

（三）其他治疗

包括经尿道微波热疗、经尿道针刺消融术、前列腺支架等。经尿道前列腺气囊扩张尚有一定的应用范围。

五、常见护理诊断/问题

（1）排尿障碍。与膀胱出口梗阻有关。

（2）疼痛。与逼尿肌功能不稳定、导管刺激、膀胱痉挛有关。

（3）潜在并发症。TUR 综合征（经尿道前列腺电切术综合征）、出血、尿失禁、尿道狭窄。

六、护理措施

（一）非手术治疗的护理/术前护理

1. 饮食护理

嘱老年人吃粗纤维、易消化食物；忌饮酒、辛辣食物和利尿性饮料。

2. 急性尿潴留的护理

（1）预防：避免急性尿潴留的诱发因素，如受凉、过度劳累、饮酒、便秘、久坐；指导老年人适当限制饮水，可以缓解尿频症状，注意摄入时间，如夜间和社交活动前限水，但每日的摄入量不应少于 1500mL；勤排尿、不憋尿，避免尿路感染；注意保暖。

（2）护理：当发生尿潴留时，及时留置导尿管或膀胱造瘘管，并做好管道护理。

3. 用药护理

（1）α_1-受体阻滞剂：具有头晕、直立性低血压等副作用，用药后应卧床休息，改变体位时动作要慢，预防跌倒，同时与其他降压药分开服用，避免对血压产生影响。

（2）5α 还原酶抑制剂：有勃起功能障碍、性欲低下、男性乳房女性化等副作用。起效缓慢，停药后症状易复发，告知老年人应坚持长期服药。

4. 安全护理

嘱夜尿次数较多的老年人白天多饮水，睡前少饮水。夜间睡前在床边为老年人准备便器。夜间起床如厕应有家属或护理员陪护，以防跌倒。

5. 术前准备

（1）前列腺增生老年人，常合并慢性病，术前应协助做好心、脑、肝、肺、肾等重要器官功能的检查，评估其对手术的耐受力。

（2）慢性尿潴留老年人应先留置尿管引流尿液，改善肾功能；尿路感染老年人应用抗生素控制炎症。

（3）术前指导老年人有效咳嗽、排痰的方法；术前灌肠，防止术后便秘。

6. 心理护理

帮助老年人适应前列腺增生给生活带来的不便。耐心向老年人及家属解释前列腺增生的主要治疗方法，消除老年人的焦虑、恐惧心理，鼓励老年人树立治疗的信心，争取老年人的主动配合。

（二）术后护理

1. 病情观察

严密观察老年人意识状态、生命体征等情况。

2. 体位与饮食

术后 6 小时无恶心、呕吐者可进流质饮食；鼓励多饮水，每日 2000mL，1~2 日后如无腹胀可恢复正常饮食。平卧 2 日后改半卧位，固定或牵拉气囊尿管，防止老年人坐起或肢体活动时，因气囊移位而失去压迫膀胱颈口之作用，导致出血。

3. 预防感染

因老年人手术后免疫力低下加之留置导尿管，易引起尿路感染和精道感染，应注意观察体温及白细胞变化，若有畏寒、发热症状，应注意观察有无附睾肿大及疼痛。早期应用抗生素，每日用消毒棉球擦拭尿道外口 2 次，防止感染。

4. 膀胱冲洗的护理

术后用生理盐水持续冲洗膀胱 3~5 日，以防止血凝块形成致尿管堵塞。护理：①控制冲洗液温度：控制在 25~30℃，预防膀胱痉挛的发生。②保持冲洗通畅：若血凝块堵塞管道致引流不畅时，可采取挤捏尿管、加快冲洗速度、施行高压冲洗、调整导管位置等方法进行处置，无效时可用注射器吸取无菌生理盐水进行反复抽吸、冲洗直至引流通畅，以免造成膀胱充盈或膀胱痉挛而加重出血。③控制好冲洗速度：可根据尿色而定，色深则快、色浅则慢。④观察记录：准确记录冲洗量和排出量，尿量＝排出量−冲洗量，同时观察记录引流液的颜色和性状。前列腺切除术后随着时间的延长血尿颜色逐渐变浅，反之应警惕有活动性出血，及时通知医师处理。

5. 引流管的护理

（1）妥善固定引流管。

（2）保持引流管通畅，避免折叠、扭曲、受压、堵塞。

（3）保持会阴部清洁。

（4）适时拔管：经尿道前列腺切除术后 5~7 日尿液颜色清澈即可拔除导尿管；耻骨后引流管术后 3~4 日，引流量很少时可拔除；耻骨上前列腺切除术后 7~10 日拔出导尿管；膀胱造瘘管通常留置术后 10~14 日拔除。

6. 并发症的护理

（1）膀胱痉挛：逼尿肌不稳定、导管刺激、血块堵塞冲洗管等原因均可引起膀胱痉挛。表现：自觉尿道烧灼感、疼痛，有强烈的便意或尿意不尽感，常伴有尿道血液或尿液渗出，引流液为血性，膀胱冲洗速度减慢，甚至逆流。护理：①及时安慰老年人，缓解老年人紧张、焦虑情绪；②保持膀胱冲洗液温度 25~30℃，可用温热毛巾湿热敷会阴部；③减少气囊/尿管囊内液体；④保持尿管引流通畅；⑤遵医嘱给予解痉镇痛，必要时给予镇静药。

（2）TUR 综合征：因术中大量的冲洗液被吸收使血容量急剧增加，形成稀释性低钠血症，老年人可在几小时内出现烦躁、恶心、呕吐、抽搐、昏迷，严重者出现肺水肿、脑水肿、心力衰竭等症状。护理：①术后加强病情观察，注意监测电解质变化。②如出现 TUR 综合征应立即吸氧，减慢输液速度，应用高浓度盐水、利尿剂、脱水剂，对症处理。

（3）尿失禁：与尿道括约肌功能受损、膀胱逼尿肌不稳定和膀胱出口梗阻等因素有关。表现：拔导尿管后尿液不随意流出。护理：多为暂时性，一般无须药物治疗，可指导老年人行盆底肌训练、膀胱功能训练，必要时行电刺激、生物反馈治疗。

（4）出血：术后保持排便通畅，避免用力排便时腹压增高引起出血；术后早期禁止灌肠或肛管排气，避免刺激前列腺窝引起出血。发生前列腺窝出血时，对于非凝血功能障碍造成的出血，用气囊导尿管压迫前列腺窝止血，同时持续膀胱冲洗或配合间断人工冲洗，避免血块形成堵塞尿管而引发加重出血；对于凝血功能障碍的出血，根据不同原因给予止血药物治疗或输血。

（5）尿道狭窄：为远期并发症，与尿道瘢痕形成有关。定期监测残余尿量、尿流率，必要时行尿道扩张术或尿道狭窄切除术。

7. 心理护理

前列腺切除术后常会出现逆行射精，不影响性交。少数老年人可出现阳痿，可先采取心理治疗；查明原因后再进行针对性治疗。

七、健康指导

1. 预防尿潴留

非手术治疗者，应避免受凉、劳累、饮酒、便秘以防急性尿潴留。

2. 饮食与活动

术后加强营养，进食含纤维多、易消化的食物，保持大便通畅，预防便秘。术后 1~2 个月内为防止继发性出血，避免久坐、提重物，避免剧烈活动，如跑步、骑自行车等。

3. 康复指导

（1）术后前列腺窝的修复需 3~6 个月，因此术后可能仍会有排尿异常现象，应多饮水，定期化验尿、复查尿流率及残余尿量。

（2）自我观察：术后若出现尿线逐渐变细，甚至出现排尿困难，应及时到医院检查和处理。附睾炎常在术后 1~4 周出现，如老年人出现阴囊肿大、疼痛、发热等症状应及时就诊。

（3）肛提肌训练：指导老年人有意识地经常锻炼肛提肌，以尽快恢复尿道括约肌功能，防止溢尿。

4. 复查指导

定期做尿流动力学、前列腺超声检查，复查尿流率及残余尿量。

单元小结

前列腺增生是中老年男性常见疾病之一。前列腺增生与年龄增长、环境、吸烟等因素有关，主要症状表现为尿频、尿急、尿失禁、夜尿多、排尿困难等。中老年男性预防前列腺增生应注意：（1）性生活不宜过度，不可过多食用有刺激性的食物，防止睾丸、前列腺充血，反复充血易使前列腺增生。（2）保持尿道远端通畅，防止膀胱内尿液过度充盈，刺激前列腺充血。前列腺增生是一种慢性病，治疗期间应保持良好的心态，积极配合，除了按时用药，正确合理的日常保健对治疗也有重要的影响。

单元 8　泌尿系统损伤的护理

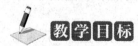

案例引入

孙爷爷，60 岁，因车祸撞伤右腰部，疼痛明显。查体：生命体征无异常，腹肌软，腹部无压痛及反跳痛，无移动性浊音。初步诊断：肾挫伤。

请思考：

1. 肾损伤包括哪几种类型？

2. 如何为孙爷爷进行护理？

教学目标

知识目标：

1. 掌握肾损伤、膀胱损伤、尿道损伤老年人的护理措施。

2. 熟悉肾损伤、膀胱损伤、尿道损伤的症状、体征及处理原则。

3. 了解肾损伤、膀胱损伤、尿道损伤的病因、病理和辅助检查。

能力目标：

学会肾损伤、膀胱损伤、尿道损伤老年人的护理方法，能正确为肾损伤、膀胱损伤、尿道损伤老年人实施整体护理，能为肾损伤、膀胱损伤、尿道损伤老年人提供健康指导。

素质目标：

关心、尊重、爱护老年人，具有高度的责任感，具有主动为其缓解不适的职业意识与态度。

思政目标：

1. 在为老服务过程中，谨记"以老年人为中心"的服务理念。

2. 通过学习，学生能养成认真负责的工作态度。

一、肾损伤

泌尿系统损伤以男性尿道损伤最多见，肾、膀胱损伤次之，输尿管损伤最少见。

（一）病因及发病机制

肾损伤按损伤的病因不同分为开放性损伤、闭合性损伤和医源性损伤。

1. 开放性损伤

因弹片、枪弹、刀刃等锐器贯穿致伤，常伴有胸部、腹部损伤，伤情复杂而严重。

2. 闭合性损伤

（1）直接暴力：因腰腹部受到撞击、跌打、挤压、肋骨骨折等所致肾损伤。

（2）间接暴力：因高处跌下发生对冲伤或突然暴力扭转所致。直接暴力时，上腹部或腰背部受到外力撞击或挤压是肾损伤最常见的原因。

3. 医源性损伤

经皮肾穿刺活检、肾造瘘或经皮肾镜碎石术、体外冲击波碎石等医疗操作有可能造成不同程度的肾损伤。

此外，肾本身存在病变时，如肾积水、肾肿瘤、肾结核或肾囊性疾病等更易受损伤，有时极轻微的创伤也可造成严重的"自发性"肾破裂。

（二）病理

闭合性肾损伤在临床上最为多见，根据损伤程度可将闭合性肾损伤分为以下类型：

1. 肾挫伤

损伤仅限于部分肾实质，形成肾瘀斑和（或）包膜下血肿，肾包膜及肾盂黏膜完整。

2. 肾部分裂伤

肾实质部分裂伤伴有肾包膜破裂或肾盂肾盏黏膜破裂，可形成肾周血肿或明显的血尿。

3. 肾全层裂伤

肾实质深度裂伤，包括肾包膜和肾盂肾盏黏膜，可引起广泛的肾周血肿、严重血尿和尿外渗。

4. 肾蒂血管损伤

肾蒂血管损伤比较少见。肾蒂或肾段血管的部分或全部撕裂，可引起大出血、休克，常来不及诊治即死亡。

（三）临床表现

1. 症状

（1）休克：严重肾裂伤，肾蒂裂伤或合并胸、腹部脏器损伤时，因损伤和失血常发生休克，可危及生命。

（2）血尿：肾损伤老年人大多有血尿。肾挫伤时可出现少量肉眼血尿，严重肾裂伤时呈大量肉眼血尿。肾血管断裂、输尿管断裂或血块堵塞输尿管时，血尿可不明显或无血尿。

（3）疼痛：肾包膜下血肿、肾周围软组织损伤、出血或尿外渗至肾周围均可引起患侧腰、腹部疼痛。血液、尿液进入腹腔或合并腹腔内器官损伤时，可出现腹膜刺激征、腹痛等。血块通过输尿管时可引起同侧肾绞痛。

（4）感染：肾损伤所致肾周血肿、尿外渗继发感染，可出现发热等全身中毒症状。

2. 体征

血液、尿液渗入肾周围组织可使局部肿胀，形成肿块，有明显触痛和肌强直。

（四）辅助检查

1. 实验室检查

（1）尿常规检查：可见尿中含大量红细胞。

（2）血常规检查：发现血红蛋白与血细胞比容持续降低时，提示有活动性出血；血白细胞计数增多，提示有感染。

2. 影像学检查

（1）B超检查：有助于了解肾损伤的部位和程度，有无包膜下和肾周血肿、尿外渗、其他器官损伤及对侧肾等情况。

（2）CT、MRI检查：可显示肾实质裂伤程度、尿外渗和血肿范围，显示无活力的肾组织，并可了解与周围组织和腹腔其他脏器的关系。

（3）排泄性尿路造影：可评价肾损伤的范围、程度和对侧肾功能。

（4）动脉造影：适用于排泄性尿路造影未能提供肾损伤的部位和程度，尤其伤侧肾未显影，选择性肾动脉造影可显示肾动脉和肾实质的损伤情况。

（五）治疗要点

根据肾损伤的轻重采取不同的治疗。

1. 紧急处理

大出血、休克者，迅速给予输液、输血和积极复苏处理。同时明确肾损伤的范围、程度及有无合并其他脏器损伤，做好手术探查的准备。

2. 非手术治疗

绝对卧床休息2~4周，密切观察生命体征、血尿颜色和腰腹部肿块的变化，及时对症支持治疗。

3. 手术治疗

严重肾裂伤、肾碎裂、肾蒂损伤及肾开放性损伤，应尽早施行手术。

🔍 **知识链接**

肾损伤的手术方法

经腹部切口施行手术，先探查并处理腹腔损伤脏器，再切开后腹膜，显露肾静脉、肾动脉，并阻断之，随后切开肾筋膜和脂肪囊，探查伤侧肾。先阻断肾蒂血管可以从容检查肾，并切开肾筋膜，快速清除血肿，依具体情况决定做肾修补、部分肾切除术或肾切除。必须注意，在未控制肾动脉之前切开肾筋膜，往往难以控制出血，而被迫施行肾切除。只有在肾严重碎裂或肾血管撕裂，无法修复，而对侧肾良好时，才施行肾切除。肾实质破坏不大时，可在清创与止血后，用脂肪或网膜组织填入肾纤维囊缝合处，完成一期缝合，既消除了无效腔，又减少血肿引起继发性感染的机会。肾动脉损伤性血栓形成一旦被确诊即应手术取栓，并可行血管置换术，以挽救肾功能。

（六）常见护理诊断/问题

（1）焦虑/恐惧。与外伤打击、担心预后不良有关。

（2）疼痛。与损伤后局部肿胀和尿外渗有关。

（3）组织灌注量改变。与肾损伤或同时合并其他器官损伤引起大出血有关。

（4）潜在并发症：休克、感染。

（七）护理措施

1. 非手术治疗的护理

（1）卧床休息。

绝对卧床休息2~4周，待病情稳定、血尿消失后可离床活动。肾挫裂伤通常于损伤后4~6周才趋于愈合，过早、过多离床活动，均有可能再度发生出血。

（2）病情观察。

①监测生命体征：定时测量体温、血压、脉搏、呼吸情况，观察有无休克征象。

②观察血尿情况：动态观察血尿颜色的深浅变化，每30分钟至2小时留取1份尿液于试管内，并进行编号。若血尿颜色逐渐加深，说明有活动性出血。

③观察腰腹部肿块：观察腰腹部肿块的大小，若肿块逐渐增大，说明有进行性出血或尿外渗。

④观察腹部情况：观察腹膜刺激症状的轻重，以判断渗血、渗尿情况。

⑤监测血常规：定时监测血白细胞计数，以判断有无继发感染。动态监测血红蛋白和血细胞比容，以了解出血情况及其变化。

⑥疼痛观察：观察疼痛的部位及程度。发现异常情况时，需报告医生并协助处理。

（3）维持体液平衡。

建立静脉通道，遵医嘱及时输液、输血，以维持有效循环血量。在病情允许情况下，应鼓励老年人经口摄入。

（4）对症处理。

遵医嘱给予止血药物，减少或控制出血；腰腹部疼痛明显者，遵医嘱给予止痛药、镇静剂，以减轻疼痛、避免躁动而加重出血；给予高热老年人物理或药物降温。

（5）心理护理。

关心老年人，安慰老年人及家属，稳定情绪，减轻焦虑和恐惧。解释病情发展情况、主要的治疗和护理措施，鼓励老年人及家属积极配合各项治疗和护理工作。

2. 手术治疗的护理

（1）术前护理。

①病情观察：密切观察生命体征，每隔1~2小时测量体温、脉搏、呼吸、血压1次，注意老年人全身症状。

②抗休克治疗：保证休克老年人输液、输血的通畅，补充血容量。

③术前准备：有手术指征者，在抗休克的同时，紧急做好各项术前准备。危重老年人尽量少搬动，以免加重损伤和休克。

④心理护理：帮助老年人和家属了解治疗的方法，解释手术治疗的必要性和重要性，解除思想顾虑，以取得配合。

（2）术后护理。

①休息与饮食：麻醉作用消失后血压平稳者，为利于引流和呼吸，可取半卧位。行肾切除术后需卧床休息 2~3 日，行肾损伤修补、肾周引流术后老年人需绝对卧床 1~2 周。严密观察病情，尤其注意 24~48 小时内生命体征的变化，注意有无内出血的发生。禁食 2~3 日，待肠蠕动恢复后开始进食。

②病情观察：观察患者生命体征，引流液的颜色、性状及量，准确记录 24h 尿量。

③预防感染：定时观察体温，了解血、尿白细胞计数变化，及时发现有无感染。严格无菌操作，加强损伤局部的护理，遵医嘱早期应用广谱抗生素，预防感染。

④伤口护理：保持手术切口清洁干燥，换药时注意无菌操作。

⑤引流管的护理。a. 妥善固定：妥善固定肾周围引流管及集尿袋，防止牵拉和滑脱，翻身活动时避免引流管被拉出、扭曲及引流袋接口脱落。b. 保持引流通畅：勿使导管扭曲、受压或堵塞。若引流不畅，先用手指挤压引流管，必要时用生理盐水冲洗。c. 观察引流情况：观察引流物的量、颜色、性状和气味。d. 适时拔管：引流管一般于术后 2~3 日引流量减少时拔除，若发生感染或尿瘘，则应延长拔管时间。

⑥心理护理：术后给予老年人和家属心理上的支持，解释术后恢复过程，说明术后疼痛、胃肠功能不良多为暂时性，各种引流管安放的意义，以及积极配合治疗和护理对康复的意义。

（八）健康指导

1. 防压疮和肌肉萎缩

需长期卧床的严重肾损伤老年人，应适时翻身和改变体位，预防压疮；并进行肌肉锻炼，防止四肢肌肉萎缩。

2. 引流管护理指导

向老年人说明保留各引流管的意义及注意事项。

3. 活动指导

绝对卧床休息有利于预防肾再度出血。因肾挫裂伤 4~6 周后肾组织才趋于愈合，过早活动易使血管内凝血块脱落，可发生继发性出血。伤后 3 个月内不宜参加体力劳动或剧烈运动。

4. 健肾保护指导

严重损伤致肾切除后，老年人应注意保护对侧肾，尽量不服用对肾有损害的药物，如氨基糖苷类抗生素。必要时在医生指导下服药，以免造成健侧肾功能损害。

二、膀胱损伤

膀胱充盈时其壁紧张而薄，高出耻骨联合，失去骨盆保护，在外力作用下容易发生膀胱损伤。

（一）病因及发病机制

1. 开放性损伤

膀胱损伤处与体表相通，多由锐器或枪弹贯通所致。常合并直肠、阴道损伤，形成腹壁尿瘘、膀胱直肠瘘或膀胱阴道瘘。

2. 闭合性损伤

膀胱充盈时，下腹部遭撞击、挤压，可致膀胱损伤。骨盆骨折时，骨折片可直接刺破膀胱壁。

3. 医源性损伤

膀胱镜检查、膀胱镜碎石术、经尿道膀胱肿瘤电切除术等可造成膀胱损伤或穿孔。

4. 自发性膀胱破裂

有病变的膀胱（如膀胱结核、长期接受放射治疗的膀胱）过度膨胀，发生破裂，称为自发性破裂。

（二）临床表现

1. 症状

（1）腹痛。

腹膜外破裂时，尿外渗及血肿形成可引起下腹部疼痛、压痛及肌紧张。腹膜内破裂时，尿液流入腹腔可引起急性腹膜炎症状。

（2）排尿困难和血尿。

有尿意，但不能排尿或仅排出少量血尿。

（3）休克。

骨盆骨折引起剧痛、大出血，膀胱破裂引起尿外渗、腹膜炎或合并其他损伤时，常发生休克。

2. 体征

（1）皮肤肿胀、血肿和瘀斑。

闭合性损伤时，体表皮肤常有皮肤肿胀、血肿和瘀斑。

（2）移动性浊音阳性。

腹膜内破裂时，尿液流入腹腔可有全腹压痛、反跳痛及肌紧张，并有移动性浊音。

（3）直肠指检可触及肿物和触痛。

腹膜外破裂时，下腹部可有压痛及肌紧张，直肠指检可触及肿物和触痛。

（4）尿瘘。

开放性膀胱破裂与体表、直肠或阴道相通时，引起伤口漏尿、膀胱直肠瘘或膀胱阴道瘘。

（三）辅助检查

1. 导尿试验

导尿管插入膀胱后，若引流出 300mL 以上的清亮尿液，基本上可排除膀胱破裂。经导尿管注入无菌生理盐水 200~300mL 至膀胱，片刻后吸出，当液体进出量有明显差异时，提示膀胱破裂。

2. 影像学检查

（1）X 线检查：腹部平片可显示骨盆骨折。

（2）膀胱造影：自导尿管注入 15%泛影萄胺 300mL，拍摄前后位片，若造影剂有外漏，提示膀胱破裂。是诊断膀胱破裂最可靠的方法。

（3）CT：可发现膀胱周围血肿，增强后延迟扫描也可发现造影剂外渗现象。

（四）治疗要点

1. 紧急处理

积极进行抗休克治疗，如输液、输血、止痛及镇静。尽早应用抗生素预防感染。

2. 非手术治疗

膀胱挫伤症状轻微，可留置导尿管引流尿液 7~10 日，保持通畅，并使用抗生素预防感染。

3. 手术治疗

膀胱破裂伴有出血和尿外渗，病情严重者，应尽早手术治疗。

（五）常见护理诊断/问题

（1）焦虑/恐惧。与外伤打击、害怕手术等有关。

（2）疼痛。与损伤后局部肿胀和尿外渗有关。

（3）潜在并发症：感染、休克。

（六）护理措施

1. 非手术治疗的护理

（1）病情观察。

密切观察生命体征，观察腹痛及腹膜刺激症状，判断有无再出血发生。

（2）维持体液平衡。

建立静脉通道，遵医嘱及时输液，必要时输血，以维持有效循环血量，保证组织有效灌流量。合理安排输液种类，及时输入液体和电解质，以维持水、电解质及酸碱平衡。

（3）预防感染。

①做好伤口护理和导尿管护理。

②监测体温，每日 4 次，至平稳 3 日为止。体温超过 38.5℃，应给予物理降温。

③遵医嘱予应用抗生素，补液。

④加强营养。

（4）导尿管护理。

①妥善固定：妥善固定导尿管及集尿袋，防止牵拉和滑脱。

②保持引流通畅：勿使导管扭曲、受压或堵塞。若引流不畅，先用手指挤压引流管，必要时用生理盐水冲洗。

③观察记录引流情况：注意观察并记录引流尿液的量、颜色及性状。

④预防逆行感染：每日消毒尿道口及外阴 2 次，除去分泌物及血痂；定时放出集尿袋中的尿液，每周更换 1 次连接管及集尿袋，换管时严格无菌操作；每周作尿常规和尿细菌培养 1 次，以便及时发现感染；鼓励老年人多饮水，每日 2000~3000mL，以保证足够的尿量，增加内冲洗作用。

⑤适时拔管：尿管留置 7~10 日后拔除。

（5）心理护理。

关爱老年人，稳定老年人及家属情绪，减轻焦虑和恐惧。解释病情发展情况、主要的治疗和护理措施，鼓励老年人及家属积极配合各项治疗和护理工作。

2. 手术治疗的护理

（1）术前准备。

在抗休克的同时，紧急做好各项术前准备。完善术前检查，注意有无凝血功能障碍。条件允许时，术前行肠道清洁。

（2）预防感染。

遵医嘱予补液，应用抗生素。

（3）病情观察。

监测生命体征，及时发现出血、感染等并发症。

（4）膀胱造瘘管护理。

①妥善固定：固定好膀胱造瘘管及集尿袋，防止牵拉和滑脱，否则尿液外渗到周围组织间隙而引起感染，造成手术失败。

②保持引流通畅：引流管长度适中，勿使导管扭曲、受压或堵塞。

③观察记录引流情况：记录 24 小时引流尿液的量、颜色及性状。

④预防逆行感染：无菌集尿袋应低于尿路引流部位，防止尿液倒流；保持瘘口周围清洁干燥，及时更换渗湿敷料。

⑤适时拔管：造瘘管一般留置 10 日左右拔除，拔管前应进行夹管训练，锻炼膀胱的排尿功能，待老年人排尿情况良好后再拔除，拔管后用纱布覆盖造瘘口。

（5）心理护理。

术前解释手术治疗的必要性和重要性，消除老年人及家属的思想顾虑，以取得配合。术后解释术后恢复过程，安放各种引流管的意义，以及积极配合治疗和护理对康复的意义。

（七）健康指导

1. 膀胱造瘘管的自我护理

部分患者需带膀胱造瘘管出院，需做好患者的自我护理指导，包括：①引流管和引流袋的位置切勿高于膀胱区；②间断轻柔挤压引流管以促进沉淀物的排出；③发现阻塞时不可自行冲洗，应随时就诊；④如出现膀胱刺激征、尿中有血块、发热等，也应及时就诊；⑤多饮水和拔除膀胱造瘘管前夹管训练排尿的意义。

2. 用药指导

遵医嘱服药，详细告知患者药物的不良反应及注意事项。

三、尿道损伤

尿道损伤是泌尿系统最常见的损伤，多见于男性。男性尿道以尿生殖膈为界，分为前、后两段。前尿道包括球部和阴茎体部，后尿道包括前列腺部和膜部。球部和膜部的损伤多见。男性尿道损伤是泌尿外科常见的急症，早期处理不当，会产生尿道狭窄、尿瘘等并发症。

（一）病因及分类

1. 按尿道损伤的部位分类

（1）前尿道损伤：多发生于球部。球部尿道固定在会阴部，会阴部骑跨伤时，将尿道挤向耻骨联合下方，引起尿道球部损伤。

（2）后尿道损伤：多发生于膜部。膜部尿道穿过尿生殖膈，当骨盆骨折时，附着于耻骨下支的尿生殖膈突然移位，产生剪切样暴力，使薄弱的膜部尿道撕裂。

2. 按致伤原因分类

（1）开放性损伤：因弹片、锐器伤所致，常伴有阴茎、阴囊、会阴贯通伤。

（2）闭合性损伤：因外来暴力所致，多为挫伤或撕裂伤。

（二）临床表现

1. 症状

（1）疼痛。

前尿道损伤时，受伤处疼痛，排尿时加重；后尿道损伤时，下腹部疼痛，局部肌紧张，并有压痛。

（2）尿道出血。

前尿道损伤时，尿道外口滴血，出现血尿；后尿道损伤时，尿道口无流血或仅有少量血液流出。

（3）排尿困难。

尿道挫裂伤时，会因疼痛而致括约肌痉挛，进而发生排尿困难。尿道断裂时，可发生尿潴留。

（4）血肿及尿外渗。

尿道断裂后，用力排尿时，尿液可从裂口处渗入周围组织，形成尿外渗。尿外渗、血肿并发感染，则出现脓毒血症。

（5）休克。

骨盆骨折所致后尿道损伤，可引起创伤性、失血性休克。

2. 体征

前尿道损伤时常发生会阴部、阴囊处肿胀、瘀斑及蝶形血肿。尿生殖膈撕裂时，会阴、阴囊部出现血肿。后尿道损伤时，下腹局部肌紧张，并有压痛，直肠指诊前列腺有浮球感。

（三）辅助检查

1. 导尿

导尿可以检查尿道是否连续、完整。如能顺利插入，说明尿道连续而完整。插入导尿管后，应留置导尿管 1 周，以引流尿液并支撑尿道。若一次插入困难，不应勉强反复试插，以免加重局部损伤、导致感染。后尿道损伤伴骨盆骨折时，一般不宜导尿。

2. 影像学检查

（1）X 线检查：骨盆前后位片显示骨盆骨折。

（2）逆行尿道造影：从尿道口注入造影剂 10～20mL，可确定损伤部位及程度。

（四）治疗要点

1. 紧急处理

损伤严重致出血性休克者，予抗休克治疗，尽早施行手术治疗。尿潴留不宜导尿或未能立即手术者，行耻骨上膀胱穿刺引流出膀胱内尿液。

2. 非手术治疗

尿道挫伤及轻度裂伤，症状轻微且排尿不困难者，无须特殊治疗，可止血、镇痛、应用抗生素预防感染。

3. 手术治疗

（1）前尿道裂伤：如导尿失败，立即行经会阴尿道修补；尿道断裂者及时清除血肿后行尿道端端吻合术，并留置导尿管 2~3 周。尿道裂伤严重、会阴或阴囊形成大血肿者可行膀胱造瘘术。

（2）后尿道损伤：早期行尿道会师复位术，借牵引力使已断裂的尿道两断端复位对合，术后留置导尿管 3~4 周。尿道愈合后注意观察有无尿道狭窄。如老年人一般情况差或尿道会师复位术不成功，可行耻骨上高位膀胱造瘘，3 个月后如发生尿道狭窄，则需再行尿道瘢痕切除及尿道端端吻合术等二期手术。

（3）并发症。

①尿外渗：在尿外渗区作多处切口，置多孔引流管作皮下引流，彻底引流外渗尿液。②尿道狭窄：尿道损伤后常并发尿道狭窄，狭窄轻者可定期作尿道扩张术，狭窄严重者可行内镜下尿道内冷刀切开狭窄部位、切除瘢痕组织，必要时可经会阴切除瘢痕狭窄段，行尿道端端吻合术。③直肠损伤：后尿道合并直肠损伤时应立即修补，并作暂时性结肠造瘘。若并发尿道直肠瘘，应等待 3~6 个月后再施行修补手术。

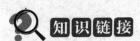 **知识链接**

尿道会师复位术

作下腹部切口，切开膀胱，用一对凹凸探子操作，先将一凹形探子置于后尿道，再从尿道外口插入另一凸形探子，一对探子相嵌合，将凸形探子引入膀胱，其尖部套上一根普通导尿管，拔出探子，将导尿管引出尿道外口。然后用细线将它与一条多孔导尿管的尖端连在一起，拉入膀胱。接着用一根粗尼龙线在尿道前方穿过前列腺尖，线的两端穿出会阴部，用胶布固定于股内侧作皮肤牵引。如无凹凸探子，可用示指从膀胱颈伸入后尿道，将从尿道外口插入的尿道探子引入膀胱。

（五）常见护理诊断/问题

（1）焦虑/恐惧。与外伤打击、害怕手术和担心预后有关。

（2）组织灌注量改变。与创伤、骨盆骨折引起的大出血有关。

（3）排尿异常。与尿道局部水肿或尿道括约肌痉挛、尿道狭窄有关。

（六）护理措施

1. 非手术治疗的护理

（1）心理护理。

护理员应主动关心、安慰老年人与家属，稳定情绪，减轻焦虑与恐惧，告诉老年人及家属尿道损伤的病情发展、主要的治疗护理措施，鼓励老年人及家属积极配合。

（2）维持体液平衡。

①急救护理：有效止血，及时进行骨折复位固定，减少骨折断端的活动，以免损伤血管导致休克；骨盆骨折者须卧硬板床，勿随意搬动，以免加重损伤。

②输液护理：迅速建立2条静脉通路，遵医嘱合理输液、输血，并确保输液通道通畅。

（3）病情观察。

监测老年人的神志、脉搏、呼吸、血压、体温、尿量、腹肌紧张度、腹痛、腹胀等的变化，并详细记录。

（4）感染的护理。

①做好伤口护理和导尿管护理。

②嘱老年人勿用力排尿，避免引起尿外渗而致周围组织继发感染。

③遵医嘱应用抗生素，嘱老年人多饮水。

④及早发现感染征象，通知医师并协助处理。

（5）术前准备。

有手术指征者，在抗休克的同时，紧急做好各项术前准备。

2. 手术治疗的护理

（1）引流管护理。

①尿管：尿道吻合术与尿道会师术后均留置尿管，引流尿液。a. 妥善固定：尿管一旦滑脱则无法直接插入，须再行手术放置，直接影响损伤尿道的愈合。应妥善固定尿管于大腿内侧，减缓翻身动作，防止尿管脱落。b. 有效牵引：尿道会师复位术后行尿管牵引，有利于促进分离的尿道断面愈合。为避免阴茎与阴囊交界处尿道发生压迫性坏死，需掌握牵引的角度和力度。牵引角度为尿管与体轴呈45°，牵引力度约0.5kg，维持1~2周。c. 保持通畅：血块堵塞是导致尿管堵塞的常见原因，需及时清除。可在无菌操作下，用注射器吸取无菌生理盐水冲洗、抽吸血块。d. 预防感染：严格无菌操作，定期更换引流袋。留置尿管期间，每日清洁尿道口2次。e. 拔管：尿道会师术后尿管留置时间一般为1~2周，严重者可酌情延长留置时间。

②膀胱造瘘管：同引流管护理常规，膀胱造瘘管留置10日左右拔除。

（2）尿外渗区切开引流的护理。

保持引流通畅，定时更换切口浸湿敷料；抬高阴囊，以利于外渗尿液吸收，促进肿胀消退。

（七）健康指导

1. 定期行尿道扩张术

经手术修复后，尿道损伤老年人尿道狭窄的发生率较高，需要定期进行尿道扩张以避免尿道狭窄。尿道扩张术较为痛苦，应向老年人说明该治疗的意义，鼓励老年人定期返院行尿道扩张术。

2. 自我观察

若发现有排尿不畅、尿线变细、滴沥、尿液混浊等现象，可能为尿道狭窄，应及时来医院诊治。

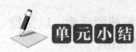 单元小结

　　泌尿系统损伤以男性尿道损伤最多见，肾和膀胱次之，输尿管损伤最少见。由于泌尿系统各器官受到周围组织和脏器的良好保护，通常不易受伤。泌尿系统损伤大多是胸、腹、腰部或骨盆严重损伤时的合并伤。因此当有上述部位的严重损伤时，应注意有无泌尿系统损伤，确诊泌尿系统损伤时，也要注意有无合并其他脏器损伤。泌尿系统损伤的主要临床表现为出血、血尿及尿液外渗。大量出血可引起失血性休克；尿液外渗可继发感染，严重时可导致脓毒血症、肾周围脓肿、尿瘘等并发症。正确评估泌尿系统损伤的老年人，尽早发现并处理老年人问题，是泌尿系统损伤老年人护理的关键。

单元9　泌尿系统结石的护理

案例引入

　　陈爷爷，男，50岁，于1天前无明显诱因出现右侧腰腹部疼痛伴发热，入院就诊。查体：体温最高达39.5℃，双侧腰曲线对称，右肾区叩击痛（+）左肾区压痛、叩击痛（−），双侧输尿管走行区深压痛（−），膀胱区无明显膨隆，压痛（−），无肌紧张。无尿频、尿急、尿痛，无恶心、呕吐，无肉眼血尿。行泌尿系统彩超及CT示：右肾结石。

　　请思考：

　　1. 什么是肾结石，应对陈爷爷采取哪些护理措施？

　　2. 如何为陈爷爷进行健康指导？

教学目标

　　知识目标：

　　1. 掌握泌尿系统结石的临床表现及护理措施。

　　2. 熟悉泌尿系统结石的治疗要点与常见护理诊断问题。

　　3. 了解泌尿系统结石的病因及发病机制，辅助检查。

　　能力目标：

　　学会泌尿系统结石的老年人的护理方法，能正确地为泌尿系统结石老年人实施整体护理，能为泌尿系统结石老年人提供健康指导。

　　素质目标：

　　关心、尊重、爱护老年人，具有高度的责任感，具有主动为其缓解不适的职业意识与态度。

　　思政目标：

　　1. 在为老服务过程中，谨记"以老年人为中心"的服务理念。

2. 通过学习，学生能养成科学的生活习惯。

泌尿系统结石又称为尿石症，是肾结石、输尿管结石、膀胱结石和尿道结石的总称。按泌尿系统结石所在的部位分为上尿路结石和下尿路结石。临床以上尿路结石多见，是泌尿外科的常见病。男女发病比例为 3∶1，好发年龄为 30~50 岁。

一、上尿路结石

上尿路结石包括肾结石和输尿管结石，以单侧多见。

（一）病因及发病机制

影响结石形成的因素很多，年龄、性别、种族、遗传、环境因素、饮食习惯和职业等对结石的形成影响很大，身体代谢异常、尿路梗阻、感染、异物和药物的使用是结石形成的常见病因。

1. 代谢异常

（1）形成尿结石的物质排出增加：尿液中钙、草酸、尿酸排出量增加，易形成尿结石。

（2）尿 pH 改变：在酸性尿中易形成尿酸结石和胱氨酸结石，在碱性尿中易形成磷酸镁铵结石和磷酸钙结石。

（3）尿中抑制晶体形成的物质不足：如枸橼酸、焦磷酸盐、酸性黏多糖等。

（4）尿量减少：使尿中盐类和有机物质的浓度增高。

2. 局部因素

（1）尿液淤滞：由于机械性因素导致的尿路梗阻、尿动力学改变、肾下垂等原因均可引起尿液淤滞，促使结石形成。

（2）尿路感染：泌尿系统感染时，细菌、坏死组织、脓块等均可成为结石的核心，导致结石尤其是磷酸镁铵和磷酸钙结石形成。

（3）尿路异物：长期留置尿管、小线头等可成为结石的核心而逐渐形成结石。

3. 药物相关因素

占肾结石的 1%~2%。相关药物分 2 类：①尿液的浓度高而溶解度比较低的药物，如氨苯蝶啶、治疗 HIV 感染的药物（如印地那韦）、硅酸镁和磺胺类药物等。②能够诱发结石形成的药物，如乙酰唑胺、维生素 D、维生素 C 和皮质激素等。

（二）临床表现

1. 症状

（1）疼痛。

患病老年人多有肾区疼痛，疼痛程度取决于结石大小和位置。结石大、移动小的肾盂肾盏结石可无明显临床症状，活动后可引起上腹和腰部钝痛或隐痛。肾内小结石与输尿管结石可引起肾绞痛，常见于结石活动并引起输尿管梗阻的情况。肾绞痛的典型表现为突发性严重疼痛，多在深夜至凌晨发作，可使人从熟睡中痛醒，剧烈难忍。疼痛位于腰部或上腹部，沿输尿管放射至同侧腹股沟，甚至涉及同侧睾丸或阴唇。疼痛持续数分钟至数小时不等。发作时老年人精神恐惧，坐卧不安，痛极时可伴恶心、呕吐，面色苍白、出冷汗，甚至休克。

（2）血尿。

多数为镜下血尿，少数为肉眼血尿。有时活动后出现镜下血尿是上尿路结石的唯一症状。

（3）膀胱刺激征。

结石伴感染或输尿管膀胱壁段结石时，可有尿频、尿急、尿痛。

（4）排石。

少数老年人可自行排出细小结石，是尿石症的有力证据。

（5）感染和梗阻。

结石继发急性肾盂肾炎或肾积脓时，可有发热、畏寒等全身症状。双侧上尿路完全性梗阻时可导致无尿，甚至出现尿毒症。

2. 体征

患侧肾区可有叩击痛。结石引起严重的肾积水时，可在上腹部触到增大的肾脏。

（三）辅助检查

1. 实验室检查

（1）尿液分析：常能见到肉眼血尿或镜下血尿；伴感染时有脓尿，必要时作尿细菌培养；可检测尿液 pH、钙、钠、镁、磷、尿酸、胱氨酸、草酸盐等。

（2）血液分析：检测血钙、白蛋白、肌酐和尿酸等。

（3）结石成分分析：有物理和化学 2 种方法，可确定结石性质，为制定结石预防措施和选用溶石疗法提供重要依据。

2. 影像学检查

（1）超声检查：是肾结石重要的筛查手段。可发现尿路平片不能显示的小结石和 X 线阴性结石，可显示结石梗阻引起的肾积水和肾实质萎缩情况。

（2）X 线检查：①尿路平片：可发现 90% 以上的泌尿系统结石。②排泄性尿路造影：可显示结石所致的尿路形态和肾功能改变，有无引起结石的局部因素。③逆行性肾盂造影：适用于其他方法不能确诊时，一般不作为初始检查手段。

（3）CT 检查和磁共振水成像（MRU）：平扫 CT 检查可发现以上检查不能显示的或较小的输尿管中、下段结石，增强 CT 检查能够显示肾脏积水的程度和肾实质的厚度，可反映肾功能的改变情况。磁共振水成像（MRU）可了解结石梗阻后肾输尿管积水的情况，不适合做静脉尿路造影者可考虑采用。

3. 内镜检查

包括经皮肾镜、输尿管镜和膀胱镜检查。常用于尿路平片未显示结石，排泄性尿路造影有充盈缺损而不能确诊时，借助内镜可明确诊断和进行治疗。

（四）治疗要点

根据结石的大小、数目、位置、肾功能和全身情况制订治疗方案。

1. 病因治疗

如为甲状旁腺功能亢进（主要是甲状旁腺瘤）引起者，可切除腺瘤；如为尿路梗阻引起者，可解除梗阻。

2. 非手术治疗

适用于结石直径<0.6cm，无尿路梗阻和感染者。

（1）水化疗法：每天饮水量 2500～3000mL，保持每日尿量在 2000mL 以上。大量饮水配合适当运动可促进小结石的排出，有助于稀释尿液、减少晶体沉积和起到内冲洗的作用，可延缓结石的增长和手术后结石的复发。

（2）药物治疗：根据对已排出结石或经手术取出结石的成分分析结果决定药物治疗方案。

①药物溶石：用于非钙结石。a. 调节尿液 pH 值的药物：可提高结石的溶解度。尿酸结石可服用枸橼酸氢钾钠、碳酸氢钠碱化尿液；胱氨酸结石的治疗需要碱化尿液；口服氯化铵可使尿液酸化，有利于防止磷酸钙及磷酸镁铵结石的生长。b. 调节代谢的药物：α-巯丙酰甘氨酸、乙酰半胱氨酸有溶石作用；别嘌醇可降低血、尿中的尿酸含量，可治疗尿酸结石。

②中药和针灸：可解痉、止痛，促进小结石的排出。常用中药有金钱草和车前子，常用针刺穴位有肾俞穴、三阴交穴、阿是穴等。

③控制感染：感染性结石需控制感染。

④解痉止痛：肾绞痛需紧急处理，以解痉止痛为主，常用止痛药包括非甾体镇痛抗炎药物（如双氯芬酸和吲哚美辛）及阿片类镇痛药（如哌替啶、曲马多等），解痉药主要有阿托品、钙通道阻滞剂、黄体酮等。

3. 体外冲击波碎石（ESWL）

在 X 线、B 超定位下，将冲击波聚焦后作用于结石使之粉碎，随尿流排出。适用于直径≤2cm 的肾、输尿管上段结石，无 ESWL 禁忌者。

🔍 知识链接

体外冲击波碎石的禁忌证及并发症

禁忌证：结石远端尿路梗阻、妊娠、出血性疾病、严重心脑血管疾病、主动脉或肾动脉瘤、尚未控制的泌尿系感染等。过于肥胖、肾位置过高、骨关节严重畸形、结石定位不清等。

并发症：碎石后多数老年人出现一过性肉眼血尿，一般不需要特殊处理。肾周围血肿形成较为少见，可非手术治疗。感染性结石或结石合并感染者，由于结石内细菌播散、碎石梗阻引起肾盂内高压、冲击波引起的肾组织损伤等因素，可发生尿源性脓毒症，往往病程进展很快，可继发感染性休克甚至死亡，需积极治疗。在碎石排出的过程中，由于结石碎石片或颗粒排出可引起肾绞痛。若碎石过多地积聚于输尿管内，可引起"石街"，老年人腰痛或不适，有时可合并继发感染等。

4. 手术治疗

（1）内镜取石或碎石术：①经皮肾镜取石或碎石术；②输尿管肾镜取石或碎石术；③腹腔镜输尿管取石。

（2）开放手术：术式主要有肾盂切开取石术、肾实质切开取石术、肾部分切除术、肾切开取石术、输尿管切开取石术。

（五）常见护理诊断/问题

（1）疼痛。与结石刺激引起的炎症、损伤及平滑肌痉挛有关。

（2）知识缺乏。缺乏预防尿石症的知识。

（3）潜在并发症。感染，"石街"形成，出血。

（六）护理措施

1. 非手术治疗的护理

（1）缓解疼痛。

嘱老年人卧床休息，局部热敷，指导老年人做深呼吸、放松以减轻疼痛。遵医嘱应用解痉镇痛药物，并观察疼痛的缓解情况。

（2）促进排石。

大量饮水可稀释尿液、预防感染、促进排石。在病情允许的情况下，适当作一些跳跃运动或经常改变体位，有助于结石的排出。

（3）病情观察。

观察体温、尿液颜色与性状、尿中白细胞数，及早发现感染征象。观察结石排出情况，排出结石可做成分分析，以指导结石治疗与预防。

（4）心理护理。

向老年人及家属详细讲解疾病的防治知识，告诉老年人坚持治疗的重要性，增强老年人治疗的信心。

2. 体外冲击波碎石的护理

（1）术前护理。

①术前准备：术前 3 日忌进食易产气食物，术前 1 日口服缓泻剂，术晨禁饮禁食；教会患者练习手术配合体位、固定体位；术晨行泌尿系统 X 线片复查，了解结石位置，复查后平车接送患者。

②心理护理：向患者说明该方法简单、安全有效，可重复治疗，术中不能随意移动体位。

（2）术后护理。

①休息和饮食：术后卧床休息 6 小时；若患者无不良反应，可正常进食。鼓励患者每日饮水 2500~3000mL，以增加尿量，促进结石排出。

②采取有效体位：若患者无不适，鼓励患者适当运动、经常变换体位，以促进碎石排出。指导患者采用正确体位：a. 健侧卧位。肾结石碎石后，一般取健侧卧位，同时叩击患侧肾区，利于碎石由肾盏排入肾盂、输尿管。b. 头高脚低卧位。结石位于中肾盏、肾盂、输尿管上段者，碎石后取头高脚低卧位，上半身抬高。c. 头低卧位。肾下盏结石可采用头低卧位，并叩击背部加速排石。d. 患侧卧位。巨大肾结石碎石后，为预防大量碎石短时间内积聚于输尿管发生堵塞，引起"石街"和继发感染，严重者导致肾功能改变，应采用患侧卧位，以利于结石随尿液缓慢排出。

③病情观察：a. 严密观察和记录碎石后排尿及排石情况；b. 用纱布过滤尿液，收集结石碎渣做成分分析；c. 定时行腹部平片检查，以观察结石排出情况。

④并发症的观察和护理：a. 血尿。碎石术后多数患者出现暂时性肉眼血尿，一般可自行消失，无须处理。b. 疼痛。结石排出引起肾绞痛时，遵医嘱给予解痉止痛等处

理。c. 发热。遵医嘱应用抗生素，高热者采用降温措施。d. "石街"形成。患者有腰痛或不适，可继发感染和脏器受损等，需立即经输尿管镜取石或碎石。

3. 内镜碎石术的护理

（1）术前护理。

①控制感染：术前感染的控制是手术安全的保证。对于伴有感染的患者，选择合适的抗生素。

②术前准备：a. 掌握凝血功能情况。注意患者的凝血功能是否正常，如近期服用阿司匹林、华法林等抗凝药物者应停药，待凝血功能正常再行碎石术。b. 进行体位训练。术中患者取截石位或俯卧位。术前指导患者进行俯卧位练习，从俯卧30分钟开始，逐渐延长至2小时，以提高患者术中体位的耐受性。c. 备皮、配血和行肠道清洁：术前1日备皮、配血，术前晚行肠道清洁。

③心理护理：向患病老年人及家属介绍各种内镜碎石术的方法与优点、术中的配合要求及注意事项，消除老年人的顾虑。

（2）术后护理。

①病情观察：观察患者的生命体征，尿液颜色和性状等。术后早期，肾造瘘管引流液一般为血性，如1~3日转清，不需处理。如术后短时间内造瘘管引出大量鲜红色血性液体，可能为大出血，应报医师处理。遵医嘱应用止血药，夹闭造瘘管1~3小时，增加肾盂内压力，起到压迫止血的目的。出血停止，患者生命征平稳后可重新开放肾造瘘管。

②防治感染：遵医嘱应用抗生素。多饮水，勤排尿。留置尿管者应注意清洁尿道口与会阴部，肾造瘘口应定时更换敷料，保持皮肤清洁、干燥。

③引流管护理。

a. 肾造瘘管护理：经皮肾镜取石术后为引流尿液和残余碎石常规留置肾造瘘管。

● 妥善固定：妥善固定肾造瘘管及集尿袋，防止牵拉和滑脱，翻身活动时避免造瘘管被拉出、扭曲及引流袋接口脱落。

● 保持引流通畅：如造瘘管发生堵塞，挤捏无效时，可协助医师在无菌操作下作造瘘管冲洗，方法是用注射器吸取5~10mL生理盐水，缓慢注入造瘘管内再缓慢吸出，反复冲洗，直至管道通畅。

● 观察并记录引流情况：注意观察并记录引流液的量、颜色和性状。

● 防逆行感染：引流管位置应低于肾造瘘口，以防引流液逆流引起感染。

● 适时拔管：术后3~5日，引流液转清、体温正常后可拔管，拔管前先夹闭造瘘管24~48小时，注意观察有无发热、排尿困难、腰腹痛等反应，拔管后3~4日内，应督促患者每2~4小时排尿1次，以免膀胱过度充盈。

b. 双"J"管护理：输尿管肾镜取石或碎石术后为引流尿液、扩张输尿管、排出小结石，以及防止输尿管内"石街"形成，常规留置双"J"管。

● 体位：术后患者取半卧位。

● 防尿液反流：多饮水、勤排尿，注意防止膀胱过度充盈引起尿液反流。

● 防止滑脱：鼓励患者早期下床活动，但应注意避免剧烈运动、过度弯腰、突然下蹲等，以免双"J"管滑脱或上下移位。

● 取管时间：双"J"管一般留置 4~6 周，经 B 超或腹部摄片复查确定无结石残留后，于膀胱镜下取出双"J"管。

4. 手术治疗的护理

（1）术前护理。

①术前准备：输尿管结石老年人入手术室前需再行腹部平片定位。注意继发性结石老年人的全身情况和原发病的护理。

②心理护理：向患病老年人解释手术治疗的必要性，关心体贴老年人，帮助老年人解除思想顾虑，消除恐惧心理，取得老年人对治疗和护理工作的支持与配合。

（2）术后护理。

①休息与体位：肾实质切开者，应卧床 2 周。上尿路结石术后，取侧卧位或半卧位，以利引流。

②饮食与输液：肠功能恢复后，可进食。输液并鼓励患者多饮水，每日 3000~4000mL。血压稳定者，应用利尿剂，增加尿量，以便冲洗尿路和改善肾功能。

③病情观察：严密观察和记录尿液颜色、量及患侧肾功能情况。

④引流管的护理：a. 妥善固定。妥善固定肾周围引流管及集尿袋，防止牵拉和滑脱，翻身活动时，避免引流管被拉出、扭曲，防止引流袋接口脱落。b. 保持引流通畅。c. 观察记录引流情况。观察并记录引流物的量、颜色、性状和气味。d. 适时拔管。引流管一般于术后 3~4 日拔除，若发生感染或尿瘘，则应延长拔管时间。

⑤心理护理：给予患病老年人和家属心理上的支持，解释术后恢复过程，说明引流管安放的意义，以及积极配合治疗和护理对康复的意义。

（七）健康指导

1. 知识宣教

告知患病老年人尽早解除尿路梗阻、感染、异物等因素，可减少结石形成。

2. 饮食指导

告知患者大量饮水和调节饮食可预防结石。

（1）含钙结石患者：宜食用含纤维丰富之食物，限制牛奶、奶制品、豆制品、巧克力、坚果等含钙量高的食物；限制浓茶、菠菜、番茄、土豆、芦笋等含草酸量高的食物；避免大量摄入动物蛋白、精制糖和动物脂肪。

（2）尿酸结石患者：忌食动物内脏，限制各种肉类和鱼虾等富含嘌呤的高蛋白食物。

（3）胱氨酸结石患者：应限制含蛋氨酸的食物，如蛋、奶、肉、花生和小麦。

3. 用药指导

根据结石成分，血、尿钙磷、尿酸、胱氨酸和尿 pH 值，应用药物预防结石发生。如：①维生素 B_6。有助于减少尿中草酸含量。②氧化镁。可增加尿中草酸溶解度。③枸橼酸钾、碳酸氢钠。可使尿 pH 保持在 6.5~7 以上，预防尿酸和胱氨酸结石。④别嘌醇。可减少尿酸形成，对含钙结石有抑制作用。⑤氯化氨。使尿液酸化，有利于防止感染性结石的生长。

4. 特殊性指导

告知患者伴甲状旁腺功能亢进者必须摘除腺瘤或增生组织，长期卧床者必须进行适当功能锻炼，以防止骨脱钙，减少尿钙排出。

5. 复查指导

治疗后定期行尿液化验、X 线检查或 B 超检查，观察有无复发、残余结石情况。若出现腰痛、血尿等症状，及时就诊。

二、下尿路结石

下尿路结石包括膀胱结石和尿道结石。

（一）病因及发病机制

1. 膀胱结石

原发性膀胱结石明显少于继发性膀胱结石。前者多见于男童，与低蛋白和低磷酸盐饮食有关；后者常见于膀胱出口梗阻、膀胱憩室、异物、神经源性膀胱或肾结石排入膀胱，以男性多见。结石可直接损伤膀胱黏膜，引起出血、感染，长期慢性刺激可发生恶变。

2. 尿道结石

绝大多数来自肾和膀胱。多见于男性。尿道结石可直接损伤尿道引起出血，并引起梗阻和感染。

（二）临床表现

1. 膀胱结石

常见症状是排尿疼痛、排尿困难和血尿。典型症状为排尿突然中断，排尿时结石落于膀胱颈可引起尿流突然中断，若改变体位，又可排出尿液。疼痛在排尿时尤为明显，并放射至远端尿道及阴茎头部，常伴终末血尿。若并发感染时，可出现膀胱刺激症状。

2. 尿道结石

尿道结石多见于男性，多位于前尿道。典型症状为排尿困难、点滴状排尿伴尿痛，甚至造成急性尿潴留。前尿道结石可沿尿道扪及，后尿道结石经直肠指诊可触及。

（三）辅助检查

1. X 线平片

能显示绝大多数结石。

2. B 超检查

能显示膀胱区的强光团及结石声影。

3. 膀胱镜检查

用于上述方法不能确诊时，膀胱镜检查可直观结石，并发现膀胱病变。

（四）治疗要点

1. 膀胱结石

（1）多数结石首选经尿道激光碎石，也可经膀胱镜机械、液电效应、超声或弹道气压碎石。

（2）结石过大、过硬或有膀胱憩室时，宜采用耻骨上膀胱切开取石术。

2. 尿道结石

（1）前尿道结石：在表面麻醉下，压迫结石近端尿道以阻止结石后退。向尿道内注入无菌石蜡油，轻轻向尿道口推挤，然后将结石钳出。

（2）后尿道结石：在麻醉下用尿道探条将结石轻轻推入膀胱，再按膀胱结石处理。

（五）常见护理诊断/问题

（1）急性疼痛。与结石刺激引起的炎症、损伤及平滑肌痉挛有关。

（2）潜在并发症：感染。

（六）护理措施

1. 非手术治疗的护理

（1）病情观察。

碎石术后严密观察和记录碎石后排尿及排石情况。膀胱和尿道机械性操作后，注意观察出血的量，尿的颜色、性状等；并观察下腹部情况，注意有无膀胱穿孔症状。

（2）防治感染。

嘱患者多饮水，勤排尿，遵医嘱应用抗生素。

2. 耻骨上膀胱切开取石术后的护理

（1）切口护理。

保持切口清洁干燥，敷料被浸湿时要及时更换。

（2）预防感染。

嘱患者多饮水，勤排尿，并遵医嘱应用抗生素预防切口及尿路感染。

（3）疼痛护理。

遵医嘱应用止痛药。

（4）引流管的护理。

术后一般留置膀胱造瘘管、尿管及膀胱侧间隙引流管。

①妥善固定各引流管，防止牵拉和滑脱。

②避免扭曲折叠，保持引流通畅。

③注意观察引流尿液的量、颜色及性状。

④根据患者病情的恢复情况及医嘱拔除引流管和尿管，最后拔除膀胱造瘘管。

⑤鼓励患者多饮水，增加内冲洗作用。

（七）健康指导

同上尿路结石。

 单元小结

泌尿系统结石是泌尿外科3大疾病之一，按结石所在的部位分为上尿路结石和下尿路结石。泌尿系统结石的治疗方法很多，且疗效满意。但结石的患病率、治疗后复发率均很高。因此做好泌尿系统结石老年人护理的同时，采取有效措施预防泌尿系统结石的发生或延迟结石复发十分重要。

单元 10 泌尿系统肿瘤的护理

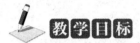

案例引入

李爷爷，56 岁。因间断性全程无痛性肉眼血尿 3 个月入院，化验肝肾功能正常，Hb105g/L，B 超示肝胆胰脾双肾无异常，膀胱左侧壁可见 2cm 实性占位。初步诊断：膀胱肿瘤。

请思考：

1. 李爷爷出现肉眼血尿最可能的原因是什么？

2. 李爷爷手术治疗后，如何为李爷爷进行健康指导？

教学目标

知识目标：

1. 掌握肾癌、膀胱癌、前列腺癌老年人的护理措施。

2. 熟悉肾癌、膀胱癌、前列腺癌的症状、体征及处理原则。

3. 了解肾癌、膀胱癌、前列腺癌的病因、病理生理和辅助检查。

能力目标：

学会肾癌、膀胱癌、前列腺癌老年人的护理方法，能正确为肾癌、膀胱癌、前列腺癌老年人实施整体护理，并提供健康指导。

素质目标：

关心、尊重、爱护老年人，具有高度的责任感，具有主动为其缓解不适的职业意识与态度。

思政目标：

1. 在为老服务过程中，谨记"以老年人为中心"的服务理念。

2. 通过学习，学生能养成认真、负责的工作态度。

随着我国经济社会发展、人民生活水平提高和人口老龄化进程加速，泌尿系统肿瘤的总体发病率逐年提高，已成为严重威胁国人健康的疾病。泌尿系统肿瘤包括膀胱癌、肾癌和前列腺癌。最常见的是膀胱癌，其次是肾癌。

一、膀胱癌

膀胱癌是泌尿系统最常见的肿瘤，包括所有原发于膀胱的恶性肿瘤。40 岁以后发病率逐渐增加，60~70 岁达到高峰，男女之比为（3~4）：1，城市居民发病率高于农村居民。

（一）病因及发病机制

1. 吸烟

是最常见的致癌因素，大约 1/3 膀胱癌与吸烟有关。吸烟致癌可能与香烟中含有多种芳香胺的衍生致癌物有关。吸烟量越大、吸烟史越长，初始年龄越小，发生膀胱癌的概率越大。

2. 长期接触某些致癌物质

已肯定的化学致癌物有 2-萘胺、联苯胺、4-氨基双联苯、4-硝基双联苯、2-氨基-1-萘酚等。某些行业如燃料、纺织、皮革、橡胶、染发、塑料、油漆、印刷等的从业人员，发生膀胱癌的概率显著增加。

3. 其他

（1）食物：大量摄入脂肪、胆固醇、油煎食物和红肉可增加膀胱癌发病风险。

（2）药物：非那西丁、内源性色氨酸、环磷酰胺等药物具有致癌作用，致癌性与摄入量、持续时间有关。

（3）其他因素：遗传、慢性感染、炎症、结石、电离辐射、硒元素缺乏与膀胱癌的发病密切相关。

（二）临床表现

1. 症状

（1）血尿。

是膀胱癌最常见和最早出现的症状。常表现为间歇性无痛性肉眼血尿，出血可自行停止。出血量多少与肿瘤大小、数目、恶性程度并不成正比。

（2）膀胱刺激征。

尿频、尿急、尿痛，多为膀胱癌的晚期表现。

（3）排尿困难和尿潴留。

肿瘤发生在膀胱内口或三角区，或肿瘤破坏逼尿肌或排尿神经时可出现排尿困难，甚至尿潴留。

（4）其他。

骨转移者有骨痛，腹膜后转移或肾积水可出现腰痛。

2. 体征

多数患者无明显体征，肿瘤增大到一定程度时，下腹部可触及肿块。发生肝或淋巴结转移时，可扪及肿大的肝或锁骨上淋巴结。

（三）辅助检查

1. 实验室检查

在新鲜尿液中，易发现脱落的肿瘤细胞，可作为初步筛选，但分化良好者不易检出。近年来采用尿液检查膀胱肿瘤抗原（BAT）、纤维蛋白和纤维蛋白降解产物（FDP）、核基质蛋白（NMP-22）等有助于提高膀胱癌的检出率。

2. 影像学检查

（1）B 超检查：可发现直径 0.5cm 以上的膀胱肿瘤，经尿道超声扫描可了解肿瘤浸润范围及深度。

（2）X 线检查：排泄性尿路造影可了解肾盂、输尿管有无肿瘤，肾积水或显影差提示肿瘤浸润输尿管口。膀胱造影可见充盈缺损。

（3）CT 检查、MRI 检查：可了解肿瘤浸润深度及局部转移病灶。

3. 膀胱镜检查

能直接观察肿瘤位置、大小、数目、形态、浸润范围等，并可取活组织检查，是诊断膀胱癌最直接、最重要的方法。

（四）治疗要点

以手术治疗为主的综合治疗。

1. 手术治疗

原则上 T_a、T_1 及局限的 T_2 期肿瘤可采用保留膀胱的手术；较大、多发、反复发作的 T_2 期和 T_3、T_4 期肿瘤，应行膀胱全切除术。手术方法：①经尿道膀胱肿瘤切除术。适用于表浅膀胱肿瘤（T_a 期、T_1 期）的治疗。②膀胱部分切除术。适用于 T_2 期分化良好、局限的膀胱肿瘤。③根治性膀胱全切术。适用于反复复发、多发或侵犯膀胱颈、三角区的膀胱肿瘤。

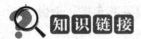

原位新膀胱术

原位新膀胱术是指膀胱全切后，截取一段肠管（回肠、乙状结肠），制成低压储尿囊，双侧输尿管运用各种抗反流的方法与储尿囊相吻合，然后将储尿囊与尿道残端吻合，以重建下尿路储尿、控尿、排尿等正常生理功能。实施该手术的膀胱癌患者应满足以下条件：①尿道完整性和外括约肌功能良好；②术中尿道切缘肿瘤阴性；③肾脏功能良好可保证电解质平衡及废物排泄；④肠道无明显病变。此术式的优点是不需要腹壁造口，提高生活质量，并维护自身形象，减少护理费用，患者更容易接受；缺点是手术步骤烦琐，手术时间长，创伤大，可能出现尿失禁、排尿困难等并发症。

2. 化学治疗

有全身化疗和膀胱灌注化疗等方式。全身化疗多用于有转移的晚期患者。膀胱灌注化疗主要用于预防复发。

3. 放射治疗

包括根治性放射治疗、辅助性放射治疗、姑息性放射治疗，适用于膀胱癌各期病变。

（五）常见护理诊断/问题

（1）焦虑/恐惧。与对癌症的恐惧、害怕手术、担心预后有关。

（2）营养失调：低于机体需要量。与长期血尿、癌肿消耗、手术创伤有关。

（3）身体意象紊乱。与尿流改道术后留置造口、化学治疗导致脱发等有关。

（4）潜在并发症：出血、感染、尿瘘、膀胱穿孔、尿失禁、代谢异常等。

（六）护理措施

1. 术前护理

（1）注意休息。

病程长、体质差、晚期肿瘤出现明显血尿者，应卧床休息。

（2）饮食护理。

给予高蛋白、高热量、高维生素、易消化饮食，必要时输液、输血或静脉营养等，纠正贫血，改善全身营养状况。

（3）病情观察。

每日观察和记录排尿的量、性状和血尿程度。

（4）术前准备。

膀胱部分切除术，嘱患者手术日晨勿排尿，以便术中识别膀胱。根治性膀胱切除术必须作肠道准备。术前3日开始口服广谱抗生素，少渣半流质饮食，每晚灌肠；术前常规禁食禁饮，术晨清洁灌肠。行膀胱全切双侧输尿管皮肤造口术，应做好腹部皮肤准备。

（5）心理护理。

根据患者的具体情况，做耐心的心理疏导，说明膀胱癌根治术后虽然改变了正常的排尿生理，但是可避免复发，延长寿命，提高生活质量，以消除其焦虑、恐惧、绝望的心理。

2. 术后护理

（1）体位。

麻醉期已过、生命体征平稳者，取半卧位。膀胱全切除术后卧床8~10日。

（2）病情观察。

严密观察生命体征、意识与尿量，保证输血、输液通畅。早期发现休克，及时进行治疗和护理。

（3）休息与活动。

术后6~12周，应避免久坐、重体力劳动、性生活等，多参与日常活动以及轻度、可耐受的锻炼。

（4）饮食护理。

行膀胱部分切除和膀胱全切双输尿管皮肤造口术的患者，待肛门排气后，进维生素及营养丰富的饮食。回肠膀胱术、可控膀胱术后按肠吻合术后饮食，禁食期间给予静脉营养。经尿道膀胱肿瘤电切术后6小时，可正常进食。多饮水可起到内冲洗作用。

（5）预防感染。

定时测体温及血液中白细胞变化，保持切口清洁干燥，定时翻身、促进排痰，若痰液黏稠予以雾化吸入、适当活动等措施预防感染发生。

（6）引流管的护理。

准确标识，妥善固定，保持通畅，观察记录引流液的颜色、性状、量，发现异常及时报告医师，并协助处理。①输尿管支架管：目的是支撑输尿管、引流尿液，一般于术后10~14日拔除。引流袋位置应低于膀胱以防止尿液反流。②代膀胱造瘘管：目的是引流尿液及代新膀胱冲洗。术后2~3周，经造影新膀胱无尿瘘及吻合口无狭窄后可拔除。③导尿管：目的是引流尿液、代膀胱冲洗及训练膀胱的容量，护理时应经常挤压，避免血块及黏液堵塞。行膀胱癌等手术，应待新膀胱容量达150mL以上后拔除。④盆腔引流管：目的是引流盆腔的积血、积液，同时可以用于观察有无发生活动性出血与尿瘘，一般术后3~5日拔除。

（7）膀胱灌注化疗的护理。

膀胱灌注化疗主要适用于膀胱保留术后患者能憋尿者。膀胱灌注化疗可预防或推迟肿瘤复发。①化疗时间：病情允许时，术后半月行化疗。②化疗药物：常用化疗药物是免疫抑制剂 BCG 或抗癌药。③化疗方案：遵医嘱将免疫抑制剂 BCG 或抗癌药灌入膀胱，每周灌注 1 次，共 6 次，以后每月 1 次，持续两年。④灌注方法：患者灌注前 4 小时禁饮水，灌注前排空膀胱；灌注时保持病室温度适宜，充分润滑导尿管，常规消毒外阴及尿道口，再将用蒸馏水或等渗盐水稀释的药液灌入膀胱内，保留 0.5~2 小时，分别取俯、仰、左、右侧卧位，每 15~30 分钟轮换体位 1 次；灌注后嘱患者大量饮水，稀释尿液以降低药物浓度，减少对尿道黏膜的刺激。⑤注意事项：如有化学性膀胱炎、血尿等症状，遵医嘱延长灌注时间间隔、减少剂量、使用抗生素等，特别严重者暂停膀胱灌注。

（8）造口护理。

尿流改道术后留置腹壁造口，患者需终生佩戴造口集尿袋。①保持造口皮肤清洁、干燥；②注意观察造口颜色与状态；③及时清理造口及周围皮肤黏液，使尿液顺利流出。当造口周围出现因细菌分解尿酸形成的白色末状结晶物时，可先用白醋清洗，再用清水清洗。

（9）新膀胱冲洗的护理。

①冲洗目的：预防代膀胱的肠黏液过多引起管道堵塞。

②冲洗时机和次数：一般术后第 3 日开始行代膀胱冲洗，每日 1~2 次，肠黏液多者可适当增加次数。

③冲洗方法：患者取平卧位，用生理盐水或 5%碳酸氢钠溶液做冲洗液，温度控制在 36℃左右，每次用注射器抽取 30~50mL 溶液，连接膀胱造瘘管注入冲洗液，低压缓慢冲洗，并开放导尿管引出冲洗液，反复冲洗至冲洗液澄清为止。

（10）并发症的护理。

膀胱穿孔常见于经尿道膀胱肿瘤切除术；出血、感染、尿瘘、尿失禁等常见于根治性膀胱切除术。

①出血：若患者出现血压下降、脉搏加快，引流管内引出鲜血，每小时超过 100mL 以上且易凝固，提示活动性出血，应报告医师及时处理。

②感染：加强各项基础护理措施，保持伤口的清洁、干燥，敷料渗湿时要及时更换；更换引流袋时应严格无菌操作；监测体温、伤口、血常规和尿常规，发现体温升高、白细胞计数和中性粒细胞升高等感染征象时，应及时报告医生并协助处理。

③膀胱穿孔：多发生在膀胱侧壁，由闭孔反射所致，一般为腹膜外穿孔，经适当延长导尿管留置时间大多可自行愈合。

④尿瘘：包括新膀胱与尿道吻合口瘘、新膀胱与输尿管吻合口瘘、新膀胱自身裂开。指导患者养成定时排尿、及时排尿习惯，避免长时间憋尿，以预防新膀胱自发破裂；发现盆腔引流管引流出尿液、切口部位渗出尿液、导尿管引流量减少等尿瘘征象时，应嘱患者取半坐卧位，保持各引流管通畅，盆腔引流管作低负压吸引，同时遵医嘱使用抗生素。

⑤尿失禁：对于发生尿失禁的患者，护理员应指导患者通过排尿日记、尿垫监测

尿失禁程度；睡前完全排空膀胱，夜间用闹钟唤醒 2~3 次，以帮助减少夜间尿失禁；坚持盆底肌肉功能锻炼以辅助控尿。

（11）心理护理。

通过交流与沟通全面了解患者的心理状态，并根据患者的具体情况，给予相应的解释和引导，消除患者的心理顾虑，帮助患者面对现实，提高生活质量。

（七）健康指导

1. 锻炼与自我保护

术后患病老年人要适当锻炼，加强营养，增强体质；对密切接触致癌物质者加强劳动保护，禁止吸烟，可防止或减少膀胱癌的发生。

2. 自我护理

进食清淡食物，减少葱、姜、蒜等刺激性食物摄入，适当多饮水；教会患者自我护理的方法：①非可控术后患者更换尿袋的动作要快，避免尿液外流，并准备足够纸巾吸收尿液；睡觉时可调整尿袋方向与身体纵轴垂直，并接引流袋将尿液引流至床旁的容器中（如尿盆），避免尿液压迫腹部影响睡眠。②可控膀胱术后患者自我导尿时，注意清洁双手及导尿管，间隔 3~4 小时导尿 1 次；外出或夜间睡觉可使用尿袋避免尿失禁。

3. 原位膀胱功能训练

新膀胱造瘘口愈合后指导患者进行新膀胱训练。①贮尿功能：夹闭导尿管，定时放尿，初起每 30 分钟放尿 1 次，逐渐延长至 1~2 小时。放尿前收缩会阴，轻压下腹，使新膀胱逐渐形成充盈感。②控尿功能：收缩会阴及肛门括约肌 10~20 次/日，每次维持 10 秒。③排尿功能：选择特定的时间排尿，如餐前 30 分钟，晨起或睡前；定时排尿，一般白天 2~3 小时排尿 1 次，夜间 2 次，减少尿失禁。④排尿姿势：患者自行排尿早期可采用蹲位或坐位排尿，如排尿通畅，尝试站立排尿。排尿时先放松盆底肌，再稍微增加腹内压。

4. 定期复查

向患者强调定期复查的重要性，说服患者主动配合。浸润性膀胱癌术后定期复查肝、肾、肺等脏器功能，及早发现转移病灶；放疗、化疗期间，定期查血、尿常规，一旦出现骨髓抑制，应暂停治疗；膀胱癌保留膀胱的术后患者，每 3 个月进行 1 次膀胱镜检查，2 年无复发者，改为每半年 1 次。

二、肾癌

肾癌亦称肾细胞癌、肾腺癌，是起源于肾实质泌尿小管上皮系统的恶性肿瘤，占成人恶性肿瘤的 2%~3%，占原发性肾恶性肿瘤的 85%。35 岁以上发病率快速升高，70~80 岁达高峰，男女比例为 2∶1，城市居民发病率高于农村居民。

（一）病因及病理

肾癌的确切病因尚不明确。其发病可能与吸烟、肥胖、职业接触（如石棉、皮革等）、遗传因素（如抑癌基因缺失）、高血压与抗高血压治疗等有关。

绝大多数肾癌发生于一侧肾脏，多为单发肿瘤，10%~20% 为多发病灶。多发病灶病例常见于遗传性肾癌及肾乳头状腺癌的患者。双侧肾脏先后或同时发病者仅占散发性肾癌的 2%～4%。肾癌主要有肾透明细胞癌、乳头状肾细胞癌和肾嫌色细胞癌等 3 种类型，其中肾透明细胞癌约占 70%～80%。肾癌可蔓延至肾盏、肾盂、输尿管，并侵犯肾静脉。静脉内柱状的癌栓可延伸至下腔静脉，甚至右心室。远处转移最常见的部位是肺、骨骼、肝、大脑。

（二）临床表现

1. 症状

（1）肾癌三联征。

即腰痛、血尿、腹部肿块，目前同时具备"三联征"表现的患者已很少见。腰痛常为钝痛或隐痛，多由于肿瘤生长牵张肾包膜或侵犯腰肌、邻近器官所致；血块通过输尿管时可发生肾绞痛。肿瘤较大时在腹部和腰部易被触及。血尿常为无痛性、间歇性，表明肿瘤已经侵犯肾盏、肾盂。

（2）副瘤综合征。

10%～40% 的肾癌患者有副瘤综合征，临床表现为高血压、贫血、体重减轻、恶病质、发热、红细胞增多症、肝功能异常、高钙血症、高血糖、血沉增快、神经肌肉病变、淀粉样变性、溢乳症和凝血机制异常等。

（3）转移症状。

肾癌因转移部位和程度不同可出现咳嗽和咯血、瘙痒和黄疸、骨痛和病理性骨折、神经系统症状等。

2. 体征

肾癌早期体征不明显。不到 10% 的肾癌患者有体征，体积巨大的肾癌可出现腹部肿块，有淋巴结转移者可出现左侧锁骨上淋巴结肿大，有下腔静脉癌栓严重阻塞静脉回流者可出现双下肢水肿，左肾肿瘤肾静脉癌栓者可出现不受体位改变而变化的左侧精索静脉曲张。

（三）辅助检查

1. 影像学检查

（1）B 超检查：发现肾癌的敏感性高，能鉴别肾实质性肿块与囊性病变，是发现肾肿瘤最简单和常用的方法。

（2）X 线检查：平片可见肾外形增大、不规则，偶有钙化影；排泄性尿路造影可见肾盏、肾盂因受肿瘤挤压或侵犯而有不规则变形、狭窄、拉长或充盈缺损。

（3）CT 检查、MRI 检查和肾动脉造影：有助于早期诊断和鉴别肾实质内肿瘤的性质。

2. 肾穿刺活检

影像检查诊断为肾癌且适于手术治疗者，不主张术前做肾肿瘤穿刺活检。不宜手术治疗的肾癌患者或不能手术治疗的晚期肾癌患者，全身系统治疗前行穿刺活检明确病理诊断，有助于选择治疗用药。选择消融治疗的肾癌患者，消融前应行肾肿瘤穿刺活检获取病理诊断。

（四）治疗要点

1. 非手术治疗

肾癌具有多药物耐药基因，对放疗及化疗不敏感。免疫治疗对预防和治疗转移癌有一定疗效。分子靶向药物可提高晚期肾癌的治疗有效率。

2. 手术治疗

根治性肾切除术是治疗肾癌最主要的手段，传统手术范围包括患肾、肾周围脂肪及筋膜、近端 1/2 输尿管、区域淋巴结。肾肿瘤已累及肾上腺时，需切除同侧肾上腺、肾门旁淋巴结。但目前不推荐术中常规行肾上腺切除和区域淋巴结清扫。对孤立肾肾癌或双侧肾癌，考虑做保留肾单位的肾部分切除术。腹腔镜根治性肾切除术或肾部分切除术具有创伤小、术后恢复快等优点，得到广泛应用。

3. 消融治疗

包括射频消融、冷冻消融、高强度聚焦超声，适用于不适合手术的小肾癌患者的治疗。

（五）常见护理诊断/问题

（1）焦虑/恐惧。与对癌症的恐惧、害怕手术、担心预后有关。

（2）营养失调：低于机体需要量。与长期血尿、癌肿消耗、手术创伤有关。

（3）潜在并发症：出血、感染。

（六）护理措施

1. 术前护理

（1）营养支持。

提供色香味俱全、营养丰富的食品，增进患者食欲，必要时给予肠外营养支持，贫血者可给予少量多次输血。

（2）心理护理。

主动关心患者，倾听患者诉说，适当解释病情，告知手术治疗的必要性和可行性，以稳定患者情绪，争取患者配合。

2. 术后护理

（1）体位与活动。

术后麻醉期已过、血压平稳者，取半卧位。肾癌根治术患者建议早期下床活动。行部分切除术患者常需卧床 3~7 日，避免过早下床活动引起手术部位出血。

（2）病情观察。

严密观察生命体征，保证输血、输液通畅，防治休克。肾癌切除同时行腔静脉取瘤栓术后，需留置导尿管，并监测 24 小时尿量、尿蛋白及肾功能，防止肾衰竭；观察健肾功能：术后连续 3 日准确记录 24 小时尿量，且观察第 1 次排尿的时间、尿量、颜色。若手术后 6 小时仍无排尿或 24 小时尿量较少，说明健肾功能可能有障碍，应通知医师处理。

（3）并发症的护理。

①出血：术中和术后出血是肾部分切除术最主要的并发症。护理时应注意监测患者的生命体征的变化，若患者引流液较多、色鲜红且较快凝固，同时伴有血压下降、脉搏增快等低血容量休克表现时，常提示出血，应及时报告医师并协助处理：a. 遵医嘱应用止血药物。b. 出血量大、血容量不足的患病老年人给予输液和输血。c. 对经处理出血仍未能停止者，积极做好手术止血准备。

②腹胀：手术时腹膜后神经受到刺激、麻醉抑制胃肠蠕动、胃内容物不能排空等可导致腹胀。老年人呼吸吞入空气、长时间卧床可加重腹胀。一般在术后 2~3 日胃肠

功能恢复正常，肛门排气后症状迅速缓解。

（4）引流管的护理。

保持引流通畅，观察引流液的颜色、性质及量，若无引流物排出，肾周引流管即可拔除。

（七）健康指导

1. 生活指导

充分休息，适度运动，戒烟减肥，避免重体力活动，加强营养，增强体质，避免感冒。

2. 复诊指导

定期复查超声、CT 和血尿常规，及时发现肾癌复发或转移。

三、前列腺癌

前列腺癌是源自前列腺上皮的恶性肿瘤，好发于 65 岁以上的男性，随着我国人口老龄化、诊疗技术的进步，前列腺癌发病率呈逐年升高的态势。

（一）病因

前列腺癌的病因尚不清楚，可能与年龄、遗传、种族、癌前病变、饮食、环境污染等有关。

（二）临床表现

1. 症状

早期前列腺癌一般无症状。进展期肿瘤生长可以挤压尿道、直接侵犯膀胱颈部、膀胱三角区，患者出现排尿困难、尿路刺激症状；骨转移患者可以出现骨痛、脊髓压迫症状、排便失禁等。

2. 体征

直肠指诊可触及前列腺结节，质地坚硬。淋巴结转移时，患者可出现下肢水肿。

（三）辅助检查

1. 实验室检查

前列腺特异性抗原（PSA）是目前诊断前列腺癌、评估各种治疗效果和预测预后的重要肿瘤标志物。正常男性的血清 PSA 浓度应<4ng/ml。前列腺癌患者血清 PSA 常升高，有转移病灶者血清 PSA 可显著升高。

2. 影像学检查

（1）经直肠超声（TRUS）：可帮助寻找可疑病灶，初步判断肿瘤大小；引导行穿刺活检。

（2）MRI 检查、CT 检查：MRI 检查可显示前列腺包膜的完整性、肿瘤是否侵犯前列腺周围组织及器官、盆腔淋巴结受侵犯情况及骨转移的病灶。CT 检查对早期前列腺癌的诊断敏感性明显低于 MRI，主要是协助进行肿瘤临床分期。

（3）全身核素骨显像检查（ECT）：可比常规 X 线提前 3~6 个月发现骨转移灶。

3. 前列腺穿刺活检

在 B 超引导下进行系统性穿刺活检，可确诊前列腺癌。

（四）治疗要点

根据患者的年龄、全身状况、临床分期及病理分级等综合因素考虑。

1. 非手术治疗

（1）观察等待：适用于偶然发现的局限性前列腺癌。

（2）抗雄激素内分泌治疗：又称药物去势，适合于 T_3、T_4 期的前列腺癌。

（3）放射治疗：有内放射和外放射 2 种。内放射使用放射性核素粒子植入治疗，主要适用于 T_2 期以内的前列腺癌。外放射适用于内分泌治疗无效者。

（4）化学治疗：主要用于内分泌治疗失败者，常用药物有环磷酰胺（CTX）、5-氟尿嘧啶（5-FU）、阿霉素（ADM）、卡铂、长春碱及紫杉醇（PTX）等。

2. 手术治疗

（1）根治性前列腺切除术：是局限性病灶 T_1、T_2 期的前列腺癌最佳治疗方法，但仅适于年龄较轻、能耐受手术的患者。

（2）双侧睾丸切除术与包膜下睾丸切除术：用于 T_3、T_4 期的前列腺癌患者进行手术去势。

（五）常见护理诊断/问题

（1）营养失调：低于机体需要量。与癌肿消耗，手术创伤，早期骨转移有关。

（2）焦虑/恐惧。与对癌症的恐惧、害怕手术等有关。

（3）潜在并发症：出血、感染等。

（六）护理措施

1. 改善营养

前列腺癌早期无症状，老年人有症状就医时多属中晚期，且多有不同程度机体消耗。对这类老年人在有效治疗疾病的同时，需给予营养支持，告知老年人保持丰富的膳食营养，尤其多食富含多种维生素的食物，多饮绿茶。必要时给予肠内外营养支持。

2. 心理护理

多与老年人沟通，解释病情，前列腺癌恶性程度属中等，经有效治疗后疗效尚可，5 年生存率较高。让老年人充分了解自己的病情，如手术创伤不大、恢复快等，从而减轻思想压力，稳定情绪，消除焦虑和恐惧心理。

3. 并发症的预防及护理

（1）出血：根治手术后有继发出血的可能，若血压下降，脉搏增快，引流管内引出鲜血，立即凝固，每小时量超过 100mL 以上，提示继发出血，应立即通知医师处理。

（2）预防感染：加强各项基础护理措施，保持切口清洁，敷料渗湿及时更换，保证引流管通畅且固定牢靠。应用广谱抗菌类药物预防感染。发现感染迹象时及时通知医师处理。

（七）健康指导

1. 复诊指导

定期直肠指诊和测定 PSA 以判断预后及复发情况。最初每 3~6 个月复查一次。

2. 生活指导

保持良好的饮食习惯，适度锻炼，戒烟、限酒，避免高脂饮食，少吃红色肉类；多吃豆类、谷物、蔬菜、水果等富含纤维素的食物。

3. 用药指导

雌激素、雌二醇氮芥、拮抗剂去势、放射治疗对抑制前列腺癌的进展有作用，但也有较严重的心血管、肝、肾、肺的副作用，故用药期间应严密观察。

4. 高危筛查

年龄在 50 岁以上的男性，每年应做 1 次专科检查，包括直肠指诊、PSA 检测和经直肠超声检查，对可疑者，行前列腺穿刺活检。

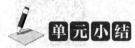

单元小结

泌尿系统肿瘤包括膀胱癌、肾癌和前列腺癌。泌尿系统肿瘤一般不会引起疼痛，所以当患者有症状就医时多属中晚期。因此，做好泌尿系统肿瘤老年人护理的同时，采取有效措施预防泌尿系统肿瘤的发生或延迟泌尿系统肿瘤复发十分重要。

思政课堂

思维导图

模块三　睡眠照护

扫码查看课程资源

课程一　休息与睡眠

 案例引入

李爷爷，87 岁，1 周前入住夕阳红养老公寓，护理员小张在夜间 11 点巡视房间时，发现李爷爷辗转反侧、难以入睡，在与其沟通过程中得知李爷爷因入住养老公寓时间短，尚未适应环境。假如你是护理员小张，你该采取哪些措施为李爷爷睡眠提供帮助呢？

教学目标

知识目标：

1. 掌握影响睡眠的因素及常见的睡眠障碍及护理。
2. 理解睡眠的生理。
3. 了解休息的条件。

能力目标：

1. 能识别老年人睡眠障碍的类型及原因。
2. 能为睡眠障碍的老年人提供照护。

素质目标：

1. 具有高度的责任心和良好的沟通能力。
2. 关心体贴老年人，具有设身处地为老年人着想的职业操守。

思政目标：

培养学生劳逸结合的生活理念。

一、休息

休息是指通过改变当前的活动方式，使身心放松，处于一种没有紧张和焦虑的松弛状态。休息包括身体和心理两个方面的放松，通过休息可以减轻疲劳，缓解紧张情绪。睡眠是最常见的休息方式，睡眠质量的好坏直接影响休息质量的好坏。

充足的休息是维持机体身心健康的必要条件，是促进疾病康复的重要措施。休息可以减轻或消除疲劳，缓解精神紧张和压力，恢复体力和精力；可以减少机体的消耗，提高治疗效果，缩短病程；可以促进蛋白质的合成，利于组织修复。当人处于卧位时，肝脏及肾脏血流量较站位时多 50%，利于组织的修复和器官功能的恢复。缺少休息可以导致疲倦、劳累、乏力、注意力不集中。长期休息不良，还会导致机体健康水平下降甚至生病。良好的休息应该具备以下条件。

1. 生理上的舒适

身体舒服是保证有效休息的重要条件。包括各组织器官功能良好；皮肤完整，无破损；身体各部位清洁，无异味；体位舒适；疼痛得到控制或减轻；无异常感觉等。

2. 心理上的放松

情绪紧张和精神压力会导致睡眠形态改变。个体患病时通常会出现害怕、焦虑、烦躁不安、抑郁、沮丧、依赖等情绪变化和精神压力，难以适应疾病给自身及家庭带来的各种问题。

个体的不良心理和情绪状态也会影响休息的质量。

3. 睡眠充足

充足的睡眠是休息的最基本条件。虽然每个人所需要的睡眠时间有所区别，但都有最低限度，满足一定的睡眠时间，才能得到充分的休息，否则会经常出现烦躁易怒、精神紧张、全身疲乏、注意力不集中等现象。

4. 环境适宜

物理环境是影响老年人休息的重要因素之一，环境性质可以决定人的心理状态。环境中的空间、温度、湿度、光线、色彩、空气、声音等，对老年人的休息、疾病康复均有不同程度的影响。因此，应该积极为老年人创造和谐、舒适的环境。

二、睡眠

人一生中有三分之一的时间是在睡眠中度过的，五天不睡觉就会影响人的生存，可见睡眠是人重要的生理需要之一。睡眠不仅可以使个体消除疲劳，更好地恢复精力和体力，还对脑发育和记忆信息在脑内的加工及激素的分泌有重要作用。对于患病的老年人，充足的睡眠可以促进机体康复。

睡眠是周期发生的知觉的特殊状态，由不同时相组成，对周围环境可相对的不做出反应。个体在睡眠中对特殊刺激会产生选择性的知觉，甚至被惊醒。而个体是否被惊醒，与刺激来源的音量、强度及刺激源对其是否有特殊意义有关，比如熟睡的母亲可能被其宝宝的哭声唤醒，但却听不到滚滚的雷声。

（一）睡眠的生理

1. 睡眠的发生机制

睡眠由睡眠中枢控制。目前认为睡眠中枢位于脑干尾端，这一中枢向上传导冲动作用于大脑皮质（或称上行抑制系统），与控制觉醒状态的脑干网状结构上行激动系统的作用相拮抗，从而调节睡眠与觉醒的相互转化。

2. 睡眠的生理特点

睡眠时许多生理功能都会发生变化，如嗅、视、听、触等感觉功能暂时减退，骨骼肌反射运动和肌张力减弱，同时伴有一系列自主神经功能的改变。表现为血压下降，心率减慢，体温下降，代谢率降低，呼吸变慢等。

3. 睡眠时相

睡眠有两种时相：一是慢波睡眠（SWS），脑电波呈现同步化慢波的时相，又称非快眼动睡眠（NREM）或正相睡眠；二是快波睡眠（FWS），脑电波呈现去同步化快波时相，又称快速眼动睡眠（REM）或异相睡眠，睡眠过程中两个时相相互交替。

（1）慢波睡眠：为正常人所必需，其特点是伴有慢眼球运动，全身肌肉松弛，但肌肉仍保持一定的紧张度。此期睡眠可分为以下四个时期。

第一期入睡期（Ⅰ期）：此期为过渡时期，仅维持几分钟，是所有睡眠期中睡得最浅的一期，易被唤醒。这一期，生命体征与新陈代谢逐渐减慢，全身肌肉开始松弛。

第二期浅睡期（Ⅱ期）：此期睡眠程度加深，但仍易被唤醒，身体功能继续变慢，肌肉进一步放松。大约持续 10~20 分钟。

第三期中度睡眠期（Ⅲ期）：此期肌肉完全放松，生命体征数值下降，身体很少移动，很难被唤醒。大约持续 15~30 分钟。

第四期深度睡眠期（Ⅳ期）：此期身体完全松弛、无法移动，极难被唤醒，基础代谢率进一步下降，分泌大量生长激素，加速受损组织修复。遗尿和梦游均发生在此期。大约持续 10 分钟。

（2）快波睡眠：此期身体各种感觉进一步减退，唤醒阈提高，肌肉几乎完全松弛，可有间断阵发性表现，如眼球快速运动、血压升高、心率加快、呼吸加快且不规则等。某些疾病容易在夜间发作，如心绞痛、哮喘等可能与快波睡眠出现的间断阵发性表现有关。快波睡眠有利于精力恢复，对精神和情绪上的平衡十分重要。

总之，睡眠时相对人体具有特殊意义。慢波睡眠和快波睡眠都是正常人所必需，慢波睡眠有利于个体体力的恢复，快波睡眠则有利于个体精力的恢复。

4. 睡眠周期

在正常状况下，每一个睡眠期都含有 60~120 分钟不等的有顺序的睡眠时相，平均是 90 分钟，儿童的交替周期较成人短，约有 60 分钟。成人平均每晚有 4~6 个睡眠时相周期，睡眠时相周期见图 3-1-1。

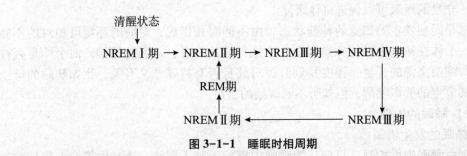

图 3-1-1　睡眠时相周期

正常睡眠在入睡后最初的 20~30 分钟，从慢波睡眠的入睡期进入浅睡期和中度睡眠期，再经深度睡眠期返回到中度睡眠期和浅睡期，再从浅睡期进入快波睡眠，大约持续 10 分钟后，又进入浅睡期。如此周而复始。

在每个睡眠周期中，每一时相所占时间比例会随睡眠的进行发生变化。随着睡眠的进行，快波睡眠会延长，而慢波睡眠的中度和深度睡眠时间会相应缩短。越接近睡眠后期，快波睡眠持续时间越长。两种睡眠时相均可直接转为觉醒状态，但在觉醒状态下，一般只能进入慢波睡眠，而不能进入快波睡眠。

（二）影响睡眠的因素

1. 生理因素

（1）年龄：随着年龄的增长，睡眠时间逐渐减少。比如婴儿平均 14 小时；青少年为 8~9 小时；成人 6~8 小时，老年人的平均睡眠时间为 6~7 小时。

（2）内分泌：女性在月经期普遍感到疲劳，希望增加睡眠以补充体力。绝经期妇女常睡眠不好，激素补充疗法可改善睡眠状况。

（3）昼夜节律：睡眠一般发生在昼夜性节律的最低期，与人的生物钟保持一致。如果人的睡眠不能与昼夜节律协同一致，如长时间频繁夜间工作等，会造成生物钟节律失调，入睡困难。

（4）疲劳：适度疲劳有助于入睡，但过度疲劳则难以入睡。

2. 病理因素

几乎所有的疾病都会影响原有的睡眠形态。比如某些疾病使老年人采取被迫卧位，以及各种原因引起的疼痛未能及时缓解时，常常影响正常睡眠。而患有精神分裂症、强迫症等精神疾病者，常常处于过度的觉醒状态。

3. 心理因素

任何强烈的情绪变化及不良的心理反应均可影响正常睡眠。

4. 环境因素

睡眠环境的变化可以改变睡眠状况，大多数人在陌生环境下难以入睡。老年人夜间非常容易受到声、光、温度等外界因素以及自身老年病的干扰，夜间睡眠断断续续。如初入养老机构的老年人会因为睡眠环境的变化影响睡眠；又比如老年人因病入住医院时，往往会因医院内昼夜连续工作的复杂环境而影响睡眠。

5. 食物因素

一些食物及饮料的摄入会影响睡眠状况。含有较多 L-色氨酸的食物，如肉类、乳制品和豆类能促进入睡，缩短入睡时间，被认为是天然的催眠剂。浓茶、咖啡及可乐中含有咖啡因，使人兴奋，干扰睡眠，即使入睡也容易中途醒来，且总睡眠时间缩短，故对睡眠不好的人应限制摄入，尤其避免在睡前 4~5 小时饮用。

6. 药物因素

某些神经系统药物、抗高血压药、抗组胺药、镇静镇痛药等均对睡眠有影响。

7. 个人睡眠习惯

睡前常进行的一些习惯性活动，如读书，洗热水澡、喝牛奶等被改变，可能会出现睡眠障碍。

（三）老年人睡眠特点

老年人睡眠时间的长短因人而异，觉醒后感觉精力充沛、情绪愉快即可，不必强求一致。但是由于老年人体力减弱，很容易感觉疲劳，因此合理和科学的睡眠对老年人来说十分重要。

（1）睡眠时间缩短。60~80 岁的健康老年人就寝时间平均为 7~8 小时，但是睡眠时间平均为 6~7 小时。

（2）老年人夜间容易觉醒，且非常容易受到声、光、温度等外界因素以及自身老年病的干扰，夜间睡眠变得断断续续。

（3）浅睡眠期增多，而深睡眠期减少，年龄越大，睡眠越浅，意味着老年人大脑获得充分休息的时间逐渐变少。

（4）老年人容易早醒，睡眠趋向早睡早起。

（四）常见的睡眠障碍

睡眠障碍是指睡眠量不正常以及睡眠中出现异常行为的表现。睡眠障碍可由多种因素引起，常与躯体疾病有关，包括睡眠失调和异态睡眠。睡眠失调包括睡眠量不足、入睡困难、睡眠质量差等。异态睡眠是指在睡眠期间出现行为或生理异常。

1. 失眠

是睡眠障碍中最常见的，主要表现为难以入睡或难以维持睡眠状态。老年人常主诉没有休息好，清醒时或白天感到疲乏、昏昏欲睡、易于激动；有黑眼圈，常打哈欠；有轻度的一过性眼球震颤，轻微手颤。依据诱发因素的有无，失眠可分为以下几种。

（1）原发性失眠症：是一种慢性综合征，包括难以入睡、睡眠中多醒或早醒。在原发性失眠症中，上半夜占优势的慢波睡眠时相减少，即失眠不仅是睡眠时数减少，睡眠质量也会下降。

（2）继发性失眠症：常因精神紧张、环境不适、身体障碍等引起。

（3）药物依赖性失眠症：是因原发性失眠症滥用药物导致的。过多使用安眠药物会造成睡眠活动的改变。药物依赖者的脑电图表明在睡眠中异相睡眠和慢波睡眠的第Ⅲ、第Ⅳ期均明显减少。

2. 发作性睡眠

其特点是不能控制的短时间嗜睡，发作时老年人可由清醒状态直接进入快波睡眠，一般睡眠程度不深，易唤醒，但醒后又入睡。单调的工作、安静的环境以及餐后更易发作。猝倒症是发作性睡眠最危险的并发症，约有70%的发作性睡眠者会出现猝倒现象，发作时意识清晰，躯体肌张力部分或全部失去，导致严重的跌伤，一般持续1~2分钟。约有25%的发作性睡眠者会出现生动、充满色彩的幻觉，发作过后，常感到精力得到恢复。

3. 睡眠过度

指睡眠时间过长或长期处于想睡的状态。一般睡眠时间较长，可持续几小时或几天，难以唤醒且处于混乱状态。睡眠过度可发生于多种脑部疾病，如脑血管疾病、脑外伤、脑炎、脑瘤等，也可见于糖尿病、镇静药过量，还可见于严重的忧郁、焦虑等心理疾病，患者通过睡眠逃避日常生活的紧张和压力。患者睡眠过度除时间延长外，其他方面基本正常。

4. 睡眠呼吸暂停

是以睡眠中呼吸反复停顿为特征的一组综合征，每次停顿≥10秒，通常每小时停顿次数>20次，临床上表现为时醒时睡，并伴有动脉血氧饱和度降低、低氧血症、高血压及肺动脉高压。睡眠呼吸暂停可分为中枢性和阻塞性呼吸暂停两种类型。中枢性呼吸暂停是由中枢神经系统功能不良造成的，可能与快波睡眠有关的脑干呼吸机制的失调有关。阻塞性呼吸暂停发生在严重的、频繁的、用力的打鼾或喘息之后，与吸气过程中上气道塌陷、狭窄和呼吸中枢控制功能失调有关。

5. 睡行症

俗称梦游症，发作时难以唤醒。主要见于儿童，以男性多见。表现为入睡后不久突然起床四处走动，双目向前凝视，一般不说话，询问不回答。偶可见较复杂的动作，如能避开前方障碍物、倒水、开抽屉等，醒后对所进行的活动完全遗忘。

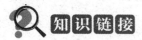

睡觉摆个什么 pose？

《枕头记》记录说，右侧位睡眠有助于安睡。睡觉的时候，尽量避免将双手放在胸前，压迫心肺，阻碍呼吸。仰卧不是最理想的姿势，因为仰卧时舌根部往后坠缩，影响呼吸，容易发出鼾声；四肢肌肉得不到放松，睡熟之后手会不自觉地搭压在胸上，容易引起噩梦。俯卧会压迫胸腹，口鼻易被枕头捂住，容易导致呼吸困难，还容易落枕。侧卧时四肢放松，活动范围不大，不易打鼾，但向左而卧也不是好方法，因为压着左心室活动对血液循环不利。一般人以右侧卧为佳。如果有某种疾患，最好听取医生意见。对于患有某种疾病或有特殊情况的人而言，讲究一下睡眠姿势就很有必要。因为很多疾病是由于睡眠姿势不当而诱发或加重的。所以，自行或被动采取保护性睡姿，对预防疾病的发生或减轻疾病的症状都是有益的。

三、促进休息和睡眠的护理措施

（一）创建有利于老年人睡眠的环境

为老年人创造安静、安全、舒适、整洁的休息环境。根据情况调整室内温度、湿度、光线及音响，减少外界环境对老年人视、嗅、听、触等感觉器官的不良刺激。寝具清洁干燥，床宽度足够翻身，棉被厚度适宜。

1. 室内环境温度、湿度

老年人的体温调节能力差，夏季室内温度以 26～30℃ 为宜，冬季室温以 18～22℃ 为宜，相对湿度保持在 50%～60% 为宜。

2. 声光及色彩

老年人睡眠易受声光的影响，居住环境要保持安静，减少噪声对老年人睡眠的干扰。但是并不是绝对的安静。适当的嘈杂声，如电风扇、雨声、空调等反而有助于睡眠，但是分贝不能太高。

老年人视觉适应能力下降，光线过暗或过亮，都会产生因看不清周围景物而跌倒、坠床等安全问题。夜间睡眠时应拉上窗帘，关闭大灯，适当开启柔和的夜灯或地灯。墙壁颜色应淡雅，应选择如淡黄色、淡绿色或淡粉色等。过于浓重的暖色或冷色会使老年人情绪兴奋或抑郁，影响睡眠。

3. 通风

居室要经常通风以保证室内空气新鲜。通风可调节室温、减轻室内异味，并可降低室内细菌数量，减少疾病发生概率。

4. 老年人居室内设备

室内设备应简单实用，靠墙摆放，家具的转角应尽量选择弧形，以免夜间碰伤起夜的老年人。床铺应根据老年人身高调整高低，以略高于就寝者的膝盖为宜，一般为40~50cm，以方便上下床。床铺软硬度适中，应选用保温性能较好的棉芯被褥，薄厚应随季节进行调整更换，并保持被褥干燥、松软。枕头高度一般为10~15cm，并根据个人喜好适当调整，必要时备好床挡。

5. 卫生间

卫生间应靠近卧室，方便如厕。卫生间内应设置坐便器并设有扶手，地面铺防滑砖。叮嘱老年人上床前排空大小便，避免和减少起夜对睡眠造成的影响。对于不能自理的老年人，在睡前将所需物品如水杯、痰桶、便器等，放置于适宜位置。

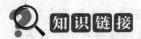

高枕是否无忧

枕头的主要作用是维持人体正常的生理曲线，保证人体在睡眠时颈部的生理弧度不变形。

若枕头太高，会使颈部压力过大；过高的枕头会造成颈椎前倾，颈椎的某部分受压过大，破坏颈椎正常的生理前曲角度，压迫颈神经及椎动脉，引起颈部酸痛、头部缺氧、头痛、头晕、耳鸣及失眠等脑神经衰弱的情形，并容易发生骨质增生。

有很多人落枕就是因为使用的枕头太高的缘故。如果你的枕头太高，就会改变颈椎正常的生理弯曲，使得肌肉疲劳性损伤及韧带牵拉劳损，产生痉挛、炎症等，并出现颈肩酸痛、手麻、头昏等症状。临床上高枕是引起落枕、颈椎病的常见原因之一。

若枕头太低，颈部不但无法放松，反而会破坏颈椎正常的弧度。所以枕头太高或太低，都会对颈椎有所影响，造成各种颈部症状。

我国古代有书曾指出："高下尺寸，令侧卧恰与肩平，即仰卧亦觉安舒。"也就是说，枕头的高度，以仰卧时头与躯干保持水平为宜，即仰卧时枕高一拳，侧卧时枕高一拳半。一般来说枕高以10~15cm较为合适，具体尺寸还要因每个人的生理弧度而定。

（二）解除不适，满足老年人睡眠习惯

采取一切有效措施，减少老年人的痛苦与不适，促进老年人自然入睡。如疼痛时酌情给予镇痛剂；解除腹胀、尿潴留等不适。尽可能满足老年人的睡眠习惯，这是帮助老年人尽快入睡的前提。

（三）加强心理护理

老年人因各种原因导致的负性心理情绪或心理问题等均会影响其睡眠。如老年人初入养老机构时对陌生环境产生的紧张、焦虑，离开家庭的孤独落寞感，或由于老年人自身家庭关系紧张等均会对睡眠产生影响。因此，我们要多关心体贴老年人，多与老年人沟通，并建立良好的信任关系，帮助他们消除恐惧和焦虑，恢复平静、稳定情

绪，以提高休息与睡眠质量。

（四）合理安排护理措施

有很多老年人的觉醒阈值较低，极易被惊醒。所以常规的照护措施都应安排在白天，尽量减少对老年人睡眠的干扰。如有特殊情况，必须在睡眠期间采取某些照护措施时，应尽量间隔 90 分钟，也就是一个睡眠周期，以减少老年人频繁被吵醒，无法进入深度睡眠时相。

（五）合理使用药物

对于失眠老年人，可适当使用安眠药物，但应对其睡眠情况进行效果评价，监测其副作用。安眠药的使用原则是当所有促进睡眠的方法都无效时才可使用，并且用药时间越短越好。要注意观察老年人每日所服药物是否有引起睡眠障碍的副作用，必要时与医生联系，根据情况予以更换。

（六）睡眠障碍老年人的护理

（1）失眠找出原因，采取行之有效的措施促进睡眠，如睡前喝少量牛奶，热水泡脚，进行放松和深呼吸练习，背部按摩，自我催眠等，必要时给予镇静催眠药物。

叮嘱老年人睡前勿进食，以免增加胃肠负担，造成腹胀不适。不喝含咖啡因和酒精的饮料，以免引起神经兴奋。

（2）发作性睡眠应选择药物治疗。指导老年人学会自我保护，注意发作前兆，减少意外发生。禁止患者从事高空、驾车、水上作业等工作，避免发生危险。

（3）睡眠过度除药物治疗外，要加强病情观察，做好心理护理，指导患者控制饮食，减轻体重，增加有趣和有益的活动，限制睡眠时间。

（4）指导睡眠呼吸暂停的老年人采取正确的睡眠姿势，保证呼吸道通畅。

（5）对于患有睡行症的老年人，应采取各种防护措施，如将室内危险物品移开，锁门，避免发生危险。

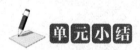 **单元小结**

休息与睡眠都是人类生存和发展最基本的生理需要，同时也是维持人体健康，使机体处于最佳生理和心理状态的必备条件。身为护理员，应为老年人创造有利于睡眠的环境，根据老年人的睡眠状况，为其提供有效促进睡眠的措施。

思政课堂

思维导图

课程二 舒适与安全

单元 1 舒适

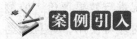

李爷爷，64 岁，脑梗死 2 周，由医院出院后转至医养结合型养老机构，现意识清楚，左侧肢体偏瘫，时有大小便失禁，故穿戴纸尿裤，护理员小王在早上做晨间护理时发现老人床单已经被大小便污染。假如你是护理员小王，你该采取哪些措施增添李爷爷的舒适感呢？

知识目标：

1. 掌握引起老年人不舒适的原因。

2. 熟悉不舒适老年人的护理原则。

3. 了解舒适与不舒适的概念。

能力目标：

能识别老年人不舒适的原因。

素质目标：

1. 具有高度的责任心。

2. 能站在老年人角度换位思考，具有设身处地关爱老年人的职业操守。

思政目标：

培养学生辩证思考问题的能力。

舒适是指个体身心处于轻松自在、满意、没有焦虑、没有疼痛的健康和安宁状态的一种自我感觉。由于文化背景和生活经历的差异，不同的个体对舒适可产生不同的理解和体验。

舒适包括 4 个方面：①生理舒适，指个体身体上的舒适；②心理舒适，指信仰、信念、自尊、生命价值等内在自我意识层面需求的满足；③社会舒适，指个体、家庭和社会的相互关系和谐所带来的舒适感觉；④环境舒适，指围绕个体的外界事物，如音响、光线、颜色、温度、湿度等符合机体需求，使其产生舒适的感觉。以上 4 个方面相互联系、互为因果，当某一方面发生问题时，个体就会感到不舒适。

不舒适是指个体身心处于不健全或有缺陷、周围环境有不良刺激、对生活不满、负荷极重的一种自我感觉。通常表现为紧张、精神不振、烦躁不安、消极失望、失眠或身体疼痛、无力，难以坚持日常工作和生活。

舒适和不舒适之间没有截然的分界线，个体每时每刻都处在舒适和不舒适之间的某一点上，并不断地变化着。当个体体力充沛，精神舒畅，感觉安全和完全放松，一切生理、心理需要都得到满足，表明处于最高水平的舒适。当生理、心理需求得不到满足时，舒适程度则逐渐下降，直到被不舒适所替代。

一、不舒适的原因

人体感觉不舒适的因素有很多，主要包括身体因素、心理-社会因素、环境因素等，这些因素往往相互关联、相互影响。

（一）身体因素

1. 疾病

疾病本身会引起机体不适，如疼痛、恶心、呕吐、咳嗽、头晕、腹胀、发热等，其中疼痛是最常见、最严重的一种不舒适。

2. 个人卫生

长期卧床、身体虚弱、昏迷等老年人，自理能力降低，若得不到良好的护理，会出现口臭、皮肤污垢、汗臭、瘙痒等个人卫生问题，从而使老年人产生不舒适。

3. 姿势或体位不当

如老年人四肢缺乏适当支托，关节过度屈曲或伸展，身体某部位长期受压或疾病造成的强迫体位等，都可使肌肉和关节疲劳、麻木、疼痛而引起不舒适。

4. 活动受限

使用约束具、石膏绷带、夹板等限制老年人活动时会造成不舒适。

（二）心理-社会因素

1. 焦虑与恐惧

疾病除给老年人带来身体上的不适外，还带来心理上的压力，老年人通常担心疾病造成的伤害或不能忍受治疗过程中的痛苦，而对疾病及死亡充满焦虑、恐惧等。

2. 压力

对必须面对的治疗及生活，感到担心，对疾病的康复缺乏信心。

3. 角色改变

在适应老年人的角色过程中，可能出现角色行为冲突，角色行为缺如。如担心家庭、孩子或工作而不能安心休养等。

4. 不被关心与支持

如被护理员忽视冷落，担心得不到关心和照顾，或操作时身体隐私部位暴露过多、缺少遮挡等，都可使老年人感觉得不到关心与支持。

（三）环境因素

1. 不适宜的物理环境

房间内通风不良，有异味刺激，温度过高或过低，同室老年人的呻吟或仪器的噪声，被褥不整洁，床垫软硬不当等，都可使老年人感到不适。

2. 不适宜的社会环境

新入院老年人常因来到一个陌生的环境，缺乏安全感而产生紧张焦虑的情绪。

二、不舒适老年人的护理原则

（一）细致观察，去除诱因

不舒适属于自我感觉，客观估计比较困难。通过细致的观察和科学的分析，可以大致估计老年人不舒适的原因及程度。护理员要认真倾听老年人主诉和家属提供的线索，同时细心观察其非语言行为，如面部表情、手势、姿势、体态及活动或移动能力、饮食、睡眠、皮肤颜色、有无出汗等，从而判断老年人不舒适的程度，并找出影响舒适的因素。

对身体不适的老年人，可以针对诱因采取有效措施。例如，对腹部术后的老年人给予半坐卧位或必要的支撑物，以缓解切口疼痛，减轻不适，促进康复；对已发生尿潴留的老年人，采取适当的方法诱导排尿，必要时行导尿术，以解除膀胱高度膨胀引起的不适。

（二）心理支持

护理员与老年人、家属建立相互信任的关系是心理护理的基础。对心理因素引起不舒适的老年人，护理员可以采取不作评判的倾听方式，使其郁积在内心的苦闷和压抑得以宣泄；通过有效的沟通，正确指导老年人调节情绪；配合家属共同做好老年人的心理护理。

（三）角色尊重

护理员要有良好的服务态度，以亲切的语言和蔼的态度尊重老年人，洞察老年人的心理需求，不断听取老年人对照护服务的意见，并鼓励他们积极、主动地参与照护活动。

（四）加强生活护理

良好的生活护理能有效地促进舒适的程度。尤其对重危老年人，护理员协助或完全替代其进行生活护理，使老年人感觉舒适和安全。

（五）创造良好环境

养老机构环境注重体现"以老人为中心"的人性化理念，不但要满足老年人生活护理的需要，还应兼顾老年人的舒适与安全，护理员应结合机构条件为老年人创造一个舒适的物理环境与和谐的社会环境，以满足其各种需求。

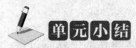 单元小结

舒适是人类的基本需要，个体在健康状况下，可以通过自身调节来满足其舒适的需要，但当老年人在患病状态时，生活自理能力下降等会使老年人常常处于不舒适状态，因此在护理过程中，应该及时发现影响老年人舒适的因素，根据情况采取适当的护理措施。

单元2　卧位

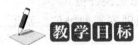 **案例引入**

　　王爷爷，73岁，退休工人，因支气管哮喘急性发作，出现呼吸极度困难，不能平卧，老年人焦虑不安，作为王爷爷的护理员，你认为应帮助老人采取什么卧位？为什么？

教学目标

知识目标：

1. 掌握常用卧位的适应范围。

2. 了解舒适卧位的基本要求。

能力目标：

能协助和指导老年人采取正确、舒适、安全的卧位。

素质目标：

关心、爱护老年人，具有随时随地为老年人着想的职业责任感。

思政目标：

培养学生科学思维及辩证思考问题的能力。

　　卧位是指老年人休息、治疗或检查时所采取的卧床姿势。正确的卧位对增进老年人舒适、预防并发症及进行各种检查治疗等均能起到良好的作用。养老护理员应熟悉各种卧位的要求，根据老年人身体状况，协助和指导老年人采取正确、舒适、安全的卧位。

一、概述

（一）舒适卧位的基本要求

1. 卧位姿势

　　应符合人体力学的要求，尽量扩大支撑面，降低重心、将体重平均分布于身体各负重部位，关节保持在正常的功能位置，在身体空隙部位垫以软枕、靠垫等，以起到使老年人全身放松、充分休息的作用。

2. 体位变换

　　经常变换体位，改变姿势，至少每2小时变换体位1次，并加强受压部位的皮肤护理。

3. 身体活动

　　老年人身体各部位每天均应活动，改变卧位时应做全范围的关节运动，禁忌者除外。

4. 受压部位

　　应加强局部受压部位皮肤护理，在改变体位时给予适当的按摩，以防止压疮的发生。

5. 保护隐私

在护理操作过程中，根据需要适当地遮盖老年人的身体，注意保护隐私，促进其身心舒适。

（二）卧位的分类

1. 根据卧位的自主性分类

分为主动卧位、被动卧位和被迫卧位三种。

（1）主动卧位：是老年人在床上自己采取的最舒适随意的卧位。常见于身体活动自如的老年人，能根据自己的意愿和习惯采取舒适卧位，并能随意更换卧位。

（2）被动卧位：是老年人自己无力更换卧位，采取由他人帮助安置的卧位。常见于昏迷、极度衰弱的老年人。

（3）被迫卧位：是老年人意识清晰，也有变换卧位的能力，但由于疾病的影响或治疗的需要，被迫采取的卧位。如支气管哮喘发作时因呼吸困难而被迫采取端坐卧位。

2. 根据卧位的稳定性分类

可分为稳定性卧位和不稳定性卧位。卧位的稳定性与人体的重量、支撑面成正比，与重心高度成反比。

（1）稳定性卧位：支撑面大，重心低，平衡稳定，老年人感觉舒适轻松的卧位。如平卧位。

（2）不稳定性卧位：支撑面小，重心较高，难以平衡。老年人为保持一定的卧位，大量肌群处于紧张状态，易感觉疲劳，不舒适。应尽量避免采用不稳定性卧位。

二、常用卧位

（一）仰卧位

又称平卧位，是一种自然的休息姿势。老年人仰卧，头下放一枕，两臂放于身体两侧，两腿自然放平。根据病情或检查的需要，仰卧位又可以发生一些变化，分为下列情况。

1. 去枕仰卧位

（1）安置方法。

协助老年人去枕仰卧，将枕头横立于床头，头偏向一侧，两臂放于身体两侧，两腿自然放平（见图 3-2-1）。

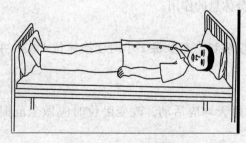

图 3-2-1　去枕仰卧位

（2）适用范围：

①全身麻醉未清醒或昏迷老年患者。采用去枕仰卧位，头偏向一侧，可避免呕吐物误入气管而引起窒息或肺部并发症。

②椎管内麻醉或脊髓腔穿刺术后 6~8h 内的老年患者。采用此种卧位，可预防颅内压降低而引起的头痛。因穿刺后脑脊液可自穿刺点漏出至脊膜腔外，造成颅内压降低，牵张颅内压静脉窦和脑膜等组织，引起头痛。

2. 中凹卧位（休克卧位）

（1）安置方法。

老年人头胸部抬高 10°~20°，下肢抬高 20°~30°，为使老年人保持稳定和舒适，可在膝下垫软枕（见图 3-2-2）。

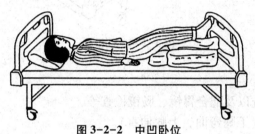

图 3-2-2　中凹卧位

（2）适用范围。

休克老年患者。抬高头胸部，膈肌下降，胸腔扩大，有利于肺扩张，增加肺活量，从而改善缺氧症状；抬高下肢，有利于静脉血回流，增加心输出量而缓解休克症状。

3. 屈膝仰卧位

（1）安置方法。

老年人平卧，头下垫枕，两臂放于身体两侧，两膝屈曲，稍向外分开（见图 3-2-3）。检查或操作时注意保暖及保护隐私。

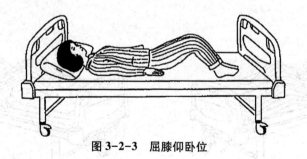

图 3-2-3　屈膝仰卧位

（2）适用范围。

胸腹部检查，腹肌放松，利于检查；行导尿术或会阴冲洗，利于暴露操作部位。使用此卧位时应注意保暖和保护老年人隐私。

（二）侧卧位

（1）安置方法。

老年人侧卧，臀部稍后移，两臂屈肘，一手放于胸前，另一手放于枕旁，下腿稍伸直，上腿弯曲。必要时在两膝之间、后背和胸腹前放置软枕，以扩大支撑面，增加稳定性，使老年人舒适（见图3-2-4）。

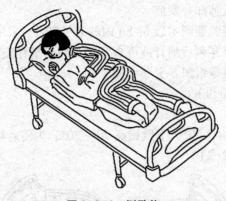

图3-2-4 侧卧位

（2）适用范围：

①灌肠、肛门检查以及配合胃镜、肠镜检查等。

②臀部肌内注射（下腿弯曲，上腿伸直）。

③与仰卧位交替，便于擦洗和按摩受压部位，预防压疮。

④对单侧肺部病变者，根据病情采取患侧卧位。

（三）半坐卧位

（1）安置方法。

老年人仰卧，先摇床头支架或垫靠背架呈30°~50°，再摇高膝下支架［见图3-2-5（a）］或用大单裹住枕芯［见图3-2-5（b）］放于膝下，大单两端固定于床沿，以防老年人下滑。放平时，先放平膝下支架，后放平床头支架。危重老年人患者采取半坐卧位时，臀下应放置海绵软垫或使用气垫床，防止局部受压而发生压疮。

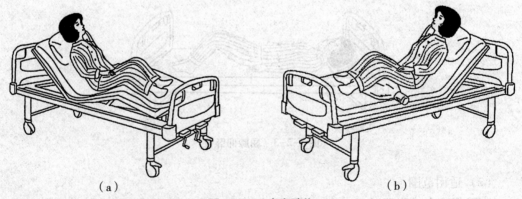

（a）　　　　　　　　　　　　　　　　　（b）

图3-2-5 半坐卧位

（2）适用范围：

①某些面部及颈部手术后老年患者。采取半坐卧位可减少局部出血。

②患有胸腔疾病、胸部创伤或心脏病老年人。采取半坐卧位，由于重力作用，一

方面使膈肌下降，胸腔容量扩大，减轻腹内脏器对心肺的压力，肺活量增加；另一方面，部分血液滞留在下肢和盆腔脏器内，回心血量减少，可减轻肺部淤血和心脏负担，有利于气体交换，从而改善呼吸困难。

③腹腔、盆腔手术后或有炎症的老年人：采取半坐卧位，一方面可减轻腹部切口缝合处的张力，避免疼痛，有利于切口愈合；另一方面，可使腹腔渗出液流入盆腔，减少炎症扩散和毒素吸收，促使感染局限化和减轻中毒反应。

④疾病恢复期体质虚弱的老年人。采取半坐卧位，使其逐渐适应体位改变，有利于向站立过渡。

（四）端坐卧位

（1）安置方法。

扶老年人坐起，摇高床头支架或靠背架呈70°~80°，身体稍向前倾，床上放一跨床桌，桌上放一软枕，让老年人伏桌休息，背后可放置一软枕。膝下支架呈15°~20°。必要时加床挡，保证老年人安全（见图3-2-6）。

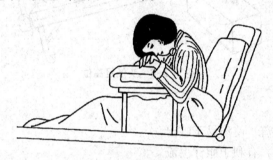

图 3-2-6　端坐卧位

（2）适用范围。

急性肺水肿、心包积液、支气管哮喘发作的老年人。由于极度呼吸困难，老年人被迫端坐。

（五）俯卧位

（1）安置方法。

老年人俯卧，头偏向一侧，两臂曲肘放于头部两侧，两腿伸直，胸、腹、髋部及踝部下各放一软枕（见图3-2-7）。如果为俯卧老年人臀部肌内注射时，老年人足尖相对，足跟分开，保持肌肉放松。

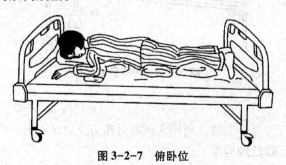

图 3-2-7　俯卧位

（2）适用范围：

①腰、背部检查或配合胰、胆管造影检查等。

②脊椎手术后或腰、背、臀部有伤口，不能平卧或侧卧的老年人。

（六）头低足高位

（1）安置方法。

老年人仰卧，头偏向一侧，枕头横立于床头以防碰伤头部。床尾用支托物垫高 15~30cm（见图 3-2-8）。处于这种体位易使老年人感觉不舒适，不可长时间使用，颅内高压者禁用。

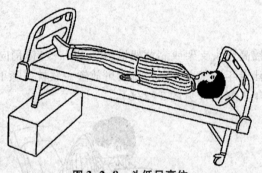

图 3-2-8　头低足高位

（2）适用范围：

①肺部分泌物引流，使痰易于咳出。

②十二指肠引流，有利于胆汁引流。

③跟骨、胫骨结节牵引时，利用人体重力作为反向牵引力，防止下滑。

（七）头高足低位

（1）安置方法。

老年人仰卧，床头用支托物垫高 15~30cm 或根据病情而定，枕头横立于床尾（图 3-2-9）。

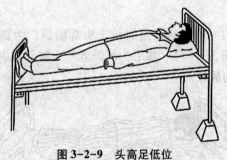

图 3-2-9　头高足低位

（2）适用范围：

①颈椎骨折进行颅骨牵引时，利用人体重力作为反向牵引力。

②预防脑水肿，降低颅内压。

③开颅手术后老年患者。

（八）膝胸卧位

（1）安置方法。

老年人跪于床上，两小腿平放，稍分开，大腿和床面垂直，胸部贴床面，腹部悬空，臀部抬起，头转向一侧，两臂屈肘放于头的两侧（见图3-2-10）。安置此种卧位时，注意保暖，做好解释工作，以取得老年人配合。

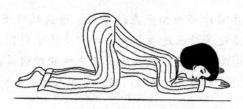

图3-2-10 膝胸卧位

（2）适用范围。

肛门、直肠、乙状结肠的检查或治疗。

（九）截石位

（1）安置方法。

老年人仰卧于检查台上，两腿分开，放于支腿架上（支腿架上放软垫），臀部齐台边，两手放于身体两侧或胸前（见图3-2-11）。注意遮挡及保暖。

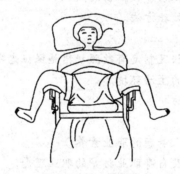

图3-2-11 截石位

（2）适用范围。

会阴、肛门部位的检查、治疗或手术。如妇产科检查、阴道灌洗、膀胱镜检查等。

 单元小结

老年人由于各种疾病原因，时常需要各种卧位的调整以利于疾病的康复并保持身体的舒适感，护理员是否能正确地为老年人摆放体位至关重要。本节内容重点讲述了舒适卧位的基本要求，并重点讲述了九大类常用卧位的安置要求和适用范围，护理员需要在实践中根据老年人的具体情况合理选用正确的卧位，保证老年人的舒适与安全。

单元3 安全

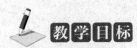案例引入

　　王先生，76岁，5年前诊断为帕金森综合征，遵医嘱服用左旋多巴，每日3次。近来手抖、行动迟缓和僵硬等症状逐步加重，日常生活受到较大限制，最近几天在进食进水时时常有呛咳，影响舒适度。假如您是王先生的护理员，您认为王先生存在哪些安全问题，需要为其提供哪些照护措施以保证老年人的安全？

教学目标

知识目标：

1. 掌握老年人常见意外的风险防范措施。
2. 掌握老年人环境安全防范措施。
3. 掌握保证老年人食品安全的措施。
4. 熟悉常见的老年人常见意外风险、老年人常见环境安全问题。
5. 熟悉预防跌跤、肌肉拉伤、腰扭伤的知识。
6. 掌握护理员受伤后的处理方法。

能力目标：

1. 能结合老年人的身体状况制定有效照护措施保证老年人安全。
2. 能为老年人设置安全的生活环境。
3. 能有效做好自我职业防护。

素质目标：

1. 具有全心全意为老年人着想的职业素养。
2. 具备维护老年人安全及自身职业防护的职业理念。

思政目标：

培养学生安全第一、尊重生命的观念。

　　安全是人的基本需要之一，每个人都希望自己生活在安全的环境中，不受伤害。老年人对安全的需要显得更加迫切，因此护理员应了解老年人的安全需要，做好老年人的安全防护工作及自我职业防护。

　　安全是指免除了不可接受的损害风险的状态。

　　职业健康安全是指影响工作场所内员工、临时工作人员、合同方人员、访问者和其他人员健康和安全的条件和因素。

一、老年人意外事故风险防范

（一）老年人常见意外事故风险

2019年12月27日，国家市场监督管理总局、国家标准化管理委员会正式批准并

公布了由民政部提出并负责起草的强制性国家标准《养老机构服务安全基本规范》。该标准明确指出，老年人入住养老机构前进行的服务安全风险评估包括噎食、食品药品误食、压疮、烫伤、坠床、跌倒、他伤和自伤、走失、文娱活动意外9个方面内容。

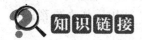
知识链接

医院常见不安全因素

1. 物理性损伤

（1）机械性损伤：医院最常见的机械性损伤类型是跌倒和坠床。

（2）温度性损伤：包括用热和用冷时引起的损伤。医院内常见的温度性损伤有热水袋、热水瓶导致的烫伤；易燃易爆物品如氧气、乙醚等液化气体导致的烧伤；各种电器如烤灯、高频电刀导致的灼伤；应用冰袋、冰枕等导致的冻伤等。

（3）压力性损伤：常见为因长期受压导致的压疮，因高压氧舱治疗不当导致的气压伤，输液不当导致的肺水肿等。

（4）放射性损伤：常见的有放射性皮炎、皮肤溃疡等，严重者可以导致死亡。

2. 化学性损伤

医院内的化学性损伤通常是由于药物使用不当引起，如药物剂量过大、配伍不当甚至用错药物等。

3. 生物性损伤

包括微生物及昆虫对人体的伤害。微生物侵入机体后可诱发各种疾病，直接威胁患者的安全。如蚊、蝇、虱、蚤、蟑螂等昆虫的叮咬造成的伤害也较多见，昆虫叮咬不仅影响患者的休息和睡眠，还可以导致过敏性损伤，甚至传播疾病，应该采取有力措施予以消灭和加强防范。

4. 心理性损伤

患者对疾病的认识和态度、与周围人群的情感交流、医护人员对患者的行为和态度等，均可影响患者的心理，甚至导致心理性损伤的发生。

5. 医源性损伤

是指由于医务人员行为及言语上的不慎，造成患者心理或生理上的损害。如个别医务人员责任心不强，业务技术水平低，在为患者进行治疗护理时，导致医疗事故发生，给患者生理或心理上造成痛苦，重者甚至危及生命。

（二）老年人安全风险评估

（1）老年人入住养老机构前应结合老年人日常生活活动、精神状态、感知觉与沟通、社会参与进行服务安全风险评估。

（2）服务安全风险评估应包括噎食、食品药品误食、压疮、烫伤、坠床、跌倒、他伤和自伤、走失、文娱活动意外方面的风险。

（3）每年应至少进行1次阶段性评估，并保存评估记录。

（4）评估结果应告知相关第三方。

（5）应根据评估结果划分风险等级。

（三）老年人常见意外风险防范措施

1. 防噎食

（1）应为有噎食风险的老年人提供适合其身体状况的食物。示例：流质、软食。

（2）有噎食风险的老年人进食时应在工作人员视线范围内，或由工作人员帮助其进食。

2. 防食品药品误食

（1）应定期检查，防止老年人误食过期或变质的食品。

（2）发现老年人或相关第三方带入不适合老年人食用的食品，应与老年人或相关第三方沟通后处理。

（3）提供服药管理服务的机构，应与老年人或相关第三方签订服药管理协议，准确核对发放药品。

（4）发生误食情况时应及时通知专业人员。

知识链接

老年人多病共存，往往存在多重用药问题。为了预防药物误食，要注意用药安全。世界卫生组织指出，老年人一次服药最好不超过5种。例如，某些精神类药物、镇静药、抗过敏药物、降压药、降糖药等会引起老年人走路不稳，导致药物性跌倒；某些止痛药、消炎药对胃肠道、肝脏等有不良影响，甚至会引起消化道出血、肝功能损害等。因此，老年人用药要严格遵照医生建议，护理员禁止私自为老年人滥用药物。

3. 防压疮

（1）应对有压疮风险的老年人进行检查：皮肤是否干燥、颜色有无改变、有无破损，尿布、衣被等是否干燥平整。

（2）预防压疮措施应包括：变换体位、清洁皮肤、器具保护、整理床铺并清除碎屑。

（3）应对检查情况予以记录。

4. 防烫伤

（1）倾倒热水时应避开老年人。

（2）洗漱、沐浴前应调节好水温，盆浴时先放冷水再放热水。

（3）应避免老年人饮用、进食高温饮食。

（4）应避免老年人接触高温设施设备与物品。示例：开水炉、高温消毒餐具、加热后的器皿。

（5）使用取暖物时，应观察老年人的皮肤。

（6）应有安全警示标识。

5. 防坠床

（1）应对有坠床风险的老年人重点观察与巡视。

（2）应帮助有坠床风险的老年人上下床。

（3）睡眠时应拉好床护栏。

（4）应检查床单元安全。

6. 防跌倒

（1）老年人居室、厕所、走廊、楼梯、电梯、室内活动场所应保持地面干燥，无障碍物。

（2）应观察老年人服用药物后的反应。

（3）有跌倒风险的老年人起床、行走、如厕等应配备助行器具或由工作人员协助。

（4）地面保洁等清洁服务实施前及过程中应放置安全标志。

🔍 知识链接

老年人跌倒危险因素

我国已进入老龄化社会，截至 2023 年年末，65 岁及以上老年人已超 2.1 亿人。按 30% 的发生率估算每年将有 6000 多万老年人至少发生 1 次跌倒。严重威胁着老年人的身心健康、日常活动及独立生活能力，也增加了家庭和社会的负担。

老年人跌倒既有内在的危险因素，也有外在的危险因素，老年人跌倒是多因素交互作用的结果。

一、内在危险因素

1. 生理因素

（1）步态和平衡功能。

步态的稳定性下降和平衡功能受损是引发老年人跌倒的主要原因。步态的步高、步长、连续性、直线性、平稳性等特征与老年人跌倒危险性之间存在密切相关性。一方面，老年人为弥补其活动能力的下降，可能会采取更加谨慎地缓慢蹒跚步行走，造成步幅变短、行走不连续、脚不能抬到一个合适的高度，引发跌倒的危险性增加。另一方面，老年人中枢控制能力下降，对比感觉降低，躯干摇摆较大，反应能力下降、反应时间延长，平衡能力、协同运动能力下降，从而导致跌倒危险性增加。

（2）感觉系统。

感觉系统包括视觉、听觉、触觉、前庭及本体感觉，通过影响传入中枢神经系统的信息，影响机体的平衡功能。老年人常表现为视力、视觉分辨率、视觉的空间/深度感及视敏度的急剧下降，从而增加跌倒的危险性；老年性传导性听力损失、老年性耳聋甚至耳垢堆积也会影响听力，有听力问题的老年人很难听到警告声音，听到声音后的反应时间延长，也增加了跌倒的危险性；老年人触觉下降，前庭功能和本体感觉退行性减退，导致老年人平衡能力降低，以上各类情况均增加跌倒的危险性。

（3）中枢神经系统。

中枢神经系统的退变往往影响智力、肌力、肌张力、感觉、反应能力、反应时间、平衡能力、步态及协同运动能力，使跌倒的危险性增加。例如，随年龄增加，踝关节的躯体震动感和踝反射随拇指的位置感觉一起降低而导致平衡能力下降。

（4）骨骼肌肉系统。

老年人骨骼、关节、韧带及肌肉的结构、功能损害和退化是引发跌倒的常见原因。骨骼肌肉系统功能退化会影响老年人的活动能力、步态的敏捷性、力量和耐受性，使老年人举步时抬脚不高、行走缓慢、不稳，导致跌倒危险性增加。老年人股四头肌力量的减弱与跌倒之间的关联具有显著性。老年人骨质疏松会使与跌倒相关的骨折危险性增加，尤其是跌倒导致髋部骨折的危险性增加。

2. 病理因素

（1）神经系统疾病。

卒中、帕金森病、脊椎病、小脑疾病、前庭疾病、外周神经系统病变。

（2）心血管疾病。

体位性低血压、脑梗死、小血管缺血性病变等。

（3）影响视力的眼部疾病。

白内障、偏盲、青光眼、黄斑变性。

（4）心理及认知因素。

痴呆（尤其是阿尔茨海默病），抑郁症。

（5）其他。

昏厥、眩晕、惊厥、偏瘫、足部疾病及足或脚趾的畸形等都会影响机体的平衡功能、稳定性、协调性，导致神经反射时间延长和步态紊乱。感染、肺炎及其他呼吸道疾病、血氧不足、贫血、脱水以及电解质平衡紊乱均会导致机体的代偿能力不足，常使机体的稳定能力暂时受损。老年人泌尿系统疾病或其他因伴随尿频、尿急、尿失禁等症状而匆忙去洗手间、排尿性晕厥等也会增加跌倒的危险性。

3. 药物因素

研究发现，是否服药、药物的剂量等都可能引起跌倒。很多药物可以通过影响人的神智、精神、视觉、步态、平衡等方面来引起跌倒。可能引起跌倒的药物包括：

（1）精神类药物：抗抑郁药、抗焦虑药、催眠药、抗惊厥药、安定药。

（2）心血管药物：抗高血压药、利尿剂、血管扩张药。

（3）其他：降糖药、非甾体类抗炎药、镇痛剂、多巴胺类药物、抗帕金森病药。

药物因素与老年人跌倒的关联强度见表 3-2-1。

表 3-2-1　　　　　　　　　　药物因素与老年人跌倒的关联强度

因素	关联强度
精神类药	强
抗高血压药	弱
降糖药	弱
使用四种以上的药物	强

4. 心理因素

沮丧、抑郁、焦虑、情绪不佳及其导致的与社会的隔离均增加跌倒的危险。沮丧可能会削弱老年人的注意力，潜在的心理状态混乱也和沮丧相关，都会导致老年人对环境危险因素的感知和反应能力下降。另外，害怕跌倒也使行为能力降低，行动受到限制，从而影响步态和平衡能力而增加跌倒的危险。

二、外在危险因素

1. 环境因素

昏暗的灯光，湿滑、不平坦的路面，在步行途中的障碍物，不合适的家具高度和摆放位置，楼梯台阶，卫生间没有扶栏、把手等都可能增加跌倒的危险，不合适的鞋子和行走辅助工具也与跌倒有关。

室外的危险因素包括台阶和人行道缺乏修缮，雨雪天气、拥挤等都可能引起老年人跌倒。

2. 社会因素

老年人的教育和收入水平、卫生保健水平、享受社会服务和卫生服务的途径、室外环境的安全设计，以及老年人是否独居、与社会的交往和联系程度都会影响其跌倒的发生率。

摘自：卫生部《老年人跌倒干预技术指南》，有部分改动。

7. 防他伤和自伤

（1）发现老年人有他伤和自伤风险时应进行干预疏导，并告知相关第三方。

（2）应专人管理易燃易爆、有毒有害、尖锐物品以及吸烟火种。

（3）发生他伤和自伤情况时，应及时制止并视情况报警、呼叫医疗急救，同时及时告知相关第三方。

8. 防走失

（1）有走失风险的老年人应重点观察、巡查，交接班核查，保存近期照片、制作联系卡，以备万一。

（2）有走失风险的老年人外出应办理出入登记手续。

9. 防文娱活动意外

（1）应观察文娱活动中老年人的身体和精神状态。

（2）应对活动场所进行地面防滑、墙壁边角和家具防护处理。

二、老年人常见环境安全问题及防范

（一）老年人常见环境安全问题

1. 视力下降引起安全问题

老年人视力下降，对亮度变化的顺应能力差，不易看清细小的东西，所看到的色彩与年轻人不一样，对突然的强光刺激不适应。他们在照明不好和转弯的地方，在空间、标高、材质发生变化的时候，在亮度和对比度不明显的时候，容易发生危险。如误将玻璃门当作出入口，会撞伤或因为玻璃破裂受伤。

2. 动作迟缓引起安全问题

老年人听力、感觉减退，导致反应迟钝，动作缓慢，如果空间狭小，地面无防滑措施，墙体使用粗糙凹凸的装修材料、阳角呈直角，楼梯使用扇形、镂空设计，踏步界限不鲜明，都极易发生安全事故，造成老年人擦伤、碰伤、跌伤等。

3. 骤冷骤热引起安全问题

老年人微循环差，体温调节功能降低。居室地面采用陶瓷材料，不利于保暖；空调直接吹向床铺、餐桌、沙发，使环境温度骤冷、骤热，也是影响老年人健康的因素。

4. 卫生间隐患引起安全问题

老年人判断能力差、卫生间水多地滑、设置平开门并安装内单向开启的门锁、面积太小又无自然通风，会发生滑到、反锁在卫生间内、洗澡时间过长而缺氧等意外。

5. 浴室隐患引起安全问题

老年人视觉模糊，手指活动不灵敏。如果浴室光线昏暗、水龙头冷热开关无明显标识，容易因操作不当，发生烫伤。

6. 设施不当引起安全问题

老年人思维能力下降，病情变化快，难以进行复杂的操作。如果电源开关安装得过高或过低，卧室门无可观察窗，单间内安装煤气灶，房门、转弯处、电梯口太窄，老年人可能会因为陡然下蹲、站立，病情变化未及时发现，操作不当引起燃气泄漏，需要转院急救时不能保证轮椅、担架、护理床顺利通过等情况，引发安全事故。

（二）老年人常见安全问题防范

1. 保证活动安全

老年人感知觉降低，活动能力减弱，大部分时间在室内活动。为了保证老年人环境安全，一般情况下，建议老年人的房间床和家具之间要留有足够的空间，既利于行走，又能防止撞伤。更换衣服、鞋子时，应尽量坐在椅子上进行。床边最好准备台灯或手电筒，便于夜间伸手就可以打开或拿到。老年人的衣服、鞋袜既要宽松，又要合适。拖鞋要合脚，鞋底要防滑。要避免裤子拖地，以免踩到裤脚被绊倒。

2. 观察服药反应

老年人除了身体老化引起行动不便以外，大多患有慢性病，需要服药治疗，有些药物，如心脑血管药物或精神类药物，会使老年人头晕、脚步不稳。对服药老年人要注意观察，发现活动不稳，要及时协助。

3. 防止骤冷骤热

为了避免骤冷骤热引起安全问题，要注意老年人居室温度，冬天不应低于18℃，夏天不应高于30℃，相对湿度为40%~60%。必要时采取冬季防寒、夏季降温等措施。空调出风口要避开老年人床铺。

4. 严防卫生间事故

卫生间和所经过的走道要有防滑设施，无门槛、无阶梯、无高差等，以保证老年人安全通过。

5. 严防浴室事故

对认知障碍或活动障碍的老年人，最好由护理员协助洗澡，严防老年人浴室事故。

6. 避免登高或低头

老年人居室内的物品和设施不要放置得太高或太低，禁止老年人爬上梯子或踩在凳子、椅子上取物，同时也要避免老年人弯腰、低头做事，以防因颈椎病原因导致脑供血不足从而晕厥。

（三）老年人安全环境设置标准

1. 居室设置

（1）居室高度与通风。

居室的高度过低会使人感到压抑，低于2.55m时，室内二氧化碳浓度较高，会影响室内的空气质量。为了老年人身体健康，室内净高不应低于2.8m，并应有自然通风。

（2）居室日照与采光。

阳光在人类生活中必不可少，它不仅能增强室内照明、杀菌消毒、净化空气，还能使人精神愉快，预防失智。为了保证老年人居室自然光线充足，窗户的有效面积和房间地面面积之比最低不应小于1∶15。

（3）居室的卫生标准。

老年人居室内空气中的有害物体、细菌总数要在正常检测范围内，参考医院普通病房卫生标准：居室空气细菌菌落数≤500CFU/cm³，物品表面细菌菌落数≤10CFU/cm³。

2. 卫生间设置

（1）独立敞亮的设置。

老年人的生理特点决定了他们对卫生间的需求比较多，应为老年人设计独立卫生间，选择防滑地砖和符合无障碍设计的白色洁具。卫生间进出口要通畅并安装夜灯，以方便老年人如厕。

（2）房门与坐便器设置。

老年人卫生间的门最好是推拉式，不要设内单开关门锁或插销，以防止老年人将自己锁在门内发生意外。为了便于老年人起坐，坐便器高度要比普通坐便器高出2~3cm，坐便器旁边要安装水平和竖直的扶手，供老年人起坐时撑扶，见图3-2-12。

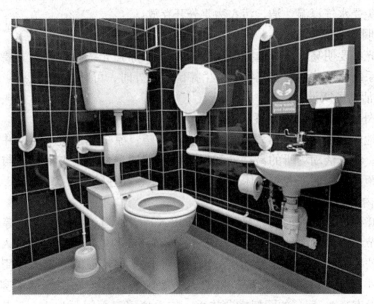

图3-2-12 坐便器适老化改造

3. 浴室基本设置

（1）便捷与安全。

为了保证老年人洗浴时的便捷与安全，浴室的空间要宽敞，要至少能容纳两个人。要有扶手、浴凳、洗澡床、防滑垫等设施，浴室进出口处地面无障碍，可设置软质挡水条，以方便轮椅进出。为了方便老年人洗浴时保持坐姿和便于他人协助，可准备坚固、防滑、高矮适度的沐浴椅。浴室的隔断不宜做到顶，以便于新鲜空气流通，避免洗澡时发生缺氧。

（2）选择沐浴方式：

①淋浴。老年人最好使用淋浴，相对于浴缸，淋浴更安全。淋浴喷头边侧应设置 L 形扶手，供老年人抓扶。淋浴开关应便于老年人施力。如果是冷热水混合式开关，冷热水应有明显、清晰的标志，并做到高温限制，以避免烫伤。

②盆浴。盆浴不适合老年人。如果一定要选择盆浴，不推荐内腔长度大于 150cm、高度超过 45cm 的浴缸，以防止老年人下滑溺水。浴缸壁要有合适倾角，便于盆浴时倚靠。浴缸边应设置坐台或坐凳，高度要与轮椅坐面等高，宽度应在 40cm 以上。浴缸内侧墙面上要有安全扶手，供老年人出入浴缸或转换坐姿、站姿时使用。浴缸内底部应设防滑垫，避免老年人滑倒发生意外。

（3）洗手台使用。

洗手台应尽量宽大。考虑老年人需要轮椅，洗手台应距离地面 65~70cm。使用贴墙式的落水管，代替传统的下落水管，以空出台面下方空间，方便轮椅进出和老年人开关台面水龙头和取物。洗手台两侧要安装扶手，保证老年人安全。

（4）更衣区设置。

老年人洗澡间应有更衣区。更衣区宜设在靠近洗浴区域的干湿区转接处，面积大小可灵活掌握，常与如厕区、盥洗区结合，以便于老年人就近洗浴更衣，避免着凉。要保证衣物免受水气浸湿。洁、污衣物要分开存放。

（5）照明与报警设置。

浴室的光线要明亮，最好选择白色 LED 灯，以加强光线投射强度。要在浴室要安装报警检测系统紧急按钮，在老年人发生摔倒等意外时，可呼叫救援。

4. 公共活动场所设置

（1）室外公共活动场所设置。

活动场地应适当绿化，布置喷泉、长廊、雕塑、凉亭等建筑小品，并具有良好的日照和通风。注意活动场所的易达性和保持视线的通透性。动态活动区与静态活动区要有适当的距离，以保证老年人休闲、健身、娱乐、交往的需要。

（2）室内公共活动场所设置。

要有无障碍设计，地面力求平坦。注重出入口、通道、楼梯、家具等与老年人相关的设计细节，出入口内外应留有不少于 1.5m×1.5m 的轮椅回旋空间。入口台阶设置轮椅坡道及扶手，扶手最好设置两层，以便于不同生理特征的老年人使用。通过式走道净宽不宜小于 1.8m，便于轮椅、担架、护理床通过。走廊两侧墙面离地 0.9m 和 0.65m 高处设直径 4~5cm 的圆杆横向扶手，扶手离墙表面间距为 4cm。老年人使用的楼梯不得采用扇形、没有踢面的设计。应采用有休息平台的直线形梯段和台阶，如果层高允许，中间设置的休息平台可适当增多，梯段净宽不得小于 1.2m，踏步面宽不得低于 24cm，阶梯落差不得超过 17cm。踏面选择防滑材料或者在外沿设置防滑槽或防滑带，防滑槽或防滑带不得高出踏面。

踏面和踢面材质的颜色要有区分，形成反差，避免视力不佳的老年人发生意外。楼梯扶手不得间断，在楼梯入口设置延长扶手。平行护栏、露台护栏高度不得低于

1.1m。楼房尽量设置电梯，电梯空间大小要便于轮椅和担架进出。

三、老年人食品安全问题及防范

（一）老年人常见食品安全问题

1. 进食过量

老年人进食过多引起消化不良、上吐下泻症状，既痛苦又影响健康，甚至威胁生命。

2. 食品过烫

老年人痛觉、温觉不敏感，误食过热饮食会造成口腔、食管急性烫伤。

3. 污染食品

老年人免疫功能降低，误食污染食品会引发胃肠炎。

4. "三无"食品

一些规模小、分散度大的食品加工企业生产的"三无"食品（指无厂名、无厂址、无生产日期的食品），由于价格低廉很容易吸引老年人购买。老年人食用了高盐、高脂、高糖的"三无"食品会增加高血压和心脑血管疾病发生的机会。

5. "农残"食品

有关专家指出，人如果不慎食用了带有残留农药的果蔬，中毒潜伏期多在30分钟以内，短者10分钟，长者可达2小时。主要症状有头晕、头疼、恶心、呕吐、倦乏、食欲减退、视力模糊、四肢发麻无力等；中毒较严重者，可能伴有腹痛、腹泻、出汗、肌肉颤动、精神恍惚、言语障碍、瞳孔缩小等；更严重者将出现昏迷、痉挛、大小便失禁、瞳孔缩小如针尖、体温升高、呼吸麻痹等。老年人机体功能下降，更容易引起肝、肾功能损害。

6. 滥用保健食品

随着生活水平的提高，老年人的保健意识逐渐增强，一些商家趁机夸大保健食品的功效，针对老年人进行推销，使很多老年患者上当受骗，不仅高价购买了只能起到保健或治疗辅助作用的保健食品，甚至还会延误病情，造成危害。

（二）老年人食品安全措施

1. 保证食品安全的措施

（1）做到饮食有节：老年人饮食要定时、定量，忌饥饱无常或食无定时。老年人养生类似养花，如果按时浇水，少量施肥，植物便会花繁叶茂，如果无节制地随意浇水、施肥反而会使好花枯萎败落。

（2）加强饮食照护：为了避免老年人在进食时发生烫伤，护理员要加强照护。为老年人备餐，食品温度不超过50℃，进餐温度在38~40℃。为自行进餐老年人选择餐具时，要选择便于测温的设计，禁用双层隔热的餐具和水杯，以免老年人因为感觉不到饮食的温度而烫伤口腔和食管。

（3）严防病从口入：做到勤洗手；不喝生水，不喝存放时间过长的开水；不吃剩菜、剩饭、腐败变质的食品；冰箱内存放食品的时间不宜过长，再次食用前要充分加热；为老年人加工食品要生熟分开，餐具要定期消毒；老年人食堂应保持环境清洁，消灭苍蝇、蟑螂，防止致病微生物污染老年人食物和餐具。变质食品加热后也不能食用，因为加热只能杀死变质食品中的病原菌，不能破坏细菌毒素，细菌毒素同样会引起食物中毒，危害老年人健康。

（4）杜绝"三无"食品：老年人要有食品安全意识，做到不买、不吃"三无"食品。因为"三无"食品多数是用有毒、有害、变质或劣质原料制作而成的，没有保质期，质量不可靠。

（5）杜绝"农残"食品：尽量选择绿色、符合时令的食品，避免农残果蔬。

2. 正确食用保健食品

（1）避免盲目进食：食用保健食品切忌盲目，要依据其功效有针对性地选择。

（2）保健品不是药：保健食品不能代替药品，不能将保健食品作为灵丹妙药。保健食品只能保健，不能治病，更不会包治百病。

（3）不能代替食品：保健食品营养素不全面，不能代替食品，要坚持正常饮食。

（4）选择正规厂家：保健食品和药品不一样。药品的上市和生产流程非常复杂，需要通过三期临床试验，需要在无菌的环境下进行生产，而保健食品一般只要能够证明无毒和含有有效成分即可。因为进入市场容易，有些不法厂家会钻法律的空子，生产不合格产品，这也是社会上很多老年人陷入保健食品骗局的原因。老年人如果长期服用保健食品，一定要选择正规厂家生产的产品。

（5）注意批准文号：食用保健食品前应检查包装上是否有保健食品标志及保健食品批准文号，检查是否注明生产企业名称及其生产许可证号，必要时可到企业所在地省级主管部门网站查询确认生产许可证号的合法性。

（6）按说明书食用：保健食品应按说明书要求食用，超过有效期和变质的保健食品禁止食用。

四、职业安全

（一）预防跌跤和肌肉拉伤以及伤后处理

1. 预防跌跤

（1）保持健康：护理员要注意营养、休息和运动，保持良好的身体素质和精神状态。

（2）工作谨慎：护理员在工作中要稳重、细致、谨慎，完成工作任务前先排除安全隐患。

（3）鞋子合脚：护理员应穿低跟防滑软底鞋，并且鞋子要合脚，不能太大也不能太小。

（4）光线充足：护理员在进行工作时，要保证工作场所的照明亮度。

（5）地面整洁：护理员要始终保持工作场所地面的清洁和干燥，有溢出物或油渍必须立即擦掉，这是卫生的需要，也是安全的需要。

（6）清理杂物。

随时清除工作场所的障碍物。

（7）加强合作。

高空取物、搬抬重物或护理体重过大的老年人时，要注意与同事配合协作，共同完成工作；如条件允许，可借助智能化设备完成照护任务。

2. 预防肌肉拉伤

（1）合理安排运动：护理员要注意平日合理安排有规律的运动，以锻炼肌肉，预防骨钙丢失，增加机体的平衡性和反应的灵活性。

（2）做好准备活动：护理员在工作前应充分做好准备活动，要注意加强易伤部位肌肉力量和柔韧性的锻炼，如肩部、臂部、腰部和腿部。

（3）运用人体力学：工作前充分做好准备活动，运用人体力学原理，使身体保持正确的姿势和平衡来解决工作中的实际问题，这样不仅可以提高工作效率，也可以减少疲劳和伤害的发生。

（4）注意局部保护：为老年人服务时，手臂要灵活，脚跟要站稳，不要急拉、急拽。搬运重物时，不要急转身或扭动背部。

3. 受伤后处理

（1）休息：注意身体的感受，在出现疼痛或不适时，应停止活动，立即休息。休息可避免更严重的伤痛。

（2）冷敷：冷敷可减轻痉挛，缓解疼痛，收缩血管，限制伤处的血液供应，减轻肿胀。受伤部位发生疼痛或肿胀时，根据伤情在伤后 24~72 小时进行冷敷。冷敷一般每次 20~30 分钟，每隔 2~3 小时 1 次，持续性冷敷不超过 24 小时。冷敷的温度越低越好，但是不能低于 5℃，避免冻伤。睡眠时间不宜冷敷，避免无意识冷敷造成冻伤。

（3）加压包扎：如果出现出血或皮下瘀血，可以用弹性绷带加压包扎，以减轻疼痛和肿胀。

（4）抬高患肢：如四肢受伤，可以抬高患肢，以减少伤处的血液供应，减轻肿胀。

（5）热敷：热敷可舒缓紧张的肌肉，加速局部血液供应，促进康复。热敷一般在受伤的后期（受伤 48 小时后）应用。

（二）预防腰扭伤和伤后处理

1. 预防腰扭伤

（1）注意身体锻炼：做到起居有规律，适当进行体育运动，以促进血液循环，强身健骨，预防腰扭伤。

（2）避免腰部受凉：寒冷是危害身体的因素之一，腰部是最易受凉的部位，受凉后，轻微的动作就可能会使腰部扭伤，造成腰痛。

（3）避免环境潮湿：潮湿会使血管收缩，造成局部组织血液供应不足，使肌肉收缩产生代谢产物，刺激神经产生腰痛。潮湿不直接引起腰痛，但是容易引起受凉，因受凉而引起腰痛。因此，护理员要避免衣服潮湿，同时也要保持工作环境干燥。

（4）避免久坐：久坐时，人的腰背挺直，使骨盆和关节长时间负重，椎间盘和棘间韧带长时间处于紧张僵硬状态，日久便会产生腰背疼痛。

（5）运用人体力学原理：在做移动、搬运照护时，为避免腰部关节、肌肉的损伤，要学会运用人体力学原理，发挥背肌、腿部肌肉等的主要大肌肉群的作用，并且尽量让老年人靠近自己，达到重心合一，把压力分散到身体各个部位，运用大关节、大肌肉群的活动完成照护。必要时发挥团队精神，互相帮助，共同完成工作。

2. 腰扭伤后处理

（1）休息：发生腰扭伤后立即停止工作，注意休息，一般坚持平卧硬板床 3~5

日，保证损伤的组织有充分修复的时间，预防形成慢性腰痛。

（2）治疗：要根据医生的建议进行相应的治疗。受伤早期不宜进行推拿、按摩、热疗等处理。

单元小结

保证老年人的安全是照护服务的根本，老年人由于疾病和自然老化等原因尤其容易发生安全问题。老年人安全涉及环境、食品等方方面面，作为护理员应在对老年人进行全面评估的基础上，有的放矢地给予安全防范措施。护理员也应关注自身的职业安全问题，只有保证自身的安全才能为老年人提供更有效的安全照护措施。

思政课堂

思维导图

模块四　清洁照护

扫码查看课程资源

课程一　环境清洁

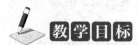案例引入

张奶奶，87 岁，一年前因脑血管意外导致右侧肢体偏瘫，后入住圣德嘉朗养护院。目前，老人神志清醒，长期卧床，日常生活主要靠护理员协助完成。今天是定期为她更换被服的时间，作为护理员，你应该如何实施照护？

教学目标

知识目标：
1. 了解医院、养老院环境清洁与消毒的工作要求。
2. 了解床单位整理的目的和注意事项。

能力目标：
1. 能为老年人清洁居室环境卫生。
2. 能为老年人提供床单位整理与被服更换照护服务。

素质目标：
1. 具有高度的责任心和"慎独"的职业素养。
2. 以人为本，对老年人关心体贴，尊老、敬老、孝老、爱老。

思政目标：
提升老年人的获得感、幸福感和安全感。

一、养老机构环境清洁

1. 服务内容
环境清洁服务的内容包括但不限于公共活动区域的清洁、老年人居室内的清洁。
2. 服务要求
（1）养老机构应制定清洁的工作流程，做好公共活动区域及老年人居室日常环境、设施设备的清洁工作。
（2）应每日定期清扫老年人房间，整理老年人个人物品及生活用品，更换床上用品及窗帘、清洗消毒卫浴设备等。
（3）应定期对走廊、活动区域及设施设备进行清洁和消毒。

（4）应配备专用清洁设施设备及用具，并对不同区域的清洁设施设备及用具用不同标识进行区分。

（5）清洁过程中，应摆放明显标识，对老年人进行提示。

（6）环境卫生清洁应做到地面干燥、无异味。无积存垃圾、无卫生死角、无纸屑、无灰尘、物品摆放整齐。

（7）环境卫生清洁产生的垃圾应进行分类处理，清洁完毕后做好记录。

3. 清洁与消毒原则

（1）一般情况下，应先清洁后消毒。当受到血液、体液、呕吐物及排泄物等污染时，先去除污染物再清洁消毒。

（2）日常环境应以清洁为主，消毒为辅，根据不同对象针对性地开展消毒工作，受污染时随时进行清洁、消毒，避免过度消毒对环境和人员带来不利影响。传染病流行期间应增加消毒频次。

（3）预防性消毒宜选择季铵盐类、双胍类等刺激性小的消毒剂：发生传染病疫情时，应根据病原体的特性选择符合要求的消毒剂。

（4）使用含氯消毒剂、过氧乙酸、二氧化氯等进行消毒时，应在无人条件下进行，消毒作用到规定时间后，应开窗通风，并用清水擦拭物体表面，避免残留消毒剂对人体和物品造成损害。

（5）消毒剂应现用现配，使用时应根据消毒物品的数量、污染情况以及消毒液的稳定程度，及时更换消毒液。应有消毒剂配制和使用记录。

（6）使用中消毒液的有效浓度应符合使用要求；连续使用的消毒液每天使用前应进行有效浓度的监测。

4. 室内空气清洁与消毒

（1）根据季节及天气情况，选择合适的时间开窗通风，保持室内空气流通，每日至少开窗通风 2 次，每次不少于 30min。

（2）不宜开窗通风时，可使用机械通风设施或动态空气净化消毒设施进行消毒。

（3）在呼吸道传染病流行季节，每日适当增加开窗或消毒频次。

（4）按照《公共场所集中空调通风系统清洗消毒规范》提供的方法，定期对集中空调通风系统进行清洗消毒。

（5）不宜喷洒化学消毒剂对室内空气进行消毒，若确需要，应在室内无人情况下进行，消毒作用到规定时间后，充分开窗通风及清洁，去除残留消毒剂。

5. 环境、物体表面清洁与消毒

（1）环境、物体表面应保持清洁干燥，当受到污染时及时清洁、消毒。定期进行日常清洁消毒工作，传染病流行时，应增加消毒次数。

（2）活动室、阅览室等老年人共同活动场所的桌椅、物体表面每日清洁，每周消毒 2 次。卧室的窗台、床头柜、床围护栏等，每日清洁，每周消毒 1 次。门把手、水龙头、便器扶手、便器水箱按钮笔经常接触的部位每日清洁，每周消毒 2 次。

（3）地面湿式打扫，保持清洁，必要时进行消毒。

（4）血压计、压舌板、体温表等接触人体皮肤、黏膜的物品一人一用一消毒（或灭菌）。

（5）床上用品应专人专用，保持清洁，床单、被套、枕套和枕巾每周更换清洗 1 次，遇到污染及时更换、清洗，必要时进行消毒，污染织物应单独清洗、消毒、外置。被褥宜经常日晒，保持干燥。

（6）牙刷、牙杯、毛巾等生活用品应专人专用、保持清洁，毛巾应每周消毒 1 次。

（7）工作人员应定期清洗工作服，保持清洁。有明显污染时，应及时更换。

（8）应定期对污物暂存处进行清洁消毒，地面、垃圾桶可用含氯消毒剂、二氧化氯、过氧乙酸等高效消毒剂进行消毒。

（9）物体表面常用消毒剂的使用剂量与使用方法见表 4-1-1。

表 4-1-1　　　　　　　　物体表面常用消毒剂的使用剂量与使用方法

消毒剂类别	清洁条件下		污染条件下		使用方法
	有效成分浓度	作用时间（min）	有效成分浓度	作用时间（min）	
含氯类	100mg/L~250mg/L	10~30	400mg/L~500mg/L	10~30	擦拭、浸泡、喷洒
二氧化氯	50mg/L~100mg/L	10~15	100mg/L~250mg/L	15~30	擦拭、浸泡、喷洒
过氧乙酸	500mg/L~1000mg/L	15~30	1000mg/L~2000mg/L	15~30	浸泡、喷洒
含溴类	200mg/L~400mg/L	15~20	500mg/L~1000mg/L	15~20	擦拭、浸泡、喷洒
季铵盐类	200mg/L~1000mg/L	1~10	400mg/L~1200mg/L	5~20	擦拭、浸泡、冲洗
	800mg/L~1200mg/L	5~10	1000mg/L~2000mg/L	10~30	喷雾
酸性电解水	50mg/L~100mg/L	10~15	—	—	冲洗、浸泡
臭氧水	5mg/L~10mg/L	10~15	—	—	冲洗、浸泡
对氯间二苯酚	1%~2%	10~15	2%~3%	15~30	擦拭、浸泡、喷洒
三氧羟基二苯醚	2.0%	15~30	—	—	擦拭、浸泡、喷洒
乙醇	70%~80%	3	—	—	擦拭、喷洒
过氧化氢	3%~4%	30	—	—	擦拭、喷洒

注："—"表示不适用。

二、医院环境清洁

（一）环境卫生等级管理

医疗机构应根据单位的环境感染危险度划分，制定相应的环境清洁卫生策略和标准操作规程（SOP）。

应该针对不同的环境感染危险度，采取不同的环境清洁卫生等级管理。

1. 环境感染危险度的分区

（1）低度感染危险区域：行政管理部门、图书馆、会议室、病案室等。

（2）中度感染危险区域：普通住院病房、门诊部、功能检查室等。

（3）高度感染危险区域：感染性病区、急诊、中心供应室、试验室等。

（4）极度感染危险区域：新生儿重症监护病房、重症监护病房、烧伤病房、导管室、血液透析中心、器官（干细胞）移植病房等。

2. 环境清洁卫生等级的分级

（1）清洁级：

①以清水清洁为主或借助清洁剂，清洁频度>1 次/d。

②区域内环境整洁、卫生、无异味。

③适用于低度感染危险区域，以及中度感染危险区内的公共区域。

（2）卫生级：

①在清洁的基础上低水平消毒，清洁频度>1 次/d。

②区域内环境和物体表面微生物载量控制在无害化水平之内。

③适用于中度感染危险区域，以及高度感染危险区内的公共区域。

（3）消毒级：

①高度怀疑有感染隐患存在时，诊疗活动结束后应实施消毒，清洁频度>2 次/d。

②区域内环境和物体表面不得检出致病菌和耐药菌。

③适用于高度、极度感染危险区域的卫生等级管理。

（二）清洁与消毒原则

（1）根据环境卫生等级管理，选择清洁卫生的方法、强度、频率，以及相应的清洁用具和制剂。推荐按颜色对清洁用具进行编码，红色：卫生盥洗室，黄色：患者单元，蓝色：公共区域。

（2）应采取湿式卫生的方法；遵循先清洁、再消毒的原则；或采用清洁—消毒一步完成的产品，如消毒湿巾。

（3）清洁病房或诊疗区域时，应按由上而下、由洁到污的顺序进行；有多名患者同居住的病房，应遵循"清洁单元"的原则实施清洁卫生；需采用真空除尘时，应采用排气口带有空气过滤器或中央真空吸尘系统。

（4）应根据病原体特点选择不同的消毒剂，严格遵守产品使用指南要求的应用浓度和作用时间；消毒溶液的配制应实行现配现用的原则，并在应用中有空间和时间的规定，推荐隔离病房（或相当的区域）实行"一用一换"，每 3 个普通病房（标准间）"一更换"；时间上推荐每 60 分钟更换一次。消毒剂的使用应关注环境和物体表面的兼容性。消毒实施人员应做好个人防护。

（5）清洁剂使用应遵守产品使用说明书要求的应用浓度，应根据应用对象和污染物特点选择不同类型的清洁剂，推荐卫生盥洗间采用酸性清洁剂，设备和家具表面采用中性清洁剂，有严重污染的表面采用碱性清洁剂。应用时应关注与清洁对象的兼容性。

（6）环境和物体表面清洁擦拭应规范、有效清洁，杜绝清洁盲区（点）；严禁将使用（污染）后的抹布、地巾（拖把）"二次浸泡"至清洁/消毒溶液中。

（7）一旦发生患者血液、体液、排泄物等污染时，应采取清洁/消毒措施；被大量（≥10mL）患者血液、体液等污染时，应先用可吸湿性材料清除污染物，再实施清洁和消毒措施。

（8）不推荐采用高效消毒剂对环境和物体表面进行常规消毒；不推荐常规采用化学消毒剂对环境进行喷洒消毒。

（9）推荐采用微细纤维材料的抹布和地巾（拖把头）、扁平脱卸式地巾（拖把）；不宜使用传统固定式拖把。

（10）推荐采用洗地吸干机对大面积地面实行清洁卫生。

（11）推荐对复用的洁具［如抹布、地巾（拖把头）等］采取机械清洗、热力消毒、机械干燥、装箱备用。

（12）对频繁接触、易污染的表面可采用清洁—消毒一步法；对于难清洁或不宜频繁擦拭的表面，采取屏障保护措施，推荐采用铝箔、塑料薄膜等覆盖物，"一用一换"，或"一用一清洁/消毒"，使用后的废弃屏障物按医疗废物处置。

（三）日常清洁与消毒

应按照环境卫生等级管理要求以及清洁消毒的原则，制定不同区域和病房的日常清洁与消毒的标准操作规程（SOP）。

SOP 应规定清洁与消毒的工作流程、清洁/消毒时间和频次、使用的清洁剂/消毒剂名称、配制浓度、作用时间，以及清洁剂/消毒剂应用液更换的空间和时间等；明确医务人员与环境卫生服务人员的职责分工和工作区域划分。

（1）严格遵守"清洁单元"原则，按颜色编码规定选择清洁用具。

（2）应定期和不定期对日常清洁与消毒工作开展质量考评。

（3）实施日常清洁与消毒的人员应按要求做好个人防护。

（4）邻近患者诊疗区域内高频接触的环境表面应增加清洁/消毒频次；对于高度、极度感染危险区域内环境表面，应以每台（次）或每（患）次诊疗活动结束后实施清洁/消毒。

（5）采取有效的清洁用具复用处置方法，杜绝病原菌交叉传播。

（四）终末清洁与消毒要点

（1）患者转科、出院、转院或死亡后，进行彻底的清洁和消毒。

（2）制定不同区域和病房的终末清洁与消毒的标准操作规程。

（3）应对清洁/消毒目标进行充分分解，如病床的终末清洁/消毒，应对床单、床垫以及床架、床头柜等分别进行清洁/消毒。

（4）对可移动的设备仪器和家具搬运至指定的房间（区域）内实施终末清洁/消毒；无法移动的设施设备可以在原地实施终末清洁/消毒。按颜色编码规定选择清洁用具。

（5）实施终末清洁与消毒的人员应按要求做好个人防护。

（6）应定期和不定期对终末清洁与消毒工作开展质量考评。

（五）感染暴发时的强化清洁与消毒

（1）应制定环境清洁消毒应急预案。

（2）周围环境的清洁/消毒措施参照《医疗机构消毒技术规范》实施。

（3）医院感染暴发期间，强化清洁/消毒的人员应按要求做好个人防护。

（4）及时开展对清洁与消毒工作质量的评估。

（5）按疾病传播途径采取隔离措施；做好随时清洁和消毒。

（6）感染暴发期间强化环境清洁/消毒的标准操作规程。

三、床单位整理

（一）床单位整理的目的

（1）床单位整理可使老年人清洁、舒适，预防压疮及肺炎。

（2）床单位整理时可观察了解老年人病情，为诊断、治疗和护理计划的制订提供依据。

（3）床单位整理时可进行心理护理及卫生宣传，满足老年人心理需求，促进沟通。

（4）床单位整理可保持房间和床单位的整洁和美观。

（二）床单位整理的注意事项

（1）床单位整理时，护理员需要戴口罩。

（2）床单位整理时，应观察老年人病情变化。

（3）床单位整理时，应使老年人清洁、体位舒适、安全。

（4）床单位整理时，应使床单位平整、清洁。

（5）床单位整理时，冬季开窗应注意保暖。

（6）床单位整理时，护理员应用节力的原理，手和臂的动作要协调，尽量用连续动作，避免过多抬起、放下、停止等动作，以节省体力消耗。

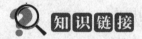 知识链接

套被套

1. "S" 形法

（1）将被套正面向外，中线和床头中线对齐，封口端对齐床头，平铺于床上。

（2）拉开被套开口端，开口端的被套上层倒转向上提拉约三分之一。

（3）将棉胎纵折三折。

（4）再按"S"形横折三折。

（5）将折好的棉胎放于开口处，底边同被套开口边平齐，拉棉胎上缘至被套封口处，再将竖折的棉胎两边拉开和被套齐，对好两上角，将棉胎与被套拉平整系带。

（6）盖被上缘与床头并齐，边缘向内折和床沿平齐，铺成被筒，棉胎尾端向内折。

2. 卷筒法

（1）将被套正面向内平铺于床上，开口端朝床尾。

（2）棉胎平铺于被套上，上端与被套封口对齐。

（3）将棉胎同被套上层一并由床尾卷至被套封口（即床头），自开口处向内翻转，对齐拉平，系带或拉上拉链，两侧边缘向内折叠，平床尾。

资料来源：《养老护理员（初级）》。

单元小结

养老机构居室环境整洁干净，可以减少老年人疾病的发生。老年人居室内应保持清洁，及时清扫。物品摆放位置固定，方便老年人记忆和使用。老年人的居室应每日开窗，通风换气，保持室内空气清新，减少异味，增加舒适感。

医院环境的清洁体现了医院的基础管理、综合管理和感染管理的水平和能力，更是服务水平、服务质量、服务效果的体现，是感染控制的基础，更是安全服务的基础。

老年人每日晨起、午睡后，要进行床单位的清扫整理。随时保持床铺清洁、干燥、平整、柔软，可使老年人感觉舒适，尤其是卧床老年人，预防并发症并保持室内的整齐和美观。床铺表面要求做到平整、干燥、无渣屑。

思政课堂

思维导图

课程二　口腔清洁

扫码查看课程资源

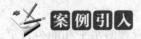

王奶奶，75 岁，高血压脑出血后，导致左侧肢体活动不灵，后入住圣德嘉朗养护院。目前，老人神志清醒，长期卧床，日常生活主要靠护理员协助完成。医护人员查房时检查口腔，发现王奶奶口腔内有菜渣没有清理干净，现在已经有异味了，作为护理员，你应该如何实施照护？

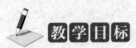

知识目标：

1. 了解口腔清洁的重要性及目的。

2. 了解常见的口腔危害。

3. 熟悉常用的口腔清洁方法。

能力目标：

1. 能为老年人提供口腔清洁的照护工作。

2. 能为老年人进行义齿的清洁照护。

素质目标：

1. 具有高度的责任心和"慎独"的职业素养。

2. 以人为本，对老年人关心体贴，尊老、敬老、孝老、爱老。

思政目标：

提升老年人的获得感、幸福感和安全感。

一、口腔清洁的重要性

口腔是人体重要器官之一。口腔由颊、硬腭、软腭及舌等组成。口腔具有辅助说话、咀嚼食物、分泌唾液等重要功能。由于口腔的温度、湿度，以及遗留的食物残渣适宜微生物的生长繁殖，口腔内存在大量微生物。

另外，由于口腔与外界相通，也是病原微生物侵入人体的主要途径之一。

老年人口腔的各项功能逐渐弱化，如牙齿脱落、唾液分泌减少、咀嚼相关的关节和肌肉功能退化等。这使得老年人在吃东西时咀嚼及舌的动作减少，还常常出现塞牙缝、口干等情况，口腔的自洁作用也因此受到很大影响，病原体可乘机在湿润、温暖的口腔中迅速繁殖，造成口腔炎症等问题。因此，对老年人而言，保持口腔清洁十分重要，口腔卫生直接关系到老年人身心健康和生活质量。

二、口腔清洁的目的

（1）帮助老年人去除口腔内食物残渣，保持口腔清洁、无异味。

（2）保持口腔清洁，促进老年人食欲。

（3）预防老年人口腔感染。

三、常见的口腔危害

口腔危害是指口腔环境对健康的危害。常见的口腔危害如下：

1. 口腔炎症

如牙龈炎、扁桃体炎和咽炎。这些炎症会引起口腔不适，甚至头痛、疲劳、流鼻血或呕吐。

2. 牙周病

牙周病是指牙龈周围的组织不适。如果不及时治疗，就会导致牙龈萎缩。

3. 龋病

龋病是人们最关心的问题之一。龋病会导致牙齿脱落、出血和止血困难。

四、常用的口腔清洁方法

（一）漱口

漱口可以清除口腔内的部分食物残渣，减少口腔内细菌的数量，从而可以促进口腔的清洁及健康。常用的漱口液有温开水、淡盐水等，医务人员也会根据患者口腔情况给予不同的口腔护理液（见表4-2-1）。护理员应该协助老年人在每次吃完饭后漱口。

表4-2-1 常用口腔护理液

溶液名称	浓度	作用
氯化钠溶液	0.9%	清洁口腔、预防感染
过氧化氢溶液	1%~3%	遇有机物时，放出新生氧，抗菌除臭
硼酸溶液	2%~3%	酸性防腐剂，抑菌
碳酸氢钠溶液	1%~4%	碱性药剂，用于真菌感染
呋喃西林溶液	0.02%	清洁口腔，广谱抗菌
醋酸溶液	0.1%	用于铜绿假单胞菌感染等
氯己定（洗必泰）	0.01%	清洁口腔，广谱抗菌
甲硝唑溶液	0.08%	用于厌氧菌感染
中药漱口液（金银花、一枝黄花、野菊花）	—	清热、解毒、消肿、止血、抗菌

（二）刷牙

刷牙能够减少口腔内大量的细菌，保持口腔清洁、口气清新，同时还能促进老年人的吞咽、唾液分泌、刺激咳嗽等，减少口腔内异物误吸到气管的可能性，减少老年人吸入性肺炎的发生。另外，剩余天然牙是义齿的基础，其健康直接影响着义齿的使用寿命。因此，老年人应该坚持每天早晚刷牙，即使牙齿已经完全脱落，也应该用柔软的牙刷刷洗牙龈和牙槽，这对预防口腔感染、吸入性肺炎有益。

（三）义齿的清洁

义齿也会积聚食物碎屑，必须定时清洗。佩戴义齿的老年人应白天持续佩戴，以增进咀嚼、说话功能与保持面部形象；晚间应卸下义齿，可以减少对软组织与骨质的压力。卸下的义齿应浸泡在冷水中，以防遗失或损坏。不能自理者应由护理员协助保持义齿的清洁。

（四）卧床老年人的清洁

卧床老年人由于自理能力受限，需要护理员帮助其进行口腔清洁。护理员可以用纱布、棉签、指刷、一次性口腔护理海绵棒等物品为卧床老年人擦拭牙齿、牙龈、舌面等部位，保持口腔清洁、湿润、舒适，预防口腔感染等并发症。

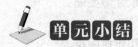 单元小结

随着年龄增大和疾患导致的口腔障碍，"吃""说""做出表情""呼吸"等口腔机能会逐渐衰弱。为了维持并提升口腔机能，口腔清洁及康复等口腔护理是必不可少的。这其中，口腔清洁作为日常照护行为，更是护理员必须掌握的一项技能。护理员需要特别注意的是，在口腔清洁的过程中，防止老年人误咽清洁后的污水和唾液。

思政课堂

思维导图

课程三　身体清洁

扫码查看课程资源

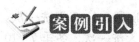

李奶奶，83岁，因高血压、脑梗死后遗症导致左侧肢体偏瘫，后入住圣德嘉朗养护院。目前，老人神志清醒，长期卧床，日常生活主要靠护理员协助完成。今天早上护理员来为李奶奶做晨间护理时，李奶奶主诉头皮发痒、内衣上有污渍，作为护理员，你应该如何实施照护？

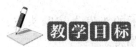

知识目标：

1. 了解老年人的卫生需求。

2. 掌握老年人身体清洁与仪容修饰的主要内容。

3. 掌握晨晚间护理的目的和内容。

能力目标：

1. 能为老年人提供头发清洁照护。

2. 能为老年人提供皮肤清洁照护。

3. 能为老年人提供晨晚间清洁照护。

素质目标：

1. 具有辛勤劳动、诚实劳动、创造性劳动的劳动精神。

2. 以人为本，对老年人关心体贴，尊老、敬老、孝老、爱老。

思政目标：

将辛勤劳动、诚实劳动、创造性劳动作为自觉行为。

一、老年人卫生需求

清洁卫生是人类最基本的生理需要之一。

正常人都能满足自己的清洁卫生需求，但是老年人由于身体各功能的退化，活动能力下降，自我照护能力出现不同程度的降低或丧失，往往无法满足自身的清洁需要。

为了满足老年人身体清洁需要；维持皮肤健康，减少感染的机会；促进舒适、睡眠及肌肉放松；维护老年人的自尊及自我形象，护理员应及时评估老年人日常生活活动能力、健康及清洁状况，尊重老年人习惯，保护老年人隐私，督促、协助或帮助老年人完成洗头、洗澡、更衣等清洁卫生工作。

二、身体清洁与仪容修饰

（一）头发清洁与梳理

老年人在日常生活中应养成常梳头的好习惯。梳头除了能去除污物外，还有预防头发脱落、促进血液循环等保健效果。

1. 老年人洗发要求

油性发质的老年人，春、秋季 2~3 天洗一次。夏季应增加次数，1~2 天洗一次。冬季可每周洗 1~2 次。干性发质的老年人，春、夏、秋季 4~5 天洗一次，冬季 7~10 天洗一次。洗头水温调到 38~40℃ 为宜。

2. 洗发护发程序

头发用水浸湿后，用洗发液涂抹于头发上，搓揉约 1min，用清水冲洗干净。

为了中和洗发液过高的 pH 值，减少毛发间的静电引力导致的打结，使头发顺滑，用护发素将头发再洗 1 遍。

使用护发素时注意不要接触头皮。不宜直接将洗发液涂在干的头发上按摩头皮，这样会促进洗发液中的各种化学成分渗入头皮，长期会造成头皮伤害。

根据老年人毛发情况和个人喜好，可以不定期地使用发乳等其他护发产品。

3. 梳理头发的技巧

头发打结时，可用 30% 乙醇打湿打结处，润滑发丝，使头发易于梳理。梳下的头发及头皮屑需及时清理。对于患头虱老年人，应尽快剃除，并将剪下的头发用纸包好焚烧。梳理较长的头发宜从发梢开始，一段一段地向上梳理。梳理短发可以从头发根部开始。

（二）身体清洁

鼓励及帮助老年人定期进行身体清洁很有必要。通过清洗与揉搓，去除皮肤污垢，达到消除疲劳、促进血液循环、改善睡眠、提高皮肤新陈代谢能力与增强抵抗力的作用。

1. 根据实际情况选择洗浴方式

由于老年人代谢活动低下，皮肤多干燥，洗澡不宜过勤，应根据气候环境做适当调整。在炎热的夏季或气候偏热的地区，可以每日或隔日洗澡 1 次。在寒冷又干燥的地区，活动少的老年人可适当延长到 1~2 周 1 次。水温不宜过高，建议 38~40℃，否则容易将皮肤上的天然油脂洗脱，皮肤血管扩张，导致心脏不适。为缓解老年人皮肤干燥，不论洗浴与否，每天都可涂搽保湿剂。

对于能够自理及半自理的老年人，可鼓励其自行或辅助其进行淋浴。对于失能老年人，应由护理员根据情况助其进行盆浴、床上擦浴。

老年人进行淋浴需注意，餐后需间隔 1 小时才能淋浴，以免影响消化。防护措施需做好，防止出现受凉、烫伤、滑倒或昏厥等意外情况。

2. 会阴冲洗的目的及范围

定时冲洗会阴，能使老年人保持身体舒适，同时减轻异味，预防感染疾病。冲洗范围为前至阴阜，后至肛门，两侧为大腿内侧腹股沟处。

（三）服饰选择

1. 老年人服饰选择

帮老人选择服饰时，应注重以下方面。

（1）实用。

冬衣注重保暖防寒。夏装亲肤舒适、吸汗性强。

（2）舒适。

宽松、柔软、轻便，利于活动。以纯棉制品为佳。

（3）整洁。

干净、整齐。

（4）美观。

根据老年人自身文化素养、品味为其选择适宜的服饰，以简洁明快、方便穿着为宜。

（5）适宜的鞋袜。

袜子不宜过紧，选择棉质材质，鞋子注重排汗、减震、安全功能，脚感柔软、轻巧、舒适，大小合适。

2. 老年人穿衣的禁忌

（1）忌领口紧。

随着年龄的增长，老年人心脏跳动的力量逐渐减弱，血管硬化失去弹性，心脏向脑部供血减少。如果再加上领口过紧，心脏的负担就更加重了。

另外，过紧的领口压迫了颈部的颈动脉窦中压力感受器，通过神经反射，引起血压下降和心跳减慢，使脑部发生供血不足，出现头痛、头晕、恶心、眼冒金花等现象，尤其是患有高血压、动脉硬化、冠心病、糖尿病的人，很容易发生晕倒和休克。所以，老年人穿衣切忌领口过紧。

（2）忌腰口紧。

腰部是身体的支柱，过紧的腰口束缚着腰部的骨骼和肌肉，不仅影响腰部的血液流通与营养供应，而且往往使腰痛加重。大部分老年人因年龄的增长可能患有腰肌劳损、腰椎间盘突出及骨质增生，腰部会经常疼痛和不舒服，如果再穿上腰口过紧的裤子，对身体健康的影响就更大了。

另外，腰口过紧还会把腹腔里的肠子束得紧紧的，使肠子不能通过蠕动来消化食物。尤其是腰部有病和肠胃有病的人，长期穿腰口紧的裤子，往往使症状加重。所以，老年人穿衣切忌腰口过紧。

（3）忌袜口紧。

过紧的袜口，常把脚的踝部勒得过紧，使心脏有营养的血液不能顺利流向脚踝处，脚上含废物的血液无法反流回心脏。同时，过紧的袜口，对脚部的保健是非常不利的。时间长了，便会引起脚胀、腿肿、脚凉、脚痛、腿脚麻木无力，加快衰老的速度。所以，老年人穿衣切忌袜口过紧。

（4）忌长时间穿保暖内衣。

由于保暖内衣在两层普通棉织物的中间夹了一层蓬松的化学纤维或超薄薄膜，不但会产生静电，还会阻止人体皮肤与外界进行气体和热量的交换，使皮肤的水分减少，进而使皮屑增多、易瘙痒。

三、晨晚间护理

（一）晨晚间护理的目的

（1）使老年人清洁、舒适，预防长期卧床老年人压疮、肺炎等并发症的发生。

（2）观察和了解老年人的一般状况，满足其身心需要，维持老年人的形象和自尊。

（3）保持房间和床铺的整洁。

（二）晨晚间护理的内容

1. 晨间护理的内容

（1）问候老年人并了解其睡眠情况。

（2）协助老年人排便、漱口（口腔清洁）、洗脸、洗手、梳发，翻身。检查老年人皮肤受压情况，根据情况进行背部按摩等。

（3）整理床铺，需要时为老年人更换衣服、床单、被套等。

（4）根据情况开窗通风，保持室内空气新鲜。

2. 晚间护理的内容

（1）协助老年人梳发、漱口（口腔清洁）、洗脸、洗手等，必要时协助老年人沐浴或者进行床上擦浴。

（2）协助老年人翻身，检查皮肤受压情况，用38℃左右的温水擦背，进行预防压疮的护理等。

（3）为老年人泡脚、清洁会阴部。寝前协助老年人排便。整理床单位，根据气温增减盖被等。

（4）酌情关闭门窗，保持房间安静。关大灯、开地灯，使光线柔和。协助老年人处于舒适卧位，使其易于入睡。对于不易入睡的老年人，可以予以心理抚慰，也可以采取睡前热水足浴等方法促进老年人睡眠。

单元小结

清洁是每一个老年人的基本生活需要，也是促进老年人身体健康的重要保证，通过清洁可以使老年人身体感觉舒适、心情愉悦，满足老年人自尊的需要，使老年人保持生命活力。

思政课堂

思维导图

参考文献

［1］郭丽红，杨志丽．内科护理［M］．北京：北京大学医学出版社，2019.

［2］尤黎明，吴瑛．内科护理学［M］.7版．北京：人民卫生出版社，2022.

［3］葛均波，徐永健，王辰．内科学［M］.9版．北京：人民卫生出版社，2018.

［4］熊云新，叶国英．外科护理学［M］.3版．北京：人民卫生出版社，2014.

［5］李乐之，路潜．外科护理学［M］.7版．北京：人民卫生出版社，2021.

［6］陈孝平，汪建平，赵继宗．外科学［M］.9版．北京：人民卫生出版社，2018.

［7］王长智，杨鹏．健康评估［M］．北京：中国协和医科大学出版社，2014.

［8］万学红，卢雪峰．诊断学［M］.9版．北京：人民卫生出版社，2018.

［9］刘成玉．健康评估［M］.4版．北京：人民卫生出版社，2018.

［10］王燕．老年护理［M］．北京：北京大学医学出版社，2020.

［11］李小寒，尚少梅．基础护理学［M］.7版．北京：人民卫生出版社，2022.

［12］张连辉，邓翠珍．基础护理学［M］.4版．北京：人民卫生出版社，2019.

［13］李玲，蒙雅萍．护理学基础［M］.3版．北京：人民卫生出版社，2015.

［14］朱大年，王庭槐．生理学［M］.8版．北京：人民卫生出版社，2013.

［15］张绍祥，张雅芳．局部解剖学［M］.3版．北京：人民卫生出版社，2015.

［16］崔慧先，李瑞锡．局部解剖学［M］.9版．北京：人民卫生出版社，2018.

［17］丁文龙，王海杰．系统解剖学［M］.3版．北京：人民卫生出版社，2015.

［18］丁文龙，刘学政．系统解剖学［M］.9版．北京：人民卫生出版社，2018.

［19］张光主．基础医学概论［M］.2版．北京：高等教育出版社，2015.

［20］于普林．老年医学［M］．北京：人民卫生出版社，2019.

［21］中国营养学会．中国居民膳食营养素参考摄入量：2023版［M］．北京：人民卫生出版社，2023.

［22］人力资源社会保障部教材办公室．养老护理员（初级、中级）［M］．北京：中国人力资源和社会保障出版集团，2020.